李廷安医学三书

李廷安 著

李永宸 主编

南方传媒
岭南古籍出版社
·广州·

图书在版编目（CIP）数据

李廷安医学三书 / 李廷安著；李永宸主编. -- 广州：岭南古籍出版社，2024.8
 ISBN 978-7-80775-005-5

Ⅰ. ①李… Ⅱ. ①李… ②李… Ⅲ. ①医学史-史料-汇编-广东-民国 Ⅳ. ①R-092

中国国家版本馆 CIP 数据核字（2024）第 101781 号

LITINGAN YIXUE SANSHU

李廷安医学三书

李廷安　著　李永宸　主编

出 版 人：肖风华

责任编辑：周潘宇镝　张贤明
封面设计：瀚文工作室
责任校对：易建鹏
责任技编：周星奎

出版发行：岭南古籍出版社
地　　址：广州市越秀区恤孤院路 12 号（邮政编码：510080）
电　　话：（020）87776449（总编室）　（020）87774479（售书热线）
印　　刷：广州市豪威彩色印务有限公司
开　　本：787mm×1092mm　1/32
印　　张：11　字　数：280 千
版　　次：2024 年 8 月第 1 版
印　　次：2024 年 8 月第 1 次印刷
定　　价：98.00 元

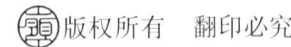
版权所有　翻印必究

如发现印装质量问题，影响阅读，请与出版社（020-87778643）联系调换。

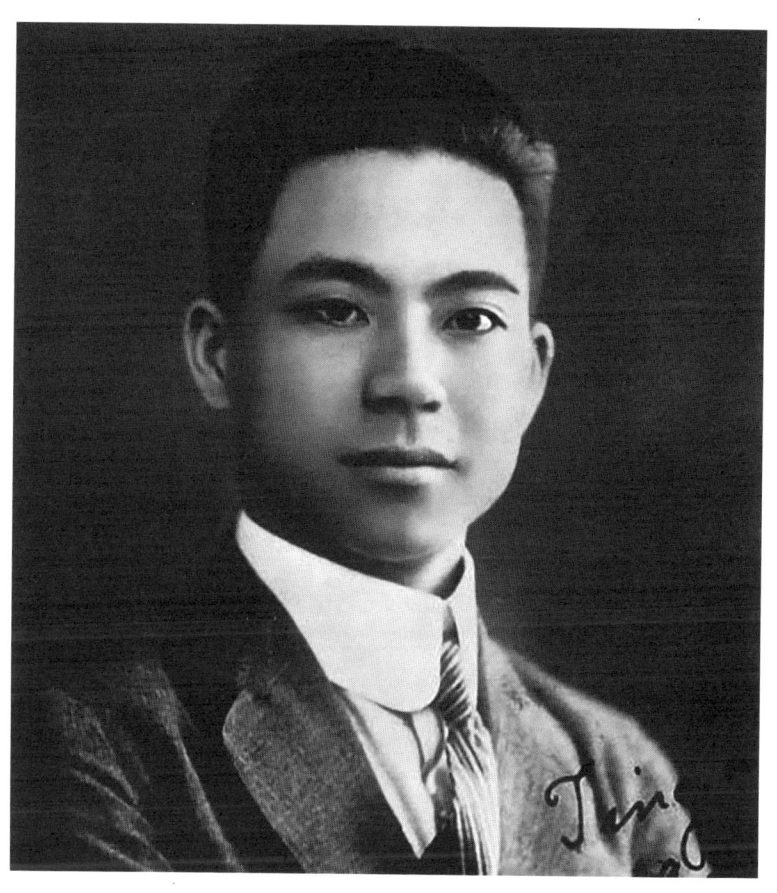

李廷安像

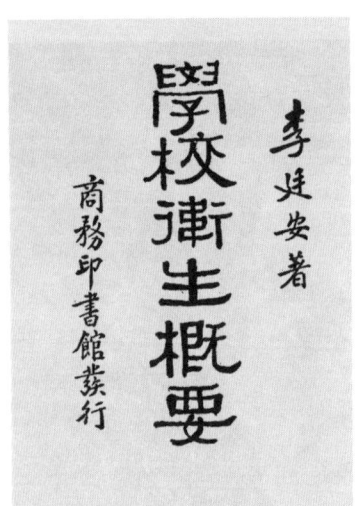
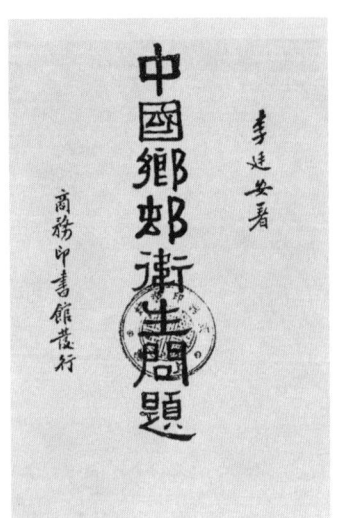
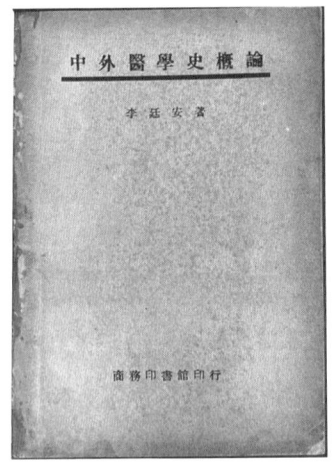

李廷安医学三书封面书影

目　录

前言 ·· 001
李廷安其人及其学术思想 ·················· 001
整理说明 ··· 001

学校卫生概要

序言 ·· 002
序一 ·· 003
序二 ·· 004
序三 ·· 005
序四 ·· 006
绪言 ·· 007
例言 ·· 008
第一章　范围 ································· 009
第二章　设施机关 ·························· 010
第三章　职员 ································· 011
第四章　预算 ································· 012
第五章　职员之资格及职务 ············ 013
　　第一节　医员之资格 ················ 013
　　第二节　校医之职务 ················ 013

| 第三节　学校护士之资格及责任 | 014 |
| 第四节　学校护士之职务 | 014 |

第六章　学校儿童体格缺点 … 018
第一节　营养不良	020
第二节　皮肤病	021
第三节　眼病	022
第四节　耳病	023
第五节　鼻病	023
第六节　齿病	023
第七节　扁桃腺肥大及腺状增殖	024
第八节　淋巴腺病	025
第九节　甲状腺肥大	025
第十节　心脏病	025
第十一节　呼吸器病	026
第十二节　整形外科病	026
第十三节　其他疾病	027

第七章　检查身体 … 028
第一节　检查身体之手续	028
第二节　体格缺点记录之标准	029
第三节　视力测验	035
第四节　听力测验	035
第五节　体重测量法	039
第六节　体格缺点之矫正	045

第八章　学校诊疗所 … 060
第一节　普通科	060
第二节　沙眼病	061
第三节　牙科	062

第九章　记录 …………………………………………… 064
第十章　学校儿童之预防注射 ………………………… 067
　　第一节　种痘 ………………………………………… 067
　　第二节　锡克氏反应及白喉毒素抗毒素混合液之免疫
　　　　　　注射 ………………………………………… 070
　　第三节　预防伤寒接种 ……………………………… 071
　　第四节　预防霍乱接种 ……………………………… 072
第十一章　传染病之防范 ……………………………… 073
　　第一节　传染病之发觉 ……………………………… 073
　　第二节　学校学生传染病之隔离 …………………… 075
　　第三节　病愈回校 …………………………………… 080
第十二章　学校环境卫生 ……………………………… 081
　　第一节　学校建筑物之全部 ………………………… 081
　　第二节　光线 ………………………………………… 081
　　第三节　空气之流通与温度 ………………………… 082
　　第四节　环境之清洁 ………………………………… 082
　　第五节　教室之卫生设备 …………………………… 083
　　第六节　学生用品之卫生设备 ……………………… 083
　　第七节　饮食料之卫生 ……………………………… 083
　　第八节　除秽 ………………………………………… 083
　　第九节　游戏场 ……………………………………… 084
　　第十节　防火设备 …………………………………… 085
　　第十一节　卫生室及病室 …………………………… 085
第十三章　卫生教育大要 ……………………………… 088
　　第一节　小学校之卫生教育 ………………………… 088
　　第二节　初中学校之卫生教育 ……………………… 103
　　第三节　高中学校之卫生教育 ……………………… 104

  第四节　心理卫生 …………………………………… 104
第十四章　体育训练 ……………………………………… 106
  第一节　体育训练之效果 …………………………… 106
  第二节　学校卫生机关与体育训练之关系 ………… 107

中国乡村卫生问题

序 ………………………………………………………… 111
绪言 ……………………………………………………… 112
第一章　乡村卫生之重要 ………………………………… 114
  乡村卫生之目的 ……………………………………… 114
  我国乡村卫生不良为贫弱之大原因 ………………… 115
  不健康之损失可因卫生事业发达而补救 …………… 118
第二章　我国乡村卫生之现状 …………………………… 119
  我国乡村之一般 ……………………………………… 119
  环境卫生 ……………………………………………… 119
  传染病之防止 ………………………………………… 122
  生命统计 ……………………………………………… 122
  卫生教育 ……………………………………………… 132
  保健事业 ……………………………………………… 133
第三章　我国举办乡村卫生应行注意之事项 …………… 135
  卫生工作分类 ………………………………………… 135
  卫生行政 ……………………………………………… 135
  环境卫生 ……………………………………………… 136
  传染病之防止 ………………………………………… 145
  生命统计 ……………………………………………… 161
  卫生教育 ……………………………………………… 166

保健事业 ································· 166
　　学校卫生 ································· 171
第四章　我国乡村卫生现有之事业 ············ 174
　　一般情形之调查 ··························· 174
　　中央举办之汤山卫生事务所 ··············· 183
　　市办之上海市江湾区卫生事务所 ··········· 187
　　县与中央合办之萧县县立医院 ············· 195
　　市与学校合办之上海市高桥区卫生事务所 ··· 197
　　私人团体举办之定县卫生机关 ············· 205
第五章　我国乡村卫生应行如何办理之探讨 ···· 220
　　举办我国乡村卫生应注意之特点 ··········· 220
　　我国办理乡村卫生应采公医制度 ··········· 221
　　我国乡村卫生应有之组织 ················· 222
　　乡村卫生工作人员之训练 ················· 224
　　乡村卫生经费之筹集 ····················· 225
　　湖南卫生实验处发展各县卫生工作计划 ····· 226
　　附　湖南各县卫生院组织章程 ············· 231

中外医学史概论

序 ··· 234
序言 ······································· 235
绪言 ······································· 236
第一编　外国医学史 ························· 237
　　第一节　最早之医学时期 ················· 237
　　第二节　Hippocrates 及 Claudius Galen 时期 ··· 238
　　第三节　中古之医学 ····················· 240

第四节　医学革命之领袖 …………………………………… 241
　　第五节　17 世纪之医学 ……………………………………… 244
　　第六节　18 世纪之医学 ……………………………………… 247
　　第七节　19 世纪之医学 ……………………………………… 250
　　第八节　20 世纪之医学 ……………………………………… 257
第二编　中国医学史 ……………………………………………… 260
　　第一节　最早之医学时期 …………………………………… 261
　　第二节　医学之隆盛时期 …………………………………… 265
　　第三节　医学之辩论时期 …………………………………… 268
　　第四节　近世之医学时期 …………………………………… 270
第三编　中外医学之异同及对我国新医学之展望 ………… 276
参考书籍 …………………………………………………………… 284

附录：编者已刊研究李廷安的专著与论文 ………………… 285

跋一 ………………………………………………………………… 288
跋二 ………………………………………………………………… 290

前　言

　　李廷安是集卫生行政管理者与公共卫生学者于一身的民国医界名人,其行政足迹遍及北京、上海、成都、重庆、广州,其公共卫生思想涵括劳工、乡村、妇幼、学校卫生、传染病预防、军事医学等,《李廷安医学三书》是其学术思想的集中体现及其办理公共卫生的经验总结。《李廷安医学三书》是对中国近代公共卫生史研究的深化与拓展,有助于了解民国公共卫生先驱是如何将公共卫生理论传入中国并与当时社会实际相结合,探索在低经济收入社会中运用现代医学知识解决社会问题的历史。《李廷安医学三书》为深入研究中国近代学校卫生与乡村卫生提供了原始回顾性资料,为开展中外医学史的比较研究提供了参考借鉴。

一

　　李廷安意识到学校卫生关系到国家与民族的未来,从医疗服务、学校卫生和健康教育三方面,在北平第一卫生事务所实施学校卫生工作,积极参与创办上海学校卫生促进会与中华卫生教育研究会,通过举办暑期卫生讲习会、学校卫生人员训练班,培养上海学校卫生人才。李廷安是我国近代最早关注、全面研究、积极推进学校卫生工作的先驱者。

　　李廷安将近代公共卫生理论运用于开展北平、上海的学校卫生工作，并将办理学校卫生经验写成《学校卫生概要》。该书于 1930 年 11 月由商务印书馆出版。国民政府卫生部向全国开展学校卫生教育者推荐此书，作为全国开展学校卫生教育的依据。全书共 14 章，主要内容归纳为 6 点：

1. 对实施学校卫生的职员及其资格、职务做了具体规定。"于学校卫生设施中，最居重要者，为校医。其资格须在政府立案之医学校毕业，并曾受有学校卫生训练，如得有公共卫生学学位者，则更合宜。"①校医职务：按期检查身体；处理日常诊疗；施行预防注射；预防传染病；切实视察校舍及其设备之卫生状况（至少每年一次），并监督校舍之整理；对于学校卫生教育，应有相当建议及辅助，使全校人员具有充分之卫生观念；对于学生体育予以相当建议及辅助；编制年报；监督助医、牙医及护士，以促各项事务之进行。学校护士之资格："学校护士必须在正式看护学校毕业。若曾服务于儿科医院与性情柔和、善于处事而有条不紊者，则更属适宜。性情不和顺者，不合当学校卫生护士。"②学校护士之职务：视察学校卫生状况、处理疾病、协助校医、检查传染病之发现、检视校舍、推行卫生教育、联络家属。

2. 指出学校儿童体格缺点，重视检查身体。学校儿童体格缺点主要有营养不良、皮肤病、眼病、耳病、鼻病、齿病、扁桃腺肥大及腺状增殖、淋巴腺病、甲状腺肥大、心脏病、呼吸器病、整形外科病等。

检查学生身体，宜每年一次。然因人员缺乏，行之不易，也不一定每年一次。如能将第一次查出之体格缺点，切实矫治，

---

① 李廷安：《学校卫生概要》，上海：商务印书馆，1933 年，第 5 页。
② 李廷安：《学校卫生概要》，上海：商务印书馆，1933 年，第 7—8 页。

则实际上比每年徒事检查而不矫治者,收效更大。①

3. 重视学校传染病预防。预防方法包括:种痘;锡克氏反应及白喉毒素抗毒素混合液之免疫注射;肠热症(伤寒)预防注射;霍乱预防注射;隔离传染病症。其中,"隔离传染病症,实为学校卫生中之重要事务"。②

4. 指出学校环境卫生的意义与内容。良好的学校环境卫生,不仅能预防学生疾病,且能促进学生树立卫生观念,进而实施于家庭与社会。学校环境卫生包括:学校建筑物之全部、光线、空气之流通与温度、环境之清洁、教室之卫生设备、学生用品之卫生设备、饮食料之卫生、除秽、游戏场、防火设备、卫生室及病室。

5. 明确卫生教育的目的与心理卫生的原则。卫生教育的目的有三:一是养成儿童实施卫生的习惯。二是让儿童接受保持健康、预防疾病的相关知识。三是使儿童树立关于社会卫生的正确观念。③ 在儿童教育期间,其个人之健康及其卫生知识,应居教程之主要。小学校卫生教育,应以养成儿童实行卫生习惯为主要目的。中学课程应注重生理及卫生原理。生理中所注意者不外人体解剖大意及其功用,但无须过于详细。心理卫生之目的在预防心神错乱及增进青年应付环境之能力。心神错乱往往由于遗传而不能凭借训练以抑制之,但大多数由后天之外因而发生,可以相当训练避免之。心理卫生最重要的原则如下:训练儿童,使其心神安静;鼓励儿童,力求成功;与儿童以随意发挥意见之机会;使儿童富具创造及领袖才力;使儿童时与社会接触,以免其心神过敏;与儿童以快乐之环境。

---

① 李廷安:《学校卫生概要》,上海:商务印书馆,1933年,第27页。
② 李廷安:《学校卫生概要》,上海:商务印书馆,1933年,第98页。
③ 李廷安:《学校卫生概要》,上海:商务印书馆,1933年,第120页。

6. 重视体育训练。体育训练之效果有三：增进血液循环，操练肌肉，使全体各部得完美之发育；预防身体畸形之发生；造成活泼快乐精神，使儿童具有敏捷、果断、专心、自治、合作等能力。① 体育训练之功效，不限于身，且及于心。

抗战时任卫生署署长的金宝善、上海市卫生局局长胡鸿基、北平协和医学院教授兰安生、北平第一卫生事务所所长方颐积为本书作序。兰安生这样评价这本书，"本书内容，条理周密，学理甚新，环顾东西各国，对于学校卫生之实施、卫生教育之发展，有此普及全国之计划者，余尚未之见也。"②

二

李廷安于1932年4月被推选为中华医学会公共卫生委员会主席③。是年10月，中华医学会年会指派李廷安为中国乡村卫生调查委员会主席，调查中国乡村卫生之状况。④《中国乡村卫生问题》是李廷安根据已办乡村卫生地方之现有材料，以及本人从事乡村卫生之心得经验，撰著而成。卫生署署长刘瑞恒高度评价《中国乡村卫生问题》，称此书不仅是诊治我国"病态之乡村"的详细病历与治疗方案，也是复兴农村的"指示之南针"。上海市市长吴铁城为此书题词"痌瘝在抱"。全书共五章，主要内容：

---

① 李廷安：《学校卫生概要》，上海：商务印书馆，1933年，第152页。
② 李廷安：《学校卫生概要》，上海：商务印书馆，1933年，序三。
③ 黄贻清：《本会创立二十年来大事记》，载《中华医学杂志》1934年第1期，第143—163页。
④ 李廷安：《中国乡村卫生调查报告》，载《中华医学杂志》1934年第9期，第1114页。

1. 阐明办理乡村卫生的重要性，指出乡村卫生不良是中国贫弱的重要原因。我国农民占全人口85%，农民生活之健全与否，关系到国家命脉。因为乡村卫生不良，导致每年"不应死而冤死"之农民510万人，逾格疾病当有25500万人，每年因"不健康之损失""逾格疾病之损失""逾格死亡之损失"共计1065220万元。

李廷安认为乡村卫生不良是中国贫弱的重要原因①，进而指出办理乡村卫生具有"消极""积极"双重意义。"在消极方面，因减少疾病死亡及精神上之痛苦，而减少因以遭受之经济损失。在积极方面，因促进健康，延长寿命，提高工作效率，以及添加精神上之愉快，而增加因以获得之经济利益。"② 所以，办理乡村卫生是减少疾病与复兴农村的重要途径。

2. 指出我国乡村卫生存在的问题。乡村卫生存在的问题主要表现在：公共卫生组织缺乏，经费微薄，卫生法令难以奉行。乡村环境卫生甚为简陋，蚊虫滋生，疟疾甚行。政府对于防疫无有效之组织与设施，人民知识浅陋，对于疫病由细菌传播之说都不置信，归诸鬼神天数，听信巫言，枉费金钱，故疫病一发生，死亡甚众。生命统计阙如或不准确。学校缺少卫生教育设备，政府对卫生教育重视不足。产妇、婴儿死亡率高，由旧式产婆接生者，占90.7%。③ 乡村缺乏医疗设施，人民在死亡之前，很多得不到治疗。

3. 指出办理乡村卫生的注意事项。办理乡村卫生的注意事

---

① 李廷安：《中国乡村卫生问题》，上海：商务印书馆，1935年，第4—7页。
② 李廷安：《中国乡村卫生问题》，上海：商务印书馆，1935年，第3—4页。
③ 李廷安：《中国乡村卫生问题》，上海：商务印书馆，1935年，第25页。

项包括普通行政、环境卫生、传染病预防、生命统计、卫生教育及保健事业6项。其中"环境卫生为乡村卫生最重要之问题"①，李廷安从乡村人民之营养问题、饮水、粪便处置、房屋卫生、垃圾处置、秽水处置六方面探讨乡村的环境卫生。对乡村人民的营养问题，李廷安认为食物成分由碳水化合物、蛋白质、脂肪构成。其中，蛋白质最为缺乏。李廷安提出了解决蛋白质缺乏的两个途径：一是"可多食豆类、豆腐及牛、猪等之血液"②，二是"合二三十家左右，组织合作畜牧场，共同畜养羊只，羊之食料，不过野草而已，费用较为低廉，捋得之奶，分送各家饮用"③。对于营养的重要性，李廷安认为："夫农民之生产，端赖动作之能力，而动作之能力端赖食料之营养。然则为救济农村经济着想，用切实办法，解决农民之营养问题，宜为当务之急"④。时人评价此章的价值："本章为全书尤具价值的一章……著者在这里从日常生活中，指出详明而细致、简切而易举的种种办法来，使负有此责职的政府、社会或个人机关，一读本书之后，立刻可以按之进行。"⑤

李廷安提出管理传染病的八大方法：传染病之报告；传染病之登记与列表；诊断之确定；隔离；消毒；普遍免疫注射；改良环境卫生；实施卫生教育。⑥ 鉴于我国卫生经费短缺的状

---

① 李廷安：《中国乡村卫生问题》，上海：商务印书馆，1935年，第29页。
② 李廷安：《中国乡村卫生问题》，上海：商务印书馆，1935年，第32页。
③ 李廷安：《中国乡村卫生问题》，上海：商务印书馆，1935年，第32页。
④ 李廷安：《中国乡村卫生问题》，上海：商务印书馆，1935年，第32—33页。
⑤ 李廷安：《中国乡村卫生问题》，载《商务印书馆出版周刊》，1935年第150号，第14页。
⑥ 李廷安：《中国乡村卫生问题》，上海：商务印书馆，1935年，第32—39页。

况,李廷安认为:"管理我国乡村中传染病最经济而有效之办法,厥惟在最普遍之传染病中择其最容易防止者作为初步之目标。"① 详细论述伤寒、霍乱、痢疾、钩虫、中国瓜仁虫、日本吸血虫、白喉、天花、疥癣、婴儿破伤风、沙眼、疟疾、狂犬病的预防方法。

生命统计是卫生行政的依据与参考。李廷安认为:"生命统计中以人口统计、出生统计、死亡统计及死(亡)原因统计最为重要。死亡原因统计中尤以关系传染病方面更属急需。"②

由于乡村卫生设备与组织稀缺、农民的卫生观念落后,李廷安认为卫生教育是开展乡村卫生迫切而长期的工作。

保健事业在我国乡村中应特别注意保母育婴。保母有两要则,"首先应举办者为普施助产教育,取缔稳婆,厉行助产士注册及管理监督法令。务使助产士均为受有充分训练者,而未能具备必要之资格者不得执行业务"。"其次,应多设保母机关,并宣传保母教育。使孕妇在未产之前得接受产前检查,查其血中有无毒质,骨盆之大小如何,以及胎儿位置有无异常等。"③ 育婴亦有三要则:科学方法接生;父母应具有育婴知识;奉行预防医学。④

李廷安归纳举办学校卫生的两个理由:"一因学生常因视力不足、听觉不灵等,致碍学业。又常因幼年及少年学生最易感染传染病,群居一处,时有传染病流行之可能。举办学校卫生,即可以免除上述两种结果。二因学校学生,即为未来之国

---

① 李廷安:《中国乡村卫生问题》,上海:商务印书馆,1935年,第41页。
② 李廷安:《中国乡村卫生问题》,上海:商务印书馆,1935年,第57页。
③ 李廷安:《中国乡村卫生问题》,上海:商务印书馆,1935年,第65—67页。
④ 李廷安:《中国乡村卫生问题》,上海:商务印书馆,1935年,第68页。

民，其幼年及少年时之身心发育，以及卫生习惯，极有关于成年时之体格强弱。举办学校卫生，可以造成其卫生观念，养成其卫生习惯，并可使其身心有良好之发育，俾他日成为健全之国民，发挥最大之工作效能也。"① 卫生教育是学校卫生的重要内容，卫生教育重在让学生养成卫生习惯。卫生习惯的养成要具备以下两个条件："一、学校中必须有可以使学生厉行卫生习惯之设备。二、教师必须以身作则，对于上述之习惯，皆能彻底做到，则学生遵循规摩，易收成效。"②

4. 调查我国乡村卫生现状，提出举办乡村卫生的目的与新观点。李廷安曾于1934年将《中国乡村卫生调查报告》发表于《中华医学杂志》第9期，详述17个乡村卫生机关的创办、组织方式、工作事项、成效经验等。调查截止时间为1933年9月。该书第4章补充了上述乡村卫生机关1933年9月以后的工作内容，增加了陕西、甘肃、广西等省卫生机关，以及临时性质之平江、浏阳、醴陵、攸县、茶陵、酃县（编者按：今为炎陵县，隶属于湖南省株洲市）巡回卫生工作队的卫生工作情况。

举办乡村卫生的目的有三："一为研究我国乡村卫生实施方法，二为训练乡村卫生工作人才，三为唤起当地人民对于乡村卫生之观念。"③

举办乡村卫生，如能不用医师、护士，则不用。其原因有三："一、中国乡村卫生可能举办之事项既少而简，是否各项工作均须医生、护士方可办理。二、今日医师、护士工资颇高，是否为农村经济所能负担。三、近日医师、护士之训练方法，

---

① 李廷安：《中国乡村卫生问题》，上海：商务印书馆，1935年，第69页。
② 李廷安：《中国乡村卫生问题》，上海：商务印书馆，1935年，第70页。
③ 李廷安：《中国乡村卫生问题》，上海：商务印书馆，1935年，第81页。

皆由欧、美、日本抄袭而来,其结果是否合乎国内之需要。"①

5. 我国办理乡村卫生应采公医制度。李廷安依据我国乡村社会之特点,认为我国办理乡村卫生应采公医制度。我国乡村社会之特点有六:一是土地辽阔,交通不便。二是人口众多,民众知识浅陋,迷信极盛。三是急性和慢性传染病十分普遍。四是经济状况极为恶劣。五是科学医学人才极为缺乏。六是医院数目亦极缺乏,且大部在都市中,乡村中除少数教会所举办者外,几不可得。② 要达到减少疾病、促进健康的卫生行政目的,"必须以全国人民,无分贫贱富贵,悉置于医药保障之下然后可。而欲求医药保障之得以普遍,非打破以前个人行医之风气,采用公医制度不可。不仅注意于治疗方面,必须重视预防之工作,然后不仅可收消极之效果,并可达到积极之目的。"③

采用公医制度,必须有健全的卫生行政系统。"中央设有卫生部,总理全国卫生行政,每省设省卫生院(或名卫生厅、卫生处均可),县设县卫生院,区设卫生所,各村或数村设卫生助理员。"各级卫生机关各司其职,用有限的经费办好乡村卫生。"一村中之简单工作,可由卫生助理员办理,较繁者有区卫生所办理,更繁者有县卫生院担任,如此类推,而省而至于中央,由简而繁,秩序井然。"④

各级卫生工作人员的训练,也有严格规定。医师、护士、

---

① 李廷安:《中国乡村卫生问题》,上海:商务印书馆,1935年,第107页。
② 李廷安:《中国乡村卫生问题》,上海:商务印书馆,1935年,第120—121页。
③ 李廷安:《中国乡村卫生问题》,上海:商务印书馆,1935年,第123页。
④ 李廷安:《中国乡村卫生问题》,上海:商务印书馆,1935年,第124页。

助产士、卫生稽查、卫生试验员等由省卫生院训练，卫生助理员与乡村学校教职员之卫生训练由县或区训练。工作人员中以医师之训练最为重要。李廷安指出"办理我国乡村卫生，不能依赖现有之医学校毕业生"，因"我国现有医学校之毕业生，不能担负办理乡村卫生之责任，或则资格甚高，生活习于逸豫，或则程度虽低，目的唯在营业，或则在学校中所受之教育，偏重于治疗，对于卫生常识及观念极为薄弱"。①

三

1939 年 7 月，李廷安担任中央大学医学院公共卫生学教授和系主任，讲授公共卫生学，受戚寿南院长之邀，讲授医学史。"该校关于医学史一门，认为异常重要，而苦于无适当人员担任，故邀余兼任之。"李廷安鉴于"戚寿南院长之一再相嘱，未能过拂，于是参考中外医学史文献，摘要编列为讲义，以为讲演之用。随手摘来，不觉成册。"② 1944 年 11 月，《中外医学史概论》在重庆出版。全书分"外国医学史""中国医学史""中外医学之异同及对我国新医学之展望"三编。

李廷安研究外国医学史，提出以下观点：（1）古希腊希波克拉底（前 460—前 377）时期，"为新旧医学交替之枢纽……鬼神时代，至此始告脱离，而渐入用科学的系统方法，以研究疾病之原因及治疗诸问题也。"③（2）13 世纪初，开始了医师管理。"十三世纪初，法王 Frederrick II 曾规定医师必先在

---

① 李廷安：《中国乡村卫生问题》，上海：商务印书馆，1935 年，第 125—126 页。
② 李廷安：《中外医学史概论·自序》，重庆：商务印书馆，1944 年。
③ 李廷安：《中外医学史概论》，重庆：商务印书馆，1944 年，第 4 页。

School of Salerno 中，经过相当考试，始准行医，而为医师管理之始。"① （3）法国外科医生 Gui de Chauliac 为外科始祖。② （4）Andreas Vesalius（1514—1564）是第一个真正解剖学者。③ （5）意大利人 Marcello Malpighi（1628—1694）为组织学之鼻祖。④ （6）Phillippe Pinel（1745—1826）为精神病学之始祖。⑤ （7）John Howard 生活于 18 世纪，是第一位开启监狱卫生的人。"John Howard 系一郡长，而非医生，人极负责，而勇于任事。曾以患病，受房东女主人尽力护理，愈而感其友谊，虽女主人年龄较大 25 岁，仍相结婚。伊见于各地监狱之不公平、污秽、疾病流行，而极图改善之。曾亲自犯法入狱，以明真相，后在 Russian Kherson 地方以拯救一女斑疹伤寒患者，竟传染而死……实为监狱卫生之始。"⑥ （8）自 1870—1880 之 10 年间，为医学进化上最盛之时期，尤以细菌方面为然。⑦ （9）19 世纪末叶，Emil Fisher（1833—1915）研究糖之分子式，及氨基酸之分析，为 20 世纪医化学之始。⑧ （10）由于花柳病得到管理、内分泌之研究及脏器疗法之发明、维生素及营养之研究、社会医学之提倡，20 世纪之医学得到前所未有的发展。（11）世界医学史达数千年，近三四百年发展较快。"此盖以文艺复兴之后，各项科学，均先后发明，相互配合有以致之。"

---

① 李廷安：《中外医学史概论》，重庆：商务印书馆，1944 年，第 6 页。
② 李廷安：《中外医学史概论》，重庆：商务印书馆，1944 年，第 6 页。
③ 李廷安：《中外医学史概论》，重庆：商务印书馆，1944 年，第 8 页。
④ 李廷安：《中外医学史概论》，重庆：商务印书馆，1944 年，第 12 页。
⑤ 李廷安：《中外医学史概论》，重庆：商务印书馆，1944 年，第 15—16 页。
⑥ 李廷安：《中外医学史概论》，重庆：商务印书馆，1944 年，第 16 页。
⑦ 李廷安：《中外医学史概论》，重庆：商务印书馆，1944 年，第 22 页。
⑧ 李廷安：《中外医学史概论》，重庆：商务印书馆，1944 年，第 24 页。

李廷安从最早之医学时期（前2698—前207）、医学之隆盛时期（前206—960）、医学之辩论时期（961—1800）、近世医学时期（1801—目前）四个阶段，探讨中医医学史，评价如下："我国医药之发达，为时甚早，公元前2838—2598年间，即神农、黄帝之际，民间已引用草药以治病，神农之《本草》，黄帝之《内经·素问》，均为悠久之医药书籍。周代复有完备之医药组织，古代医文之盛，实令人缅念不置也。自两汉而后，以及隋、唐、五代，医学上尤名医辈出，著作如林，对于吾国旧医学学术上贡献至大。其中尤以汉时之张仲景，为一代医宗，思想学问均有其特到之见地。惜汉承秦后，受战国时所遗留迷信神仙之风，以及当时道教、佛教之思想，阴阳五行之理论，致整个医学，专重于理论上之发挥，而缺乏实际研究之精神。同时印度、月氏、匈奴、西域、波斯、大秦等国之医药，复以交通关系，而先后输入，与我国固有之医药相与混合，融会而成为中国旧医药之整个理论，以迄于今。其后虽有若干名医学者，不断研究探讨，惟皆不脱此槽臼耳。近百年来，欧美医学，复以交通关系输入，于是医事教育、医事设施、医事组织陆续成立，余年来，公共卫生设施，进步尤速，可称之为我国公共卫生之黄金时代。"①

汉以后的中国医学停滞不前，李廷安分析其原因："惜汉承秦后，受战国时所遗留迷信神仙之风，以及当时道教佛教之思想、阴阳五行之理论，致整个医学专重于理论上之发挥，而缺乏实际研究之精神。"② 李廷安对中外医学的差异，作了精辟的概括，"外国医学以科学为根据，以实验之结果作为理论上之根据，中国传统思想，长于文学玄理，无科学根据，而多所

---

① 李廷安：《中外医学史概论》，重庆：商务印书馆，1944年，第43页。
② 李廷安：《中外医学史概论》，重庆：商务印书馆，1944年，第47页。

谬误。""外国医学,富有进取及牺牲精神,几经苦斗,乃得达到今日之成就,而中国医学史上除神农尝百草之传说外,缺乏牺牲之精神,故外国近代医学为进步的、革命的,而中国仍为保守的。""外国医学日趋于预防方面及社会化,我国则仍系注重于治疗而为个人职业化。"①

李廷安认为"新医学在我国无长足进步"的原因有三:一是"西洋医学传入我国后,持保守论者,以保存国粹为名,力事排斥,近且建立国医学院,名为改良国医,实则谋与新医学壁垒对立,而接受新医者以中医无科学根据,否认其存在,相互攻击,不遗余力,致走极端,形成僵局"②。二是新医学的派系之争。"新医学至中国后,又有英美德日派系之分,互争长短,不相容洽,致减少新医学在国内发展之力量。实言之,此非西医原有之畛域,而为我新医界各有歧视,而有隔膜。故为谋新医学之迅速扩展,工具应加统一,力量才能集中,是必使西医中文化。"③ 三是缺乏社会责任感。"我国医师多系悬壶问世,以谋一己之生活。对医学之社会性,毫无注重。问世医生,滥竽其中,不学无术者,亦不乏其人。且为生活之舒适,不顾医德,机取巧诈,在在皆是,予人民以恶劣之影响,益增新医学推进上之障碍。"④

李廷安对发展新医学提出三点主张:一是西医中文化。"为谋新医学之迅速扩展,工具应加统一,力量才能集中,是

---

① 李廷安:《中外医学史概论》,重庆:商务印书馆,1944年,第48页。
② 李廷安:《中外医学史概论》,重庆:商务印书馆,1944年,第49页。
③ 李廷安:《中外医学史概论》,重庆:商务印书馆,1944年,第49页。
④ 李廷安:《中外医学史概论》,重庆:商务印书馆,1944年,第49页。

必使西医中文化。"① 二是"今后医学教育,应着重医德之养成"②。三是"国家应即力求医学设施之完备,奖励国内研究,方期与西洋医学并驾齐驱"③。

李廷安对发展中国医学提出展望:"一国固有其特具性之固有文化,保存其固有文化,庶不失其民族之特有精神。"④"而中医有数千年历史,不能不有部分之价值,吾人应用科学方法,加以研究,合者存之,误者去之,将新旧医学,形成混一,创造我国之新医学。"⑤

《李廷安医学三书》是近代公共卫生理论与中国社会实践相结合的产物,是公共卫生先驱探索在低收入社会运用现代医学知识,尤其是预防医学知识解决社会问题所做的有益尝试,是比较中外医学发展史、探索中国医学发展新路子的典范。

《李廷安医学三书》存在一些问题。脱文、错简、文字讹误偶有出现,一些图表的数据与事件发生时间有误差等。读者需捐其砂砾,掇其翠羽。书稿虽经细勘研审,恐有诸多舛错,恳请读者批评指正,相成之德,幸何如之!

---

① 李廷安:《中外医学史概论》,重庆:商务印书馆,1944年,第49页。
② 李廷安:《中外医学史概论》,重庆:商务印书馆,1944年,第49页。
③ 李廷安:《中外医学史概论》,重庆:商务印书馆,1944年,第49页。
④ 李廷安:《中外医学史概论》,重庆:商务印书馆,1944年,第48页。
⑤ 李廷安:《中外医学史概论》,重庆:商务印书馆,1944年,第49页。

李廷安其人及其学术思想

一、生平事迹

1898年12月1日,李廷安出生于广东省香山县小榄镇。1905—1913年,在香山和香港求学。1914年,进入岭南学校1919年乙班,成绩优异,获柯立斯科学奖①。1920年,李廷安在《南风》发表《动物色泽之研究》一文②,初显研究才华,同年进入北京协和医学院预科。1921年6月,以全班第二名的成绩毕业于北京协和医学院(1929年改名为私立北平协和医学院)预科,进入该校公共卫生系③。1924年参加中华医学会第五届大会,宣读英文论文《香港的死亡率是衡量中国死亡率的一个判断标准》④。1925年发表英文报告《中国广州公共卫生

---

① Ferguson M E. Obituary. Li Ting-an, M. D., Dr. P. H. *The Chinese Medical Journal*, 1948, 66(6): 342-343.
② 李廷安:《动物色泽之研究》,载《南风》1920年第1期,第73—76页。
③ Ferguson M E. Obituary. Li Ting-an, M. D., Dr. P. H. *The Chinese Medical Journal*, 1948, 66(6): 342-343.
④ Li T A. The Death Rate of Hongkong as a Criterion of Mortality in China. *The National Medical Journal*, 1924, 10(1): 25-32.

的报告》①，认为公共卫生的真正与首要目的是降低发病率与死亡率，所以卫生行政的举措应对准此目的。1926 年毕业，获得博士学位。在整个五年的学习过程中，因成绩优秀而获"文海奖"。但由于患了严重的斑疹伤寒，接受了一段时间的隔离治疗，医学博士证书和"文海奖"奖状是由医学院的领导特地送到病床前的。②

1927 年至 1932 年，李廷安在北京协和医学院任教，同时任职于北平第一卫生事务所。其间，于 1927 年 7 月至 1929 年 2 月在哈佛大学攻读公共卫生博士学位。据 1932 届协和毕业生严镜清回忆："有的教授谈到老学生（指李）在一年半内完成博士论文，在哈佛大学是少见的。"③

1929 年 2 月至 11 月，李廷安被上海市卫生局局长胡鸿基借调到上海，任卫生局第四科科长④，同年又调任北平第一卫生事务所主任⑤。1930 年，晋升讲师，担任国家防疫署技术委员会成员、教育部卫生教育委员会委员。1931 年，晋升副教授。据严镜清回忆："据我所知，他是本校毕业生中升任副教授最

---

① Ferguson M E. Obituary. Li Ting-an, M. D., Dr. P. H. *The Chinese Medical Journal*, 1948, 66(6): 342-343.
② Ferguson M E. Obituary. Li Ting-an, M. D., Dr. P. H. *The Chinese Medical Journal*, 1948, 66(6): 342-343.
③ 严镜清：《缅怀李廷安教授》（未见刊，李宝健教授提供）。李宝健为李廷安次子，曾任中山大学副校长。
④ 《委任令第三四一号：兹委任李廷安为本特别市政府卫生局第四科科长此令》，载《上海特别市市政府市政公报》1929 年第 21 期，第 1 页。
⑤ 《卫生：命令：委任令：兹委任第一卫生区事务所第一股主任李廷安兼代所长职务此令》，载《北平特别市市政公报》1929 年第 22 期，第 5 页。

早的一人,而且是在内容日益多样化,范围日益广泛的公共卫生学科。"① 是年,李廷安与河北宛平县清河试验区合作,帮助开展公共卫生工作。②

李廷安于1932年4月20日召开的中华医学会执行委员会第一次会议上被推选为公共卫生委员会主席。③ 是年,中华医学会年会指派李廷安为中国乡村卫生调查委员会主席,调查中国乡村卫生状况。④ 10月,上海市卫生局局长胡鸿基因车祸去世,李廷安继任。对于李廷安任卫生局局长一职,当时媒体有报道:"李氏……现任北平协和医科大学卫生学教授,在卫生学识经验上,可称中国数一数二之人才。此番荣膺新任,深庆市府得人。闻李氏与吴市长,向非素识,只以内政部卫生署刘署长与牛惠生、颜福庆等诸名医之推荐,方始有此任命。"⑤

上海市卫生局局长一职牵动各方关注,但李廷安就任局长,受到了各方的一致支持。据严镜清回忆:"上海是我国最大城市,当时还有租界,也是我国唯一设有卫生局的市。南京政府在首都设卫生事务所,在北平设卫生局则还要再迟数年。1933年春季(编者按:1932年10月)原上海市卫生局局长(编者按:胡鸿基)因车祸丧生出缺,南京中央政府卫生署长刘瑞恒博士经在中央有关方面活动后与协和医学院领导商洽借调李廷

---

① 严镜清:《缅怀李廷安教授》(未见刊,李宝健教授提供)。
② 李廷安:《中国乡村卫生调查报告》,载《中华医学杂志》1934年第9期,第1117页。
③ 黄贻清:《本会创立二十年来大事记》,载《中华医学杂志》1934年第1期,第143—163页。
④ 李廷安:《中国乡村卫生调查报告》,载《中华医学杂志》1934年第9期,第1114页。
⑤ 《李廷安继任卫生局长》,载《申报》1932年10月19日,第9版。

安教授前往。并且当时上海市市长吴铁城，国民党要人，广东人，与李教授是同乡，人们知道，广东人在上海是'吃得开'的。吴铁城表示同意并欢迎。至于李教授本人呢？当时顾临代院长、兰安生（John B. Grant）教授（主任）等为加强提高协和的声望与影响，是他们主动提出此意的，刘也是这一伙人。他审时度势，要推却也不可能。另外，公共卫生既是学术、科学，也是事业，学以致用此其时矣。"[1]

李廷安就任伊始，正值长城抗战、华北危机，李廷安与医界领袖组成中华医学会上海支会救护委员会，予以医疗支援；编辑《战地卫生学》，预备印成书，广赠各地军队；[2] 参加救济委员会与战区难童救济委员会工作，选派代表驰往华北战区实地救济；[3] 作为中国航空协会征求队队长，积极参与征募，购置飞机，充实我国空防；[4] 与夫人一起投入上海市妇女新生活运动促进会工作，[5] 积极推动妇女在抗战救护中的作用。

从七七事变爆发到上海沦陷的这段时间，李廷安配合卫生署的抗战救护工作，主张扩大上海市救护委员会等救护组织的力量[6]；为上海慈善团体联合救灾会制定具体的救济大纲

---

[1] 严镜清：《缅怀李廷安教授》（未见刊，李宝健教授提供）。
[2] 《卫生局编〈战地卫生学〉》，载《申报》1933年1月24日，第11版。
[3] 《陈铁生电告战区灾况》，载《申报》1933年8月25日，第12版。
[4] 《航空协会吴总队长昨日招待新聘队长》，载《申报》1933年3月3日，第12版。
[5] 《妇女新运促进会成立》，载《申报》1936年6月13日，第12版。
[6] 《救护事业会扩大组织》，载《申报》1937年7月21日，第14版。

与防护训练计划①；为伤兵医院聘请医生②；受聘华南地区防疫专员，组织指导战时防疫工作③。

李廷安高度认可卫生事务所的作用，着手重建毁于一·二八事变的吴淞区卫生事务所，创建卫生局市南诊疗所，筹建江湾区卫生事务所、闸北卫生事务所、浦东卫生事务所，设置上海市立医院、上海市卫生试验所、临时戒毒所、沪南戒烟医院、沪北戒烟医院、人犯戒烟医院、上海市立传染病医院，初步形成了"卫生局以管理全市卫生设施，市医院以治疗市民疾病，卫生试验所以从事化验研究等工作，将来并拟有各专门医院，如神经（编者按：精神）病院、麻风病院、肺痨病院等设置。如市民有轻病，即可赴沪南、闸北、江湾、吴淞等各卫生事务所医院治疗，肺痨等病将来亦有专院可入。而病较重者，则来市医院诊治"④ 的多层次医疗卫生体系。

李廷安认为"我国民族之衰落，痨病实为主因"⑤，故会同海港防疫处处长伍连德、公共租界工部局防疫股主任布美，筹建中国预防痨病协会，并担任副理事长。李廷安多次参加中华麻风救济会年会。1937 年，代表卫生署署长刘瑞恒发言，称："中国的麻风问题，诚然严重……此症为慢性传染病，患者若不及早医治，必致堕指裂肤，终身残废，故民间提及麻风，莫

---

① 《善团联合救灾会昨议决准备救济防疫》，载《申报》1937 年 8 月 3 日，第 13 版。
② 《孔夫人等筹办大规模伤兵医院》，载《申报》1937 年 10 月 25 日，第 6 版。
③ Ferguson M E. Obituary. Li Ting-an, M. D. , Dr. P. H. *The Chinese Medical Journal*, 1948, 66(6): 342-343.
④ 《市立医院开幕在即昨日招待新闻界》，载《申报》1937 年 3 月 21 日，第 15 版。
⑤ 《防痨协会招待教会领袖》，载《申报》1934 年 1 月 21 日，第 13 版。

不谈虎色变。且此等病人，大都为劳苦贫民，若辈生活困难，饮食起居多不合卫生，故易患麻风，富裕者环境优良，自不易罹此疾病矣。"①

李廷安认识到"一国国民之强健与否，于其国民在儿童时代之身体状况有极大之关系"②。鉴于天花是仅次于破伤风的婴儿第二大死因，很多儿童因白喉而死，李廷安令卫生事务所为婴儿免费种痘，为贫苦家庭的儿童免费注射白喉预防针。1937年，境外出现霍乱疫情，李廷安发表《敬告市民书》，称"上海是东方轮轨集中之区，与南洋各埠交通便利"③，要全体动员，严行预防。

1933年2月上海塘山路正泰橡胶厂失火，焚毙工人100余名。该事件引起李廷安对劳工卫生的思考。李廷安要求各方要通过此次惨剧，吸取以下两点教训。第一，"厂中如已办理劳工卫生，不致发生此次惨剧。盖劳工卫生之意义，非仅仅为工人医病，举凡足以有害于工人之健康与生命者，皆在应行防范之列"；第二，"我国工业，正待提倡，故工厂卫生，应有切实之措施"。④ 对实施工厂卫生，李廷安提出设想："可由各企业家与劳动团体，与社会、卫生两局，合组一劳工卫生设计委员会，先就目前可能范围，在工厂内分别实施，如灌输卫生教育、设置医药等事，所费无多，收效甚大。即防止伤害，整理工厂

---

① 李廷安：《李廷安局长致词》，载《麻风季刊》1937年第2期，第26—27页。
② 李廷安：《婴儿卫生与学龄前儿童卫生》，载《现代父母》1934年第1期，第38—40页。
③ 李廷安：《敬告市民》，载《医药评论》1937年第96期，第26—28页。
④ 《李廷安谈工厂卫生之重要，为正泰厂失慎而发》，载《申报》1933年2月24日，第9版。

环境卫生,预防职业病等事,因事而利导之,固不难一一使之改进者也。甚望我企业家及工业团体共起图之。"①

1937年11月,李廷安任华南地区防疫专员,1938年,被卫生署委任为防疫大队队长,主持战时防疫。1939年7月,任中央大学医学院公共卫生学系的教授和主任。1941年,受命前往重庆筹建中央卫生实验院(编者按:中国医学科学院前身),并担任院长。同年,任中国军队营养改进研究会主任,研究士兵营养。1942年秋,返回中央大学医学院,任公共卫生学教授系主任。同年,创建预防医学研究部,开始对合格医学生进行研究生指导。1945年1月,罹患肠癌,在成都由娄克斯博士做第一次手术。

抗战胜利后,卫生署派李廷安到广州,筹设广州中央医院,并任院长,同时兼任岭南大学孙逸仙博士纪念医学院院长与博济医院院长。李廷安从构建华南医学中心、创建广州中央医院、引进人才、筹措经费等方面,着手重建岭南大学孙逸仙博士纪念医学院。

1948年5月6日0时,李廷安在广州博济医院病逝。

二、政绩成就

李廷安作为地方卫生行政领导,其政绩主要体现在:建设适合近代中国国情且具有世界先进水平的北平第一卫生事务所,担任上海市卫生局局长期间改善城市公共卫生与提高市民健康,战后重建岭南大学孙逸仙博士纪念医学院。

由于"广泛而高效预防与控制传染病的科学手段直到19世

---

① 李廷安:《劳工卫生与民生之关系》,载《民生》1933年第17期,第6—7页。

纪末才成为可能","公共卫生学在医学各门科别中是最后发展的,有关学者们的见解也不尽相同,因而教学的内容也相差很远。在欧美各国,关于卫生学或公共卫生学的教学,在医学课程中相差很远,且教师也很难找到,有的约有数十小时,有的则几乎是空白;有的有几次参观,多数同缺之"①。兰安生意识到,不能满足于"少数几门封闭的预防医学课程",正像临床医学需要医院作为实习基地,公共卫生应以社区作为实习基地。"对于公共卫生系而言,一个良好的起板样作用的社区,要具有4万至6万人口,一所具有200张病床的医院,设有内、外、产科。协和卫生系将具有如同教学医院的教学社区。"② 兰安生生于1890年,卒于1962年,美国密执安大学学博士,协和公共卫生科教授,主任,洛克菲勒基金会国际卫生部的中国代表,1925年创建北平第一卫生事务所,因而协和有了公共卫生课的教学基地。

经过不懈努力,兰安生于1925年开办了北平第一卫生事务所。卫生事务所解决了公共卫生专业学生的理论学习与临床实习脱节问题。至于卫生事务所的性质及与卫生局的关系,李廷安精辟概括为:"卫生局是行政机关,各区卫生事务所是只做工作不管行政的机关,一则居于指挥监督的地位,一则居于产生事业结果的地位"③。

李廷安自1926年协和毕业后,到1932年10月出任上海市

---

① 严镜清:《缅怀李廷安教授》(未见刊,李宝健教授提供)。
② Bullock M B.. *An American Transplant-The Rockefeller Foundation and Peking Union Medical College. University of California Press*. 1980: 144.
③ 李廷安:《卫生局及各区卫生事务所之组织及工作(二十五年九月七日在上海市政府联合念周报告)》,载《卫生月刊》1936年第10期,第459—463页。

卫生局局长前，除了教学、出国学习和做科研工作外，大部分时间在北平第一卫生事务所工作，并于1929年底到1932年10月，担任北平第一卫生事务所所长。严镜清回忆李廷安在北平第一卫生事务所的开创性工作说："说来容易，这些事情大部分是初创工作，是从摸索工作开始的。他从实际工作中，从探索、研究、总结中得出初步结论，又以结论在实践予以继续改进，逐步写成 A Critical Study of the Various Services and Contents of Health Work in the 1st District Health Station 简称 A Critical Study，打印的英文大约有数十或百页。可译为《关于北京第一卫生区事务所的各项工作的批判性讨论》。原文为英文。这本著作没有付印出版，但在各科室、各部门负责人中，尤其在协和毕业的从事公共卫生学科工作的人员中传阅、讨论，他们认为这是热题热文，是工作的具体指导。在学校与学科领导人中，有的人鉴于它在学科与事务所工作人员中走红的劲头，曾不无带一点讥讽的语调。我称之为《圣经》（Bible）。"李廷安在北平时期，"每星期一次聚集全所工作人员讲解各项工作，每次讲一项工作，约两小时，并回答问题或进行讨论。讲解各项工作的用意、目的及理论、当时的做法和改进意见，并将可进行的调查、研究结合起来。这些讲解、叙述、改进和调查研究都与当时世界上学术科研与论著结合在一起，写在 A Critical Study 之内"①。

卫生事务所承担的主要工作包括：

环境卫生：扫除垃圾、卫生稽查、检验牲畜；

预防接种：布种牛痘、霍乱预防注射；

诊疗疾病：诊疗新病、病人临诊；

---

① 严镜清：《缅怀李廷安教授》（未见刊，李宝健教授提供）。

学校卫生：检查学生体格、发现缺点、矫正缺点；

妇婴卫生：产妇检查、接生、婴儿诊疗；

卫生教育：卫生展览会、分发宣传品、卫生演讲。①

经数年努力，北平第一卫生事务所工作成效已显现出来。1926 年，该区死亡率为 21‰，到 1933 年已降至 14.4‰。"该区死亡率自 21.0 至 14.4，则已减少 6.6，亦即该区 11 万人中每年已可少死 726 人，死亡少疾病亦少，工作效能提高，于社会有极大之利益。"②

卫生事务所是近代中国公共卫生先驱探索如何在低经济收入社会中，运用现代医学知识尤其是预防医学知识解决社会问题所做的有益尝试。李廷安"为这个公共卫生教育事业的先驱机构奠定了一个坚实的基础"③，在工作中摸索出一整套适合国情的卫生工作方法，在学校卫生、妇幼卫生、职业卫生、公共卫生、生命统计方面做了大量开创性的工作并积累了丰富经验。他在任上海市卫生局局长期间，将这些经验运用于恢复上海吴淞卫生事务所。"如果说兰安生是北平第一卫生事务所的设计者，那么，李廷安则是北平第一卫生事务所的建设者。"④

卫生事务所这一组织制度，不仅在国内推广施行，也被东欧一些国家采用。"大凡每一城市，设一卫生总机关，按区分

---

① 李廷安：《卫生局及各区卫生事务所之组织及工作（二十五年九月七日在上海市政府联合纪念周报告）》，载《卫生月刊》1936 年第 10 期，第 459—463 页。

② 李廷安：《卫生行政与死亡率—北平市第一卫生区事务所之生命统计》，载《卫生月刊》1935 年第 4 期，第 174—176 页。

③ Ferguson M E. Obituary. Li Ting-an, M. D., Dr. P. H. *The Chinese Medical Journal*, 1948, 66(6): 342-343.

④ 李永宸：《卫生事务所是公共卫生理论与近代中国国情相结合的产物》，载《中华医史杂志》2016 年第 3 期，第 172—176 页。

设卫生事务所,若一区中尚嫌一卫生事务所为不便应用,则于该区卫生事务所之下,再设简单之分所二三处,此种趋势,已公认为合式之组织制度。波兰及幼哥斯拉夫(编者按:南斯拉夫)等国,业已实行。"①

李廷安主持上海市卫生局之时(1932年10月),恰好在日本侵略军在上海发动一·二八事变(1932年1月28日)之后,医疗卫生建设面临重大困难。"本市闸北、江湾、吴淞、殷行、彭浦、真如等区,沦为战地。几历四月,清道工作,均已停止,以致粪秽狼藉且有暴露尸体,足以滋生疫病。"②"吴淞卫生模范区"被战火摧毁,"吴淞数十万之农民,均感患病无处医治之痛苦"。③ 严镜清对李廷安上任前上海的公共卫生状况也有生动描述:"在上海,较大马路的后街,数十只或数百只马桶列队清倒刷洗是每天早上最常见的有代表性的风景。"④

李廷安就任后即着手恢复与筹建吴淞、江湾、沪南、沪北区卫生事务所。卫生事务所在改进卫生、防治疾病,减少死亡等方面起到了明显作用,"高桥卫生事务所,没有成立以前,高桥地方的婴儿死亡率为百分之四十。自高桥卫生事务所成立后,竟减至百分之三或四。换言之,亦高桥卫生事务所没有成

---

① 李廷安:《赴欧考察城市卫生行政报告》,载《卫生月刊》1936年第4期,第169—176页。
② 上海市卫生局编:《上海市四年来卫生工作概要(二十一至二十四年)》,载《民国文献类编·医药卫生卷》(991),北京:国家图书馆出版社,2015年,第123页。
③ 《市卫生局建设吴淞乡村卫生模范区》,载《申报》1933年8月25日,第12版。
④ 严镜清:《缅怀李廷安教授》(未见刊,李宝健教授提供)。

立以前，高桥的婴儿一百个之中，死四十个。"①

此外，李廷安借用闸北同济路中国公立医院旧址，改组为传染病医院，于1934年3月10日开诊。在龙华戒毒所及南市上海公立医院基础上，于1935年在闸北、沪西及浦东各处，设戒烟院；借用江湾"高境纪念新村"房屋，作为临时戒烟医院，可容"烟犯"1000人。1937年4月，上海市立医院与市立卫生试验所举行开幕典礼。对于上海市医疗卫生建设所取得的成就，参加典礼的卫生署署长刘瑞恒称赞道："上海一市，经前任市长与卫生局胡前局长及现任李局长之热心筹划，努力进行，故非常有成绩。在一切卫生设备上，上海可为全国之模范，将来希望其他各大都市，均能以上海为标榜，力求卫生事业之发展。"②

作为教育部中小学卫生教育设计委员会成员，李廷安高度重视卫生教育，认为"卫生教育为一国国民应受之基本教育。盖一国国民之健全与否，与一国国民卫生教育程度，其升降成正比例"③。通过举办卫生运动会、暑期学校、暑期讲习会、儿童健康比赛、播音演讲、现场演说等多种形式，开展学校卫生、妇幼卫生、职业卫生、环境卫生、乡村卫生、传染病防治等教育。

从1934至1937年，李廷安在每年举行的全市卫生运动会上，设一个主题。第13届卫生运动大会的主题为改进个人与环境卫生。"应注意之事有五：（一）吐痰必须养成良好习惯。

---

① 《市府昨日召开各筹建委会成立会》，载《申报》1935年4月12日，第9版。
② 《市立医院昨午开幕》，载《申报》1937年4月4日，第13版。
③ 李廷安：《婴儿卫生与学龄前儿童卫生》，载《现代父母》1934年第1期，第38—40页。

(二）小便必上厕所。（三）垃圾必须倒在垃圾桶内。（四）喝水喝沸水。（五）接受防疫注射等五事。"① 第 14 届卫生运动大会是"把戒烟戒毒，也并在卫生运动之内"。② 第 15 届卫生运动"以儿童卫生妇婴卫生为中心"，"以儿童为其活动之主要对象，而以父母卫生知识之灌输为次要，以收相得益彰之效"。③ 第 16 届卫生运动则是"使市民注意认识（卫生运动）"。④

举行卫生运动的意义是"作大规模的卫生宣传，将种种卫生常识，灌输到一般民众的心目中，使能彻底了解卫生的意义，增进健康，即是强我国家，又即是强我民族"。对于开展多种形式的卫生教育所取得的成效，李廷安不无自豪地说："市民对于卫生观念之进步，而向卫生机关商请指导援助事件之逐年增多，及执行卫生法令之顺利进行，可为明证者也。"⑤ "近年来各界对于卫生运动之提倡，养成卫生观念，使一般流行病症逐渐减少。"⑥

抗日战争胜利后，李廷安已身患重病，于是谢绝行政院院长宋子文的上海市卫生局局长的任命，将人生的最后 2 年 4 个月（编者按：1946 年 1 月—1948 年 5 月 6 日）献给了广州。战

---

① 《第十三届卫生运动开幕》，载《申报》1934 年 6 月 20 日，第 9 版。
② 《上海市第十四届卫生运动大会特刊辞》，载《申报》1935 年 6 月 15 日，第 16 版。
③ 《十五届卫生运动昨首次筹备会》，载《申报》1936 年 5 月 13 日，第 13 版。
④ 《十六届卫生运动昨晨开幕》，载《申报》1937 年 7 月 7 日，第 15 版。
⑤ 《上海市卫生十年来演进概要》，载《申报》1937 年 7 月 7 日，第 12 版。
⑥ 《国货卫生用品展会昨日举行开幕典礼》，载《申报》1937 年 6 月 2 日，第 13 版。

后的广州,医学落后,尤其是医学人才匮乏,"仅有专任兼任教授共4人"①。经过李廷安的努力,1947年3月,孙逸仙博士纪念医学院的3所附属医院都进入中国最好的15家医院行列。② 1948年,孙逸仙博士纪念医学院已达到"国内一流或最佳水平"。

李廷安把广州建成华南医学中心,改变岭南地区医学教育与临床水平的落后面貌,具体做了以下工作:一是整合广州的医学资源,构建华南医学中心。以岭南大学孙逸仙博士纪念医学院为核心,把有500张病床的广州中央医院、200张病床的博济医院、250张病床的夏葛医学中心作为附属医院,纳入50—100张病床的肺结核疗养院与100张病床的麻风病院,建成拥有超过1000张病床的华南医学中心。"为了公共卫生培训,我们将组织华南公共卫生培训中心,省卫生局、广州市卫生局、两所医学院与四所护士学校将加入该中心。卫生署将极有可能使用该中心为华南各省需要培训公共卫生本科与研究生人才。以上表明我们将建成以医学院为核心的华南医学中心。"③ 二是创建广州中央医院。抗战胜利后,卫生署在南京、重庆、广州、天津、兰州设中央医院,是"政府所办理之国内五大医疗中心",中央医院起"示范使命"④。李廷安借助联合国善后救济署、善后救济总署、美国医药助华会、卫生署及当地政府的支

---

① 《私立岭南大学孙逸仙博士纪念医学院概况报告表》,广东省档案馆,038-002-11,第022—023页。
② 《私立岭南大学关于李廷安来往文件之四》,广东省档案馆,38-4-104,第70页(编者按:原文为英文)。
③ 《私立岭南大学关于李廷安来往文件之一》,广东省档案馆,38-4-101,第121—122页(编者按:原文为英文)。
④ 《中央医院》,行政院新闻局印行,1947年9月。

持，从医院地址的选择、人才引进、资金筹措、设备购置等方面，为创建广州中央医院倾注了大量心血。1946年12月2日，广州中央医院正式开始门诊，次年1月接收住院病人。三是引进人才。李廷安抵达广州后，立即于1月中旬几乎同时向蔡翘（1948年首届"中央研究院"院士）、郭秉宽（眼科一级教授）、张先林发出邀请；随即向应元岳、施正信、吴在东、钟世藩、陈心陶、司徒展、谢元甫、林树模、陈耀真、谢志光、周金黄、张茂林、李士伟、白施恩、司徒亮、陈翼平、程玉麐、冯万熹、宋杰、王就安、颜春辉、康锡荣、马汝庄、江世澄、林廉卿、王成恩、汤泽光、李佩霖、许天禄、许汉光等发出前来广州工作的邀请函。他们当中绝大多数是20世纪50年代国内一二级教授、各学科的带头人。据掌握的资料来看，中山大学医学院当时有8位一级教授，李廷安向其中的谢志光、林树模、陈耀真、钟世藩、陈心陶发出过邀请。四是筹措资金。孙逸仙博士纪念医学院面临经费短缺的困难。"与国内拨款最少的国立医学院中的财政预算相比，不足三分之一。"[①] "每年的预算只有当时北京协和医学院护士学校的十分之一。"[②] 孙逸仙博士纪念医学院是孙中山学医与开始革命的地方，战前教育部每年有拨款。战后，首先，李廷安争取到教育部、财政部等政府部门恢复拨款。其次，争取个人的资金支持。李廷安曾致函宋庆龄、立法院院长孙科请求经费援助，或通过孙科请求胡文虎的支持。在给宋庆龄的信中，李廷安强调了博济医院尽管经费困难，但一直坚持做慈善。"我高兴地知悉您在这些年一直

---

① 《私立岭南大学关于李廷安来往文件之一》，广东省档案馆，38-4-101，第59—61页（编者按：原文为英文）。
② 《私立岭南大学关于李廷安来往文件之四》，广东省档案馆，38-4-104，第58页（编者按：原文为英文）。

做着大量的慈善工作。我冒昧地写信给您,您是否乐于在我们博济医院为慈善目的而支出的费用总额中帮助我们一部分。如果不是因为我最直觉地感到,博济医院是国内一所值得所有人为之努力与给予帮助的机构,我不会冒昧地恳求您的同情与帮助。"① 再次,向国际组织与境外基金会请求资金资助。李廷安曾向联合国善后救济总署、中国国际救济委员会、美国医药助华会、全英助华联合总会等机构寻求各种形式的资金支持。

李廷安的卫生行政功绩,还表现在"组织医疗救护,支持抗日""积极开展传染病防治""实施劳工卫生"等方面。

三、学术思想

李廷安既是杰出的卫生行政管理者,也是近代著名的公共卫生学者。李廷安论著涉及学校卫生、乡村卫生、妇幼卫生、劳工卫生、禁烟禁毒、军事医学、传染病防治等方面。

1. 学校卫生

李廷安是我国近代最早关注、全面研究、积极推进学校卫生的先驱者。李廷安关注学校卫生可追溯到 1925 年,他在调查广州卫生中发现,"尽管一些学校尤其是教会学校采取了某些措施,但学校没有实施学生卫生检查,卫生部门也没有实施对存在身体缺陷的学生进行治疗的规定,学校卫生建设没有得到加强"②。

学生身体普遍存有缺陷,健康状况堪忧。1933 年秋,上海

---

① 《私立岭南大学关于李廷安来往文件之一》,广东省档案馆,38-4-101,第 59—61 页(编者按:原文为英文)。

② Li T A. A Public Health Report on Canton, China. *the National Medical Journal*, 1925, 11(5): 324-375.

市卫生局对市立比德学校施行肺痨检查,"百分之六十以上有肺痨病"①。都市里学生的健康状况尚且如此,广大农村学童的健康状况则更令人担忧了。

李廷安从国家强盛与民族健全的高度,来认识学校卫生的重要性。"欲求国家之强盛,须先有健全之民族,而健全民族之培植,宜从学童入手。"②

李廷安从学校卫生工作中体会到,较之其他公共卫生,学校卫生具有投入少而收效大的优点。其原因是学校群体中,"他们的头脑能接受新思想,年纪尚轻,易于形成卫生习惯,矫正可能尚未形成不可修复的伤害的缺陷,通过对在学龄儿童中流行的传染病的预防接种,而获得免疫力"③。实施学校卫生教育较家庭卫生教育、社会卫生教育效果更佳。"以学校卫生教育为尤宜,更以小学及中学为尤要"。因为"小学是一国国民所必经之场所,至少须历五六年之久。于此期内,授以相当之卫生智识,养成良好之卫生习惯,甚易见效,而植健康之基。更于中学而再加以灌输与训练,必可养成多数之健全国民矣。如学校卫生教育,果已普及,则家庭卫生教育,与社会卫生教育,亦可迎刃而解"④。

李廷安任职北平第一卫生事务所时,就开展学校卫生工作,将学校卫生内容分成传染病之预防、体格检查、疾病之矫治、

---

① 李廷安讲,顾正汉记:《上海市学童肺痨病问题之重要》,载《卫生月刊》1934年第8期,第325—327页。
② 李廷安:《学校卫生概要·绪言》,上海:商务印书馆,1930年。
③ Fang I C, Li T A. School Health in the Peiping Special Health Area. *The China Medical Journal*, 1929, 43, (7): 697-706.
④ 李廷安:《一年来之卫生教育》,《1933年之上海教育》,上海:上海新闻社,1933年,第237—242页。

校舍卫生、体育训练、卫生教育等,在开展过程中,李廷安体会到医师最重要,其次是护士。他们要在政府立案的医学院与护士学校毕业,同时要受过学校卫生训练。"大约医师一人,可处理 3000 学生。护士一人,则可处理 2500 学生。"①

1929 年,李廷安刚获得哈佛大学公共卫生博士学位,就被上海市卫生局局长胡鸿基借调到上海主持学校卫生,为此还放弃了前往英国考察的计划。李廷安在上海的工作,成绩显著。"卫生部次长刘瑞恒、顾问兰安生、司长严智钟、铁道部技正胡宣明等,于 6 月 3 日来沪,视察卫生局经办各政,由卫生局局长派科长李廷安,陪往市立时化、比德等小学校,实地考察卫生局新近创办学校卫生工作实施情形,均颇满意。"②

李廷安将近代公共卫生理论应用于实施北平、上海的学校卫生,并将实施学校卫生经验用英文写成《学校卫生概要》,经美国哈佛大学卫生学院、美国纽约市卫生教育设计会、协和卫生科兰安生教授、卫生部金宝善司长、姚永政、北平第一卫生事务所方颐积所长、陈志潜、上海特别市卫生局朱季青等修改翻译成中文,1929 年 9 月国民政府卫生部向全国办理学校卫生者推荐此书,"各地方办理学校卫生者,足资为依据也",并于 1930 年 11 月由商务印书馆出版。兰安生对此书作了高度评价:"环顾东西各国,对于学校卫生之实施、卫生教育之发展,有此普及全国之计划者,余尚未之见也。"③

---

① 李廷安:《学校卫生概要》,载《医学周刊集》1931 年第 4 卷,第 11—14 页。
② 《卫生部次长视察卫生局工作》,载《申报》1929 年 6 月 5 日,第 14 版。
③ 李廷安:《学校卫生概要·兰安生序》,上海:商务印书馆,1930 年。

2. 乡村卫生

中华医学会于 1932 年 10 月在上海举行常会，指派李廷安为中国乡村卫生调查委员会主席，调查中国乡村卫生状况。"其目的乃在调查今日中国乡村卫生机关之数目暨其组织与工作，俾为从事乡村卫生人员与学者之参考。"①

李廷安认为乡村卫生的重要性体现在"消极""积极"两方面。"在消极方面，因减少疾病死亡及精神上之痛苦，而减少因以遭受之经济损失。在积极方面，因促进健康，延长寿命，提高工作效率以及添加精神上之愉快，而增加因以获得之经济利益。"②

李廷安总结了我国乡村卫生现有机构的特点：为数不多；组织不同；历史甚短；人员缺乏；经费竭蹶；工作相类。③ 举办乡村卫生应了解我国乡村卫生特点，李廷安总结出我国乡村卫生 6 大特点：（1）土地辽阔，交通不便；（2）人口众多，民众智识浅陋，迷信极盛；（3）急性慢性传染病十分普遍；（4）经济状况极为恶劣；（5）科学医学人才极为缺乏（假定每 1 万人中应有医师 1 人，则全国 4 万万人应有医师 4 万，但据当时卫生署统计，全国合格医师，尚不满 4000 人）；（6）医院数目亦极缺乏，且大部在都市中，乡村中除少数教会所举办者外，几不可得。④

---

① 李廷安：《中国乡村卫生调查报告》，载《中华医学杂志》1934 年第 9 期，第 1114 页。
② 李廷安：《中国乡村卫生问题》，上海：商务印书馆，1935 年，第 3—4 页。
③ 李廷安：《中国乡村卫生问题》，上海：商务印书馆，1935 年，第 79—80 页。
④ 李廷安：《中国乡村卫生问题》，上海：商务印书馆，1935 年，第 120—121 页。

李廷安根据我国农村卫生的特点与办理乡村卫生的经验，提出了实施乡村卫生应采用"公医制度"，"欲达此（编者按：卫生行政）目的，必须以全国人民，无分贫贱富贵，悉置于医药保障之下然后可。而欲求医药保障之得以普遍，非打破以前个人行医之风气，采用公医制度不可。不仅注意于治疗方面，必须重视预防之工作"①。

李廷安通过调查河北定县实验乡村卫生，提出"中国乡间卫生事业能不用医生护士，则不用"的观点。对此，李廷安解释说："以我身为一医师，而发此种论调，似乎近于矛盾与滑稽，其实大家若平心静气一想，则未必不与我表同情。"提出这一观点，是基于以下三方面考虑：一是中国乡村卫生能举办之事项既少而简，是否样样必需医生与护士？二是今日之医师护士工资颇高，是否为农村经济所能担负得起？三是今日医师护士之训练方法皆由欧美、日本抄袭而来，其结果是否合乎国内之需要？单就经费一项而言，李廷安认为："（定县）每村既需要一种卫生基本组织，而其每年经费，至多不过50元，以50元之数雇养今日之护士，绝对为不可能，医师一层，更无从谈起。"②

李廷安调查安徽和县乌江农民医院发现，简单的医疗救助可以联络村民感情，进而达到农业推广工作的目的。1923年秋，金陵大学派李洁斋在乌江开展农业推广工作，但农民不接受。他东奔西走，收效甚微。李洁斋感到，要联络地方感情，获得农民信任，方能开展农业推广工作。他"睹乌江附近农村疾病流行，与夫医药之缺乏，遂以为救济疫疠，借与农民来往，实为联络感情，获得信仰之捷径"。于是，在1925年春，购金

---

① 李廷安：《中国乡村卫生问题》，上海：商务印书馆，1935年，第123页。
② 李廷安：《中国乡村卫生调查报告》，《中华医学杂志》1934年第9期，第1125—1126页。

鸡纳霜1瓶、碘酒半磅,并其他西药数种,施诊舍药,医病救苦,颇得一般农民敬爱。农业推广工作亦一日千里。李廷安感叹:"今乌江金大农业推广实验区,名播全国,中外同钦,远道参观者,络绎不绝于项王墓旁。岂知首开风气者,实一瓶金鸡纳霜与半磅碘酒之力也。"①

李廷安调查上海市高桥乡村卫生模范区办事处幼儿卫生时,强调幼儿教育的重要性及方法。"一岁至五岁之幼儿,为最缺乏教育之时代。往往三五成群,嬉游于街头巷尾,恶习相长,贻误终身。救济之道,端在斯时加以指导,树立身体与精神健康之基础。爰于各诊所及各学校附设幼儿健康会(又称学前儿童健康会),每星期一次,兄挈其弟,妹随其姊,于唱歌游戏之中,寓健康教育之义,潜移默化,收效綦宏。"②

卫生署署长刘瑞恒高度评价李廷安的《中国乡村卫生问题》,称:"我国乡村为一病态之乡村,此著不啻为一详细之病历与治疗之方案,当此全国均憬然奋起,求所以复兴农村之途径,此著实无愧为一指示之南针焉。"上海市市长吴铁城为此书题词"痌瘝在抱"。③

3. 妇幼卫生

近代中国人口的高死亡率是李廷安关注妇女儿童卫生的重要原因。李廷安研究中国人的死亡率可追溯到1924年,当他还是协和四年级学生时,就发现1922年香港的中国人标化死亡率

---

① 李廷安:《中国乡村卫生调查报告》,载《中华医学杂志》1934年第9期,第1136—1137页。

② 李廷安:《中国乡村卫生调查报告》,载《中华医学杂志》1934年第9期,第1172页。

③ 李廷安:《中国乡村卫生问题·刘瑞恒序》,上海:商务印书馆,1935年。

为 27.57‰，香港的中国婴儿死亡率为 289.98‰，高于同期西欧国家的 2 至 3 倍。① 次年，李廷安写道："新生儿破伤风是婴儿生下第一个月后的主要死因。"② 妇女卫生与儿童卫生关系至密，"婴儿卫生及学龄前儿童卫生，乃重在家庭方面，而母亲为负责尤重之人""凡母体有病而生之婴儿，非易死亦必不能健全"③。因此，以下把李廷安的妇女卫生与儿童卫生的思想，放在一起探讨。

1933 年 10 月，李廷安在东南医学院对学生作《公共卫生与国难》演讲时④，指出救贫是民生问题，救愚是教育问题，救私是道德训导和法制管理问题，而疾病与国家关系至密。"（编者按：20 世纪 30 年代，我国）平均人寿仅 30（岁）""世界先进各国平均死亡率约为 15……我国死亡率……约数为 30，较先进国高出 1 倍，即每千人中多死 15 人。此 15 人谓之逾格死亡，即不应死亡而竟死亡之数。"⑤ 我国人口以 4 万万计，则每年之逾格死亡应有 600 万人。近代中国的高死亡率，其中一个重要原因是产妇婴儿死亡率高。

1934 年，李廷安为助产学校学生作《中国保母育婴问题之重要》的讲演时称：相比当时欧美先进国家的 4‰ 的产妇死亡

---

① Li T A. The Death Rate of Hongkong as a Criterion of Mortality in China. *The National Medical Journal*, 1924, 10(1): 25-32.
② Li T A. A Public Health Report on Canton, China. *the National Medical Journal*, 1925, 11(5): 324-375.
③ 李廷安：《婴儿卫生与学龄前儿童卫生》，载《现代父母》1934 年第 1 期，第 38—40 页。
④ 李廷安演讲，陈生白录意：《公共卫生与国难》，载《东南医刊》1933 年第 4 期，第 49—51 页。
⑤ 李廷安：《我国乡村卫生之重要》，载《卫生月刊》1934 年第 12 期，第 500—505 页。

率，近代中国约为 15‰，中国人口大概有 4 万万，其出生率为 30‰，那么以出生率乘 4 万万人口，就可知道每年出生的孩子数了，即 1200 万。除去产双胎等，约略算起来，中国每年可以说约有 1000 万的产妇。中国每年得死 15 万产妇，相比欧美先进国家，要多死 11 万产妇。1919 年欧美先进国家婴儿死亡率约 100‰，而中国超过 250‰。换句话说，不该死而竟死的婴儿每年每千人中竟有 150 人之多。中国每年婴儿有 1200 万婴儿出生，其中竟有 180 万的冤死鬼。①

李廷安比较中国与欧美国家产妇死亡原因：产褥热占 28%，妊娠之意外危险占 24%，子痫及产后蛋（白）尿占 20%，分娩之意外危险占 18%，产后失血占 7%，其他占 3%。中国产妇遭遇最多的大约是第一项产褥热和第四项分娩意外危险。"因为中国的接生婆大都是北京人所谓姥姥，甚至是隔壁对门邻居的老年、中年妇人毛遂自荐的帮手。他们不管指甲很长，手很污秽，把成千成万的细菌送进产妇的子宫交换一个孩子，结果产妇就得了产褥热。他们也不懂得产妇的骨盆多大，产妇的子宫怎样，揪拳勒臂地伸入产道，任意胡为。产妇于是遭到分娩的意外危险。"②

美国婴儿死亡的最大原因是下痢与早产。然而中国婴儿死亡的最大原因，第一个是破伤风，第二个是天花。李廷安认为这两个死因原本是"极容易而又最应当避免的"，"因为中国的收生婆常用那不消毒的剪子，甚至破瓦，来割断脐带，或是挖了一堆灰土去掩塞伤口，结果把破伤风杆菌带进小孩的体内，而这小孩因以抽风死了。我记得有一家人家，生了八个孩子，

---

① 李廷安讲，胡昌治记：《中国保母育婴问题之重要》，载《卫生月刊》1934 年第 5 期，第 206—210 页。
② 李廷安讲，胡昌治记：《中国保母育婴问题之重要》，载《卫生月刊》1934 年第 5 期，第 206—210 页。

八个都是破伤风死了"。①

近代中国积贫积弱的社会现实是国民死亡率高与平均寿命短的重要社会因素。而产妇与婴儿的高死亡率则直接导致了国民的低平均寿命。所以，实施妇女儿童卫生，保障妇女儿童健康是降低死亡率与提高平均寿命的重要途径。

妇女是一家之主，担负起照料孩子与家庭的责任，妇女卫生直接影响到儿童卫生与家庭幸福。"故其自身卫生之能否实行，不惟仅关妇女本身之利害，而于所生儿女及家庭方面，皆有直接之影响。"②

儿童身心健康与否直接影响到成人后的身心健康，而母亲对学龄前儿童身心健康影响最大。母亲不仅要保护儿童的身体健康，而且要了解儿童的心理。母亲要意识到小孩不仅仅是自家的孩子，而且是国家的资源，不仅要尽到母亲的责任，也要完成国家的义务。李廷安这一育儿思想，也体现在自家小孩的抚养上。李廷安夫人与母亲们交流育儿经验，在《为父母们进一言》里，表达了先进的育儿思想。"小孩本身并不是个人的产物，而是国家的资源，我们固然不能攫为己有，更不能不尽心竭力地养育，一方面了却做父母的责任，一方面完成个人对于民族所负的义务。"③

家庭幸福是妇女的责任，也是妇女的希望。"家庭幸福也不是抽象的，而是拓展的开放在经济条件上的一朵鲜花，其基

---

① 李廷安讲，胡昌治记：《中国保母育婴问题之重要》，载《卫生月刊》1934 年第 5 期，第 206—210 页。
② 李廷安：《妇女卫生常识》，载《卫生杂志》1934 年第 16 期，第 22—25 页。
③ 李廷安夫人：《为父母们进一言》，载《快乐家庭》1937 年第 6 期，第 12 页。

地实在是卫生。"① 李廷安认为家庭幸福与家庭的经济条件密切相关,而妇女卫生则直接影响到家庭经济。

近代中国与国民,被西方各国目为"病夫之国"与"东亚病夫",中国参加1936年奥运会全军覆没,"据各方面的评论,都说是体力薄弱的缘故"。② 在竞技体育层面要取得成功,一定要有"强盛体力与庞大的体魄,一定要从儿童时代开始训练的"。③

儿童时期不注意卫生,成年后衰老亦快,服务于社会、为国家做贡献的时间亦短。"西洋人在五六十岁的年纪,是正当精力强盛的时候,许多大发明家、大政治家、大艺术家及教授,都是在老年时完成他们的事业和伟大的作品。反顾我们中国的同胞,到了这个年龄,就不想做什么,也可以说是不能做事了。比较有钱的中年以上的人,都在预备造房子,以乐余年!或者觅地作墓,以备百年!如此看来中国的男子大都三十而立,至四十已老,计算起来,服务社会的时间,仅仅乎十几个年头!总合一个民族的生命力,就显得出短促而薄弱了!"④

儿童是成人的基础,是国家的未来。儿童在成长发育期中,如果不运用合于卫生原则的方法养育,就容易夭折,即使幸免于夭亡,也易成为精神与身体怯懦愚弱之人。这样的人不但不能服务国家与社会,国家与社会反而要为此支出救助费用。"一国国民之强健与否于其国民在儿童时代之身体状况有极大

---

① 李廷安:《妇女卫生是家庭经济和幸福的问题》,载《新生活周刊》1935年第58期,第5页。
② 李廷安:《保障儿童健康的几个要点》,载《上海市第三届夏令儿童健康营营刊》1936年,第47—48页。
③ 李廷安:《保障儿童健康的几个要点》,载《上海市第三届夏令儿童健康营营刊》1936年,第47—48页。
④ 李廷安:《儿童健康的要义》,载《卫生月刊》1936年第7期,第329—330页。

之关系。"① 因此,李廷安认为"谋一国国民之强健,对于儿童卫生,必须特别注意而实行之"。②

李廷安认为实践妇女卫生,关键是保护产妇。保护产妇的措施有:政府厉行助产士注册法令,取缔一切为害的接生者;凡孕妇受孕后,政府应负检查的责任;多设诊疗所,尤其是牙科、花柳科,因为这二种病比较多,大凡胎儿流产,很多是由孕妇血中有花柳病毒的原因;多设产科医院。③

李廷安通过以下方法,实践儿童卫生:掌握育婴的办法、保障儿童的营养、实施健康教育、举办夏令儿童健康营。

李廷安站在"今日有健康的儿童,明日就有强盛的国家"④的高度来认识儿童健康之于国民强健之重要,提出了"妇女卫生是家庭经济和幸福的问题""一国国民之强健与否于其国民在儿童时代之身体状况有极大之关系""民族体格之强弱与国家兴替有密切之关系"等先进的妇女儿童卫生新观点。李廷安在《上海市儿童之健康保障》演讲中指出:"小孩子们也和成人一样地需要空气和阳光,我们住房子不应当把小房间给孩子住,有的父母们常常把朝南的大房间自己住,而将朝北的小房子给小孩子住,却以为这没有什么关系。兄弟代儿童请命,请父母们对于他们住的问题多多注意。"⑤ 这一育儿方法,至今亦发人深省。

---

① 李廷安:《婴儿卫生与学龄前儿童卫生》,载《现代父母》1934年第1期,第38—40页。
② 李廷安:《婴儿卫生与学龄前儿童卫生》,载《现代父母》1934年第1期,第38—40页。
③ 李廷安讲,胡昌治记:《中国保母育婴问题之重要》,载《卫生月刊》1934年第5期,第206—210页。
④ 李廷安:《儿童健康的要义》,载《卫生月刊》1936年第7期,第329—330页。
⑤ 李廷安演讲:《上海市儿童之健康保障》,载《卫生月刊》1937年第5期,第7—9页。

4. 劳工卫生

1925年，李廷安在研究广州市的公共卫生时，发现"广州没有劳工卫生。工人没有任何职业危险的防护，没有任何保护女工和童工的条例"。①

在1927年与1933年，李廷安分别就北平毛毯厂工人的营养性疾病②与职业病③展开研究。1933年2月，上海塘山路正泰橡胶厂失火，焚毙工人100余名④，李廷安站在劳工卫生就是民生问题的高度，就劳工卫生的内容、实施方法等提出了具有前瞻性的建议。⑤

近代中国，工业发展方兴未艾，机器生产日益普及，各种职业病及工伤问题日益突出。这是李廷安提出劳工卫生的社会历史背景。"各厂灾害事件层见迭出，其结果不特劳工方面有断胫绝足、横遭非命之惨，即厂方亦遭受重大之损失。"⑥

李廷安概括了劳工卫生内容，即预防工伤、预防职业病、搞好工厂内环境卫生、配置医药设备、实施卫生教育与劳动保

---

① Li T A. A Public Health Report on Canton, China. *the National Medical Journal*, 1925, 11(5): 356-357.
② Li T A. Danger from Nutritional Diseases in Modern Industrialization. *The National Medical Journal of China*, 1927, 13(5): 377-382.
③ 李廷安著，杨建邦译：《地毯工业中职业性疾病之研究》，载《中华医学杂志》1933年第1期，第13—20页。
④ 《李廷安谈工厂卫生之重要，为正泰厂失慎而发》，载《申报》1933年2月24日，第9版。
⑤ 李廷安：《劳工卫生与民生之关系》，载《民生》1933年第17期，第6—7页。
⑥ 《本市各工厂发起组工业福利协会》，载《申报》1933年5月1日，第14版。

险等方面。①

对正泰橡胶厂失火案,李廷安要求各方要从此次惨剧中吸取以下两点教训:工厂要办理劳工卫生,对工厂卫生应有切实措施。

李廷安总结实施劳工卫生之意义:减少企业上之损失,增加企业上之利润,增进劳资双方的感情。②

对实施工厂卫生的具体做法,李廷安提出设想:"可由各企业家与劳动团体,与社会、卫生两局,合组一劳工卫生设计委员会,先就目前可能范围,在工厂内分别实施,如灌输卫生教育、设置医药等事,所费无多,收效甚大。即防止伤害、整理工厂环境卫生、预防职业病等事,因事而利导之,固不难一一使之改进者也。甚望我企业家及工业团体共起图之。"③

李廷安不仅支持上海市各工厂组织工业福利协会,而且受聘担任工厂卫生顾问。1933年6月17日,由上海市天厨味精厂等发起组织的工业安全协会举行成立大会,李廷安在欢迎宴会上发言,认为工厂卫生关系到工人健康、工人健康关系到工厂生产,表示愿意与该会合作,搞好工厂卫生。"提倡工厂卫生,乃是要做根本的工作。这种根本工作,就是设法预防和注意工人的营养。至于工厂卫生的进行工作,希望政府与贵会合作,将来共同组织委员会,商议一切应办工作。"④

---

① 李廷安:《劳工卫生与民生之关系》,载《民生》1933年第17期,第6—7页。
② 李廷安:《劳工卫生与民生之关系》,载《民生》1933年第17期,第6—7页。
③ 李廷安:《劳工卫生与民生之关系》,载《民生》1933年第17期,第6—7页。
④ 《工业安全协会制定安全计划九项》,载《申报》1933年9月25日,第10版。

5. 禁烟禁毒

李廷安以为烟毒可祸及国人的健康及国家的主权:"烟毒之为害胜于兵刀,我国自明清以降,备受摧残,苍苍蒸民身体日以亏,茫茫神州版图日以削。"① 主持上海市卫生局工作以后,积极扩充戒烟所,以尽量收容烟民,考虑到"原有龙华戒毒所及南市上海公立医院二所,因铺位不多,殊感不敷","于闸北、沪西及浦东各处,在最短期内,遍设戒烟院"。②

由于戒烟医院床位有限,"特指定红十字会第一医院、广仁医院、生生医院、劳工医院、东南医院、延泽医院、平民疗养院、小东门南洋医院、瞿直甫医院、济群医院、小南门南洋医院、中德医院、伯特利医院、江湾医院、沪太疗养院、市立上海医院、惠旅养病院、同德医院、虹桥疗养院等19处兼办戒烟工作,自本年(编者按:1937年)3月起,开始收容病人。"③

此外,李廷安还通过举办卫生运动会与播音演讲,宣传烟毒的危害。1935年6月,李廷安主办上海市第14届卫生运动大会,"把戒烟戒毒,也并在卫生运动之内"。④ 李廷安本人于1936年4月22日、6月2日分别在东方电台⑤和福音电台⑥播音,演讲禁烟拒毒意义。经过各种努力,接受戒烟人数逐渐增

---

① 李廷安:《一年来上海市卫生局禁烟禁毒工作》,载《禁烟专刊》1937年第3—4期,第13—14页。
② 《闸北沪西浦东等处将遍设戒烟医院》,载《申报》1935年7月19日,第11版。
③ 李廷安:《一年来上海市卫生局禁烟禁毒工作》,载《禁烟专刊》1937年第3—4期,第13—14页。
④ 李廷安:《上海市第十四届卫生运动大会特刊辞》,载《申报》1935年6月15日,第16版。
⑤ 《禁烟宣传周昨日开始》,载《申报》1936年4月21日,第10版。
⑥ 《明日'六三'禁烟纪念》,载《申报》1936年6月2日,第12版。

加。"至于受戒人数自本年1月至10月止,市立各戒烟机关约为14000余人,指定兼办戒烟之医院,本年3月开始工作,计有700余人投戒。"①

6. 军事医学

李廷安军事医学思想的萌芽可追溯到1920年,是年他在广州《南风》发表《动物色泽之研究》一文,认为"动物色泽,以常人眼光观之,只一种颜色耳……若以科学眼光观之,则色泽之构造,其理甚深"。他把动物色泽与战争联系起来,"动物色泽实一种趣致之科学,对于战争上,关系尤大。战场军士常将身描画与战地相似,使袭击之时,敌人难以认识,其在石旁守卫者,常穿一深灰色之衣,在树中射击者,常将面目衣服,画成树枝树叶,战舰常油深绿色,飞机则油天青色,使在青天绿水中不易动目焉。"②

随着对近代中国国情与民族危机认识的深入,李廷安意识到作为一个医生及卫生行政的领导者在抗日战争中所承担的使命,并站在救亡图存的高度来研究中国的公共卫生,以公共卫生专家的视角来研究战时救护与士兵营养。

李廷安就任上海市卫生局局长适值一·二八事件之后,李廷安充分发挥卫生局的专业特长与技术优势,编辑《战地卫生学》,推进战地卫生。③

基于国际视野与科学判断,李廷安早在全面抗战爆发不久就洞察到中日间的这场战争是"国际战争,系科学化的战争"。1938年1月1日,对广西军医学校师生演讲时,李廷安明确指

---

① 李廷安:《一年来上海市卫生局禁烟禁毒工作》,载《禁烟专刊》1937年第3—4期,第13—14页。
② 李廷安:《动物色泽之研究》,载《南风》1920年第1期,第73—76页。
③ 《卫生局编〈战地卫生学〉》,载《申报》1933年1月24日,第11版。

出医界同人在这场战争中的使命:"我们医界中人,不要以为打仗只是军队的事,而不是医界的事。做医界的,应当负担战时救护的工作,使伤兵早复健康,而增加抗战力量。"①

作为中国军队营养改进研究会主任,李廷安开展对中国士兵的体格检查与营养的科学研究。1939年,李廷安以两连士兵为试验对象,开展士兵营养的研究。在实施营养研究之前,由成都三大学(编者按:华西、齐鲁、中央大学医学院)联合医院与中央大学医学院内科、牙科、眼科等诸位医师负责对士兵进行详细的体格检查。检查结果表明:符合身高(160cm)与体重(50kg)条件者分别占43%与65%。②

李廷安确立了我国士兵的营养标准,即每士兵每日所摄食物的总热量应合计3400卡,而实际上我国士兵每人每日所摄食物的总热量合计3093卡,"士兵营养之不足,且以动物性蛋白质、钙质及维生素三者之缺乏最为显著"。③

士兵营养关乎士兵体魄与战斗力。李廷安认识到"充足营养品之供给,实不亚于其他军需品也",因此,"际此长期抗战,为增进士兵体魄与战斗力计,改善士兵之营养以期达到上述之最低标准,实不容缓"。④

李廷安建议:"改善之方法,以采用富于营养而便于携带者为宜,即根据其所缺乏之营养素量以适宜之食物补充之。该

---

① 李廷安博士演讲,雷正兆、邓友涛笔记:《在抗战时期医药同人的使命》,载《健社医学月刊》1938年第6期,第491—492页。
② 李廷安、郭祖超:《我国士兵体格检查之报告》,载《科学世界》1943年第5期,第267—272页。
③ 李廷安:《以特种干饼补充国军营养之建议》,载《陆军经理杂志》1942年第5期,第150—151页。
④ 李廷安:《以特种干饼补充国军营养之建议》,载《陆军经理杂志》1942年第5期,第150—151页。

项补充品宜制成小块干饼,分送各战场应用。在后方或阵地可事烹饪之处,每士兵每餐加食一枚,于前方战斗不便烹饪之时,则每人日食数枚,即可保其每日需量,而不致减少其战斗力也。"经过对250余名士兵数月的试验,"证明该队士兵因有充足之营养,其体重、耐力及一般健康状况皆有显著进步"。①

据掌握的资料来看,李廷安主持我国士兵体格检查与营养状况研究始于1939年秋,有关我国士兵营养状况的研究结果最早公布于1941年,② 而我国士兵体格检查结果则最早公布于1943年。③

7. 传染病防治

李廷安传染病防治思想可追溯到1925年,当他还是协和五年级学生的时候,就关注到广州的传染病防治情况,发现广州"传染病未得到有效控制、通报系统未生效",在资金有限、传染病众多的情况下,应"选择那些易于控制的传染病来预防它"。④

李廷安发现中国婴儿死亡的最大原因,第一个是破伤风,第二个是天花。这两个死因原本是"极容易而又最应当避免的"。⑤ 由于没有施种牛痘,导致"我国近年之死于天花者每年不下数十万人"。⑥ 因此,李廷安建议"人人须种痘",上海各

---

① 李廷安:《以特种干饼补充国军营养之建议》,载《陆军经理杂志》1942年第5期,第150—151页。
② 李廷安、郑集、徐达道:《国军营养改进之研究报告》,载《军事杂志》1941年第2期,第116—117页。
③ 李廷安、郭祖超:《我国士兵体格检查之报告》,载《科学世界》1943年第5期,第267—272页。
④ Li T A. A Public Health Report on Canton, China. the National Medical Journal, 1925, 11(5): 324-375.
⑤ 李廷安讲,胡昌治记:《中国保母育婴问题之重要》,载《卫生月刊》1934年第5期,第206—210页。
⑥ 李廷安:《天花》,载《医学周刊集》1928年第1卷,第124—125页。

卫生事务所也免费为民众施种牛痘。

上海作为世界重要商埠,自近代以来,深受霍乱之害。"霍乱一病,尤为每年夏秋二季所必不免之祸害。"① 李廷安通过上海市教育局无线电播音方式,向市民讲解霍乱的危害、传播、预防、治疗方法,② 甚至以上海市卫生领导之名,发表《敬告市民书》,动员市民预防霍乱。③ 李廷安1929年北平第一卫生区之调查发现,"以十万人为单位……我国之痨病死率,竟达307人"。④ "以全国四万万人口计之,每年人民之死于斯疾者,几达120万人。然而患者人数,更以死亡率之十进计算,约有1200万人之谱。"⑤ 即使在上海这样的大城市,学校学童肺痨病的发病率也在60%以上。"在市立比德学校施行肺痨检查……证明60%以上有肺痨病。"⑥

李廷安与海港防疫处长伍连德、公共租界工部局防疫股主任布美筹建中国预防痨病协会,于1933年10月21日在霞飞路1881号成立大会。李廷安担任中国预防痨病协会副理事长。大会阐述成立本会之宗旨、痨病祸人之可畏与我国亟应提倡预防之必要。

---

① 李廷安:《上海市卫生十年来演进概要》,载《申报》1937年7月7日,第12版。
② 李廷安:《预防霍乱》,载《上海市教育局无线电播音演讲集》,1933年,第9—10页。
③ 李廷安:《敬告市民》,载《医药评论》1937年第96期,第26—28页。
④ 《预防痨病协会昨招待新闻界》,载《申报》1934年1月13日,第11版。
⑤ 李廷安:《防痨运动声中"中国预防痨病协会"成立概要》,载《社会医报》1934年第208期,第4667—4670页。
⑥ 李廷安讲,顾正汉记:《上海市学童肺痨病问题之重要》,载《卫生月刊》1934年第8期,第325—327页。

李廷安认识到,"我国民族之落,痨病实为主因",① 而"国人因缺乏常识,被痨菌之侵袭而牺牲者,年逾百数十万"②。

李廷安通过以下方式,宣传防痨:利用广播电台,讲演"中国之痨病情形及吾人应付方法";对新闻界宣传防痨;呼吁宗教界领袖参与防痨;募集防痨资金,创建疗养院;设立诊疗所,诊治痨病;为防痨协会聘请医生;发行防痨刊物,悬奖征文;撰写文章,介绍防痨知识。

1937年,李廷安出席中华麻风救济会第三届年会,代表卫生署署长刘瑞恒发言,指出麻风病的危害且大多为贫苦人患此病:"此等病人,大都为劳苦贫民,若辈生活困难,饮食起居多不合卫生,故易患麻风,富裕者环境优良,自不易罹此疾病矣。"③

李廷安认为防治麻风病应全国范围计划。李廷安的"麻风病防治计划"④ 内容如下:卫生署应有整个防治麻风之计划,分区及分期实行,并与教会及中西慈善团体合作办理,设立一个全国麻风防治委员会隶属于卫生署,以处理救济麻风事宜,所有经费,统筹支配。在防治委员会之下,设立一个或数个中央麻风病院,以为示范,病院内可附设一个麻风研究所。由所聘请麻风专家,研究麻风问题,指导各地麻风防治工作。各流行省份,可设一省立麻风病院,省以下各区,设麻风分诊所。各地之防治问题与行政运筹,均应与中央取得联络,以成一个完整系统。

---

① 《防痨协会招待教会领袖》,载《申报》1934年1月21日,第13版。
② 《防痨协会招待教会领袖》,载《申报》1934年1月21日,第13版。
③ 李廷安:《李廷安局长致词》,载《麻风季刊》1937年第2期,第26—27页。
④ 李廷安、刘世逊:《我国麻风病防治计划》,载《华西医讯》1945年第4期,第97—103页。

整理说明

《李廷安医学三书》含《学校卫生概要》《中国乡村卫生问题》《中外医学史概论》。

一、版本

本次整理《学校卫生概要》《中国乡村卫生问题》《中外医学史概论》，分别以商务印书馆1933年4月版为底本，商务印书馆1935年6月初版为底本，商务印书馆1944年11月重庆初版为底本。

《学校卫生概要》共14章，章下设节，附"各种应用印刷品式样"19种、表格6种、图6幅，突出检查身体、预防疾病、矫治缺陷、卫生教育、经费预算、校医的资格要求等对于办理学校卫生的重要。

《中国乡村卫生问题》共5章，含表30张、图18幅，分别阐明我国乡村卫生的重要性与乡村卫生的现状、举办乡村卫生应注意的事项、乡村卫生现有之事业，探讨如何办理我国的乡村卫生。上海市市长吴铁城为该书题字，卫生署署长刘瑞恒为该书作序。

《中外医学史概论》共3篇，在概述中外医学发展史的基础上，比较中外医学发展的异同，并对中国医学的发展提出展望。

二、整理方法

1. 据中华人民共和国新闻出版行业标准《学术出版规范——古籍整理》要求，通假字、古今字、异体字、误刻字径改不出校记。

2. 三本医书据出版时间先后依次排序。

3. 原书繁体竖排者，改为简体横排，并在原书的句读基础上，加以现代标点。

4. 删去原书目录，将三本医书合刊，统一排序，新增合刊目录，方便读者检阅。原书目录字体不一者，改为统一字体编排。

5. 竖排本以"右"特指上文某些内容，"左"特指下文某些内容，横排本改为"上"和"下"。

6. 原文中明显的脱、衍、讹、倒之处均径改不出注，经过编者考订的匡谬与注释则作页下注加"编者按"说明。

7. 原书统计数字、百分比、公元纪年改为阿拉伯数字。

8. 同一疾病或医学名词术语，出现不同表述的，采用当代疾病名称与术语。如"痧眼""沙眼""砂眼"，统一用"沙眼"，"麻疯"改为"麻风"，"滤胞"改为"滤泡"。

9. 尽可能按原书绘制表格，极个别无法绘制且以图片形式保留效果更佳的，则用图片。本次整理仅保留原书表序，不另对表格编号。

学校卫生概要

李廷安 著

序言

本书为李廷安博士所著，采撷欧美最新式学校卫生方法，参以吾国社会环境及国家经济现状，编辑而成。其中所列方法，多经北平及上海各小学试行有年，故颇切于实用。稿成后，经本部详审核修正，对于学校卫生之理由，与实施方法，特加详载。各地方办理学校卫生者，足资为依据也。

民国十八年九月，卫生部[①]

---

① 编者按：广州国民政府与武汉国民政府时期，所属机构中没有卫生部。1927年4月，南京国民政府成立时，内政部设置卫生司，同年11月，正式成立卫生部。1932年将卫生部改为卫生署，隶属内务部。1947年复改为卫生部，隶属行政院。

序一

教育之目的,在养成学生为有人格、学识、技能与身验健全之国民。惟欲达学生身体健全之目的,必须特别注意学校卫生。我国办教育者,对于此点,固知所重,顾无良好之方法,致设施诸多欠缺,实为遗憾。李君廷安,以研究心得、实施经验,参以新知学理,编著《学校卫生概要》一书,借供办理学校卫生者之考镜。书成,复经卫生部审订。余阅读一过,觉其于学校卫生、设施范围、职员责任、学生身体之检查、疾病之防治、体格缺点之矫正、学校环境之改良以及卫生教育之大要,规划完备,举述详尽,且皆新颖切要,适合于实用,苟能推而行之,则收效必宏。兹将付刊,用志数言,以当介绍。

民国十八年十二月金宝善序于新都

序二

学校卫生在欧美各国极为重视。盖学校为人生自立所必经之阶梯。在校期间，少则数年，多至二三十年，欲获良好之成绩，非先使身心之健全不可。否则体弱多病，学业必荒，或忽于初病，浸成痼疾。至于传染病之预防，尤其为群居而处之学校所不可不特别注意之要务。我国学校卫生之设施，方在萌芽。李君廷安对于此项事业，极为热心，富有研究，曾在北平、上海等处，实施学校卫生工作，凡所规划，均属切要而能见诸实行。兹本其游学他邦所得之学理，根据回国后规划实施之经验，特著此篇。于学校卫生工作如体格之检查，畸形缺憾之矫正，疾病之预防与疗治，学生家庭之访视，学校设备及环境之改良，均已详论无遗，可供推行学校卫生者之参考。是为序。

胡鸿基序，十八年十一月二十三日

序三

  本书内容,条理周密,学理甚新,环顾东西各国,对于学校卫生之实施、卫生教育之发展,有此普及全国之计划者,余尚未之见也。夫民族之康强,端赖乎童年之培植与锻炼,及国民卫生常识之灌输。立国家百年之大计者,所宜急图补救者也。

  顾卫生教育之影响于社会经济者,亦至重大。中国民众之疾苦,倍蓰于欧美诸邦。致力卫生教育,实为减除疾苦之捷径。盖他种公共卫生及医药之设施,虽能收殊途同归之效,而其所需时间与金钱之久且巨,则不可以道里计,远不若卫生教育之能事半功倍也。

  现值训政开始,政府当局深鉴乎卫生教育之有关国家命脉,力谋普及,岂非新中国前途之福也哉?

兰安生序于北平协和医科大学

序四

吾国人口，在昔号称4万万，而每年死亡统计，试与欧美各国相较，其率度之差，令人骇愕！盖中国一年中枉死之人，其数约在600万左右，比欧美各国超出一倍之数。此实人民缺乏卫生常识所致，官府亦不能辞其咎也。今者训政伊始，建设事业，经纬万端。政府当轴，遵奉总理遗训，努力于公共卫生事业之建设。顾卫生事业，亦多端矣。通权达变，必有本末先后之分。窃意学校儿童，为邦家之本。中国现在小学教育，已日渐普及。对于学校卫生之设计与夫卫生教育之灌输，能有周详慎密之规划，实施于全国学校，继以岁月，必能养成一般具备卫生常识、锻炼健全体格之青年，供给于社会，然后社会事业始臻发达之域。此则较诸他种公共卫生事业之设施，所费少而收效远且大，固不可同日而语也。李博士廷安，曾著《学校卫生》一书，同人等助其编译，用以付梓，借广流传。倘蒙当世君子多所采择而施行之，实国家无疆之福也。是为序。

北平特别市第一卫生区事务所所长仪征方颐积

绪言

近世文明各国,无不注重学校卫生,其主要原因有二:欲求国家之强盛,须先有健全之民族,而健全民族之培植,宜从学童入手,此为重要原因者一。校内之卫生设施,如学童健康之促进、传染病之预防、环境之清洁、卫生教育之实施等项,能减少学童疾病而增进其修学之能力,此为重要原因者二。

我国国民,体质日趋羸弱,推其原因,由于学童时代未获适宜之培养,故学校卫生之工作,尤属要图。但对于学校卫生实施之参考材料,颇形缺乏,以致学校卫生工作无所依据。此为吾国近年来创办学校卫生者所引为憾事。本篇各种办法,曾在北平、上海等处先后施行,结果尚称满意。用特公诸国人,以资参证焉。

李廷安序

例言

本书原用英文著述，经美国哈佛大学卫生学院史美利及司密两教授、北平协和医科大学卫生科兰安生教授与美国纽约市卫生教育设计会赞女士共同改阅。其中编辑工作，复蒙卫生部金宝善司长、姚永政君、北平第一卫生事务所方颐积所长及陈志潜君与上海特别市卫生局朱季青君等多方赞助，用特铭谢。

是篇内容与文字，不无尚待校订之处，深望海内贤达加以斧正，则学校卫生前途庶几有豸。

编者志

本书所述计划，系以 5 万人口之城市为标准。通常人口 5 万中，约有学生 3000 至 5000，以 5 万人之城市作标准者，其故有二：一以其差堪代表普通较大城市之一般，一以其繁简折中。苟以其法，用之于较小城市，亦无尾大不掉之弊。兹逐条分述学校卫生应办事项如下：

第一章　范围

一、诊疗事务

1. 检查身体、体格缺点、疾病。
2. 医治轻病，并处置重病。
3. 施行预防注射，以防止传染病，如天花、伤寒、霍乱、白喉等类。
4. 逐日视察，以防止传染病及其他有害健康之事项。

二、卫生设备：建筑合乎卫生原则之校舍，设备合乎卫生之器具，并注意光线、换气、调温等项。

三、卫生教育：灌输卫生智识，增进卫生观念，并养成卫生习惯。

四、体育训练：提倡游戏、体操等项，以养成国家之健全人民。

第二章 设施机关

设施学校卫生之职权,宜属于教育机关,抑宜归于卫生机关,为两方应加郑重讨论之问题。在教育方面,以为儿童之健康与学业,有密切关系,施行之权,应归教育方面。而卫生方面,以在学之儿童,每日在校时间甚短,如合每年在校时间总计之,不过约有 200 日。其在校外时,身心所感受者甚繁,故施行之权,不应属于教育当局。但就社会之全般幸福观之,卫生机关对于儿童健康,应负完全责任,初不论其入学与否也。若国家不设卫生专部,或有之而无实施工作,则以入学儿童之卫生事业,归由教育机关主管,自无不可。否则在已有卫生专部之国家,而欲力谋学校卫生之实施者,则归由卫生主管机关负责办理,亦极适当。总之,无论如何,教育与卫生两方,均当和衷共济,以利学校卫生事业之进行。

第三章　职员

办理学校卫生，如以人口5万之城市为标准，应有左列人员：

医师1人，专任（即不兼职），年俸2400元。

助医1人，兼任，年俸960元。

护士2人，专任，年俸共1440元。

牙医1人，兼任，年俸720元。

以上四项，年俸共5520元。在外并可延聘营养化学及体育专家等，以资商助。按上列人员，除牙医与护士外，每校医1人，大概可处理学生2700人。

除上列医员以外，学校教职员在学校卫生实施上，有极大之关系。如非得其谅解与合作，则难得完善之结果。

第四章　预算

除职员薪俸外，各项设备，如牙科诊疗处、眼科诊疗处、普通病诊疗处、文房用具及其他各项，皆须有充分之预算。关于牙科治疗之收费，可按以富济贫之法而挹注之。富有者纳费，贫者减免。如此计算，在牙科治疗方面，约每年500元可以开支。眼科治疗所，需药品为数无几，年约80元，已足敷用。普通治疗处，所需痘苗及日用药品，年约150元，惟价值昂贵之药，并未列入。至现在之预算，总计如下：

职员薪俸：5520元。

牙科诊疗：500元。

眼科诊疗：80元。

普通诊疗：150元。

文房用具：200元。

其他杂用：150元。

共6600元。

以4000学生计算，每人分担1元6角5分。

第五章　职员之资格及职务

第一节　医员之资格

一、校医

于学校卫生设施中，最居重要者，为校医。其资格须在政府立案之医学校毕业，并曾受有学校卫生训练，如得有公共卫生学学位者，则更合宜。薪俸须斟酌适当，以使其不必兼职，而得尽全力于学校卫生事业为原则。

二、助医

助医可兼他职，须由政府立案之医学校毕业。

三、牙医

牙医在学校卫生上颇为重要，必须具有重大之责任心者。在城市中常有适当专才、愿受微薄薪俸而服务社会者，故聘任牙医或非难事。

第二节　校医之职务

一、按期检查身体。

二、处理日常诊疗。

三、施行预防注射。

四、预防传染病。

五、切实视察校舍及其设备之卫生状况（至少每年1次），并监督校舍之整理。

六、对于学校卫生教育，应有相当建议及辅助，使全校人员具有充分之卫生观念。

七、对于学生体育，与以相当建议及辅助。

八、编制年报。

九、监督助医、牙医及护士,以促各项事务之进行。

第三节　学校护士之资格及责任

护士在学校卫生行政上,甚属重要。如医师发现儿童体格之缺点后,欲亟早矫正,非赖护士之辅助不可。盖护士之地位,能联合教员、学生之家长及医师,以促工作进行之故。其业务之主要目的有四:

一、利用各种设备,实施卫生教育,使全校生员有卫生观念。

二、稽查并隔离传染病,使社会与学校安全。

三、竭力设法使儿童所具不合卫生之缺点,得有相当之矫正。

四、协助校医以促成其计划。

每一护士可管理 2000 至 2500 之学生。护士之薪金,应斟酌各地生活状况,每月约 50 元。每年增加月薪 5 元。

职是之故,适宜之学校护士,不易罗致。盖其工作不仅限于普通看护,且更需最高之智识与技能。故办理学校卫生事业有年者,皆认学校护士必须在正式看护学校毕业。若曾服务于儿科医院与性情柔和、善于处事而有条不紊者,则更属适宜。性情不和顺者,不合当学校卫生护士。

第四节　学校护士之职务

一、视察学校卫生状况　学校护士按其工作之多少,每日或每 2 日或 3 日按时到校 1 次,先赴校长室,请校长通知各教员,使呈现病症之儿童群集于护士处,以受检查。

二、处理疾病　护士对于患病儿童,按下列手续处置之。

1. 搽药时,须用洁净之棉花棒。

2. 如有应包扎绷带之伤处,必须包扎之,切不可苟且了事,以免创伤传染。

3. 护士有隔离疑似传染病儿之权。凡学生之经隔离而回家者,护士应与以相当之隔离证,不必定诊断,但当日即须亲访病者家属,面告隔离经过。护士发给证书时,并须留底,以备参考。

4. 凡护士于儿童病情有疑难时,即须报告校医。

5. 病愈后回校之儿童,须由护士发给复学证(用印刷品学字 20 号,见后)。

6. 对于有病之儿童,应将诊治经过情形详细报告。

7. 下列轻病,可按法自行处治。

甲、金钱癣:用 10% 碘酒,每日敷患处 2 次,至痊愈为止。

乙、脓疱疹:用 5% 合亚汞(Hydragyr. Ammon.)软膏涂布,至痊愈为止。

丙、头虱病:男生患者以剃去头发为最简捷之治法,女生则按法处治。

丁、疥疮:按法处治。

戊、结合膜炎:已经医师诊察者,可用硼酸水(4%)洗涤。重者送往医院诊治。

己、耳流脓:请校医或自聘专家诊治。

庚、刀伤或其他轻伤:用碘酒(4%)敷擦后,加上绷带。

辛、冻疮:用凡士林揉擦,重者可加绷带。

壬、火伤:用凡士林揉擦,重者可加绷带。

癸、犬咬伤:记录病人姓名、住址及该犬主人之姓名、住址后,请医师诊治。

三、协助校医

1. 照料有病之儿童,以备校医诊治。

2. 如有畸形疾病发现,应用印刷品学字 3 号,通知病者家属,以便矫治。

3. 护士访问家属之经过及结果，应详细记载于学生健康表上。

4. 健康表，应保藏于健康室。

四、检查传染病之发现

1. 儿童中如有接触传染病者，或呈现传染病象者，一经护士发现，应与教员校长商议，立将该儿隔离，并填写印刷品学字 18 号，报告于卫生机关及其家长。

2. 遇患喉痛者，应先揉取喉内分泌物，施行培养，然后加以隔离。其目的在证明有无白喉菌以利医师之处治。

3. 用于检查咽喉之培养基，应由卫生机关制备领用，并置于学校卫生室，以供不时之需。

4. 如疑有传染病发现，可自行或与校长督率各班教员实行查视各级内学生之传染病。

五、检视校舍

1. 对于教室之卫生状况，应每月或每值假期告终时，检视 1 次。

2. 对于校内房屋，应随时检视。

3. 对于校内女厕所，至少须每月检视 1 次，并于必要时向校长作相当之建议。

六、推行卫生教育

1. 卫生谈话

卫生谈话之办法，须于每学年始，由护士与校长商定，务使言论连贯，不妨碍学生正课。谈话性质，应视年级而异。凡新鲜空气，充分之休息、营养，以及卫生习惯之养成等，皆为最重要之资料。护士应先将预备提出谈话之题目，澈底研究，以臻熟练谈话之方法。最好采用故事之方式，如必需时，可请校医或他人合作，以轻负担。

2. 卫生习惯训练

例如手巾及牙刷之如何使用等（演习牙刷时不必用牙刷，可以铅笔代之），皆为卫生习惯中应有之训练。幼稚园时代，当以此种训练为卫生教育之重心。

3. 利用各种机会，实施卫生教育，务使全校为卫生化。

七、联络家属

1. 护士对于具有畸形儿童之家属，可促其来校，俾校医得借此陈述儿童体格之缺点及应有之治疗。

2. 访问家庭，执行下列任务：

甲、关于下列各节应指导儿童家属，而促进之。

Ⅰ. 使儿童对于未经矫正之体格缺点，得相当之注意。

Ⅱ. 使家庭中个人卫生日有进步。

Ⅲ. 使家庭普通卫生状况逐渐改良。

Ⅳ. 就家庭情况，指示普通卫生方法，如交换空气、洗头、漱口、涤耳、换药，及普通皮肤病之治法。

乙、如儿童所患病症，有转请校外医师诊疗之必要时，可由护士征求该儿童家属之同意。

丙、如家属因故不能亲携儿童就医诊治时，护士得请求该家属之同意，代为照料（用印刷品学字4号）。

第六章　学校儿童体格缺点

身体之健康，往往受环境之支配。儿童入校时，因环境之突然改变，如行动之不自由，新鲜空气之缺乏，及阳光之不足等，皆足以影响于儿童之身心而造成缺点。故当局者不可不注意。

附第一表，为中美英三国学生各种体格缺点之百分率。惟其中有二点应注意者，即（一）各国报告颇有差异。其原因由于检查时无一定之标准，而各国学生健康互有差异。（二）检查身体手续，有欠完备，即各国所检验之点有不同之处。

于此可见，检查身体，亟须有统一办法，此表所具，不过为各医家报告之平均数。我国学童与英美学童之体格缺点比较状况，亦可于此表查知之。

据目下儿童各项体格缺点之检查，均不按一定之标准，故以我国之结果，与欧美者比较，其结论亦难可靠。惟就一般观察，吾国儿童之体格缺点之需矫治者，实远较英美为多。仅龋齿一项，吾国为较少耳。此足证我国学校卫生有积极提倡之必要。

第一表　中美英三国学生体格缺点比较表[1]

国别	中国[2]	英国[3]	美国[4]
儿童受人检查者数目＼体格缺点名称	7184	707346	299433
营养不良	15.3	3.6	14.2
皮肤	30.9	1.4	—
贫血	23.4	—	—
眼病 ｛沙眼	19.8	17.1	9.3
视力不足	21.9		
耳病	9.3	2.3	0.7
鼻病	11.4	10.5	12.6
牙病	30.2	—	55.0
扁桃腺病	27.2	10.5	14.8
淋巴腺病	24.9	3.5	—
甲状腺病	1.4	—	—
心脏病	5.1	2.8	1.1
肺脏病	7.4	1.3	0.1
脾病	0.6	—	—

---

① 编者按：该表题为编者据1930年版目录"附表一览"加，原书此处无表题。
② 民国十六年北平协和医科大学卫生科李廷安调查之统计。
③ Annual Report of the Chief Medical Officer of the Borad of Education, England, 1922.
④ Monthly Bulletin of the Department of Health, New York City, Vol. XIV, December, 1934.

（续表）

国别 体格缺点名称 \ 儿童受人检查者数目	中国	英国	美国
	7184	707346	299433
包茎	15.8	—	—
整形外科病	22.1	9.1	0.7
疝气	1.5	—	—
神经系病	—	1.4	0.6

第一节　营养不良

营养不良，多致体重不足。其原因不仅限于消化不良，或饮食失当，关于各种食料配合之适当与否，亦甚为重要。简而言之，营养问题，不独为经济上之问题，亦为卫生教育之一问题也。其须注意者，即吾国今日学校儿童有营养不良之现象者，占全数3.3%至26.8%。平均数为15.3%。

营养不良之重要原因有五：

一、饮食不足或不良。

二、家庭卫生状况不良，如房屋狭湿、空气不流通。

三、睡眠不足。

四、疾病，如痨病、疟疾、钩虫及梅毒等。

五、运动或工作过度。

营养不良，易于诊断。营养不良之儿童，大多神经过敏，易于疲乏，体重不合标准，面色发白，皮下脂肪弛缓，下眼睑左右常有蓝色线绞①，且鼻喉间常患闭塞不通，全身姿势亦现弱状。

---

① 编者按：疑为"纹"。

校医及护士对于营养不良之儿童，应竭力搜寻其原因。设病根由于饮食不良，则可将儿童收入营养班以矫治之，常著成效。各国营养班组织法，大有不同。普通凡体重不足，达标准数 10% 以上者，均得收入。营养班之儿童，每日正午，饮食牛乳 1 杯、饼干数块，膳后休息 20 分钟。经济宽裕者，照价缴费。其无力者，得免纳（不宜将免费生姓名宣布于众）。营养班学生，每星期聚会 1 次，校医与护士均须参与，家属父母亦被邀请。届请所有种种卫生讲演，如饮食、休息、新鲜空气、适宜运动等等。营养班之学生，每 2 星期称重 1 次。重量增减结果，可悬贴墙壁上，以引起儿童及家属之兴趣。至重量达到标准数目后，方予退除，以补新进。

现在吾国经济困难，此种营养性质之工作，甚难进行。但在相当情形下，亦不妨试办一二处，以作模范。

露天学校，亦近年学校卫生之创举。1904 年，初设立于德国柏林。凡患贫血、营养不良、初期肺痨，及重病后需调养者，均适于此种学校。每日儿童聚集于森林，露天授课，早 8 时入校，午后 7 时归家。在校室内，餐食 4 次。午膳后，休息 2 小时。课程减至最低数。每星期洗浴 2 次，学校护士每日到校 1 次，校医每星期察看 1 次。儿童之体重，往往增加甚速，胸部扩张，面色焕发，血色素亦同时增进，其效甚为显著。故近年来，欧美各国，均已次第采行矣。

第二节　皮肤病

皮肤病可分两类。一由内部疾病而起，一为纯粹皮肤病。因记录缺乏标准，据最近调查，吾国学校儿童有皮肤病者约自 0.7% 至 83.8%，平均为 30.9%。

由内部疾病而起者，如猩红热、麻疹及斑疹伤寒等，皆属重要，应加隔离。其属于纯粹皮肤病者，如金钱癣、疥疮、头虱等，可按法诊治。

第三节 眼病

儿童眼病，可分3类：（一）传染病，（二）视力不足，（三）肌肉异常。

一、传染病 吾国儿童所患眼病，以沙眼为最多，约有0.2%至48.1%，平均为19.8%。沙眼之病因，虽尚未发现，但其传染之危险，已无疑问。病时常觉眼部不适、发炎、流泪及视力减弱等。诊断上主要之现象，为眼睑结膜之乳头状颗粒及滤泡。惟后者并非必要症候，如血管翳出现，则诊断更属无疑。沙眼之预防，较治疗为易，故须致力于此。

此外传染性眼病中，知水泡性结膜炎及他种微生物引起诸症，皆须慎重治疗。学校对于患沙眼之儿童，最好拒绝入学。惟此病在我国异常流行，为便利起见，学校中可设眼科诊疗处，以施行诊治。

二、视力障碍 视力不足，系由角膜或晶状体屈折不正，或由于眼球前后径线变更所致。通常可分3大类：（1）近视，（2）远视，（3）乱视。近视概由于眼球前后径之较长，而物像落于视网膜之前。远视大都由于眼球前后径缩短，而物像落于视网膜之后。乱视（俗名散光）系眼球各径线之屈折度数不同，致平行光线聚合于不同之点，而物像发花或不完全。就上3项而言，眼球屈折不平，为视力不足之主要原因。但儿童有无屈折不正，不能以儿童视物之距离远近而定。多数儿童虽眼球屈折不正而为远视近视，但于检查时，尽力注视，亦能俨然合格。故为精确起见，当检查之际，儿童眼内须注入何马妥品（Homotropin），使睫状肌完全麻痹而检查之。普通所用之视力检查表，只能发现视力障碍之最著而已。教师如遇学生有患头痛及流泪者，应送请校医诊查之。各种屈折不正，均可配眼镜以纠正之。若放任之而听其自然，实非宜也。

三、肌肉异常　斜视为肌肉异常中之习见者。有斜视，则视力减弱，故须请眼科专家及早诊治。

第四节　耳病

听力减弱在吾国学校儿童之多寡，以各处检查手续似未能一律，故其结果，相差甚远。少者为 2.7%，多者达 42.5%。听力不足，影响于儿童学业者甚大。耳聋之主要原因有二：一为鼻咽喉病，如腺状增殖、扁桃腺肥大及发炎等症，由欧氏管蔓延中耳，以致中耳化脓，鼓膜穿破，成为慢性中耳炎。一为急性传染病之后遗症，如猩红热及麻疹等病后往往发生耳疾是也。

第五节　鼻病

吾国学校儿童，10% 患鼻病。最习见者，为鼻粘膜茸肿、鼻骨不正及斜窦炎。此三种疾病，阻塞气道，妨碍呼吸，故应及早矫治。

第六节　齿病

牙病之最习见者，为齿槽蓄脓及龋齿。吾国学校儿童，有此病之一者，居 30.2%。

一、齿槽蓄脓，系慢性炎症，常由于缺乏口内清洁及刷牙不勤所致。

二、龋齿亦慢性炎症之一，使齿质逐渐腐坏。原因尚未十分明了，似与遗传有关。而母亲产前与产后之食物成分，亦似有重要关系。牙科专家，且有认为淀粉留滞于齿缝，发酵成酸，腐化齿质，而成龋齿者。大抵此三者皆有关系也。龋齿之害有三：牙齿不健，发生咀嚼困难，消化不良，身体因之虚弱，其害一也。毒质咽入胃肠而伤害之，或侵入血液，而引起心脏及关节滑膜发炎，其害二也。刺激神经，而发牙痛。有时此种刺激，可引起儿童神经衰弱，易于发怒，其害三也。故龋齿之矫治，切不可忽。

1. 发现龋齿时，应即通告该生家属，请速加医治。如有窒碍之处，学校应设法使儿童免费治疗。其办法于牙科诊疗所节内，详细讨论。

2. 注重卫生教育，以促进龋齿之预防。如刷牙方法之教授，保护牙齿歌谱之唱习，及关于教育卫生讲演等是也。且欲谋牙齿之健全，儿童每年应至牙科医生处检验 1 次，以杜牙病之发生。

第七节 扁桃腺肥大及腺状增殖

近年各先进国卫生家，对于扁桃腺及腺状增殖之重要，有极热烈之讨论。儿童之患此类病症者，因检查缺乏标准，报告结果，数目相差颇远（参看第一表）。吾国学校之儿童，有扁桃腺肥大者，约 27.2%。扁桃腺肥大或腺状增殖，均能使呼吸困难，诱发耳病及肺疾，或分泌毒质，侵入血内，致儿童发育不良，心脏及关节发炎等病。故对此种疾病，不应放任，务须从早诊治。校医于检查身体时，亦必留意。证诸既往经验，如有下列情况，则应即割除之。

一、扁桃腺肥大，或腺状增殖过甚，致呼吸困难者。

二、扁桃腺肥大，同时儿童发育不良，而别无他种原因可发现者。

三、扁桃腺肥大，同时常患扁桃腺急性炎者。

矫治是项疾病，在今日欧美各国，设有大规模之病院，俾多数儿童，得分组就医。就我国现时之经济状况而言，建设专院，实非易事。主理学校卫生者，可与就地医院接洽，以便儿童之诊治。

第八节　淋巴腺病

淋巴腺肿胀，有局部与非局部之别。吾国学校儿童，患淋巴腺肿胀者，约24.9%。局部淋巴腺肿胀，多起于颔下或颈侧，其最大之原因，为结核及扁桃腺、牙齿等之发炎。非局部之淋巴腺肿胀，系指全身中毒，如患梅毒或急性传染病等时，遍体之淋巴腺同时发炎是也。

第九节　甲状腺肥大

甲状腺肥大，在吾国学校儿童，约占1.4%，可分青春期肥大与突眼性肥大二类。前者并非罕见，可用碘化物医治之。碘化物更有预防该症之功效。至于突眼性肥大，不甚常见，其处治方法亦甚困难。凡遇此病，应请专家诊治之。

第十节　心脏病

心脏病之诊断，甚非易易。缺乏经验之医师，每因心音有微小异常，即谓儿童患有心脏病，减少其运动，节制其工作，使其呈一种疾病之恐惧，实大误也。吾国学校儿童患心脏病者，据报告有5.1%，殊不可靠。

普通之心脏变象，如收缩期前杂音（Premature ventricular systole）及轻微的收缩期杂音（a faint systolic murmur），其原因不明，亦无关紧要。真正之心脏病，在儿童颇为罕见。心脏肥大、定型的扩张期杂音（a definite diastolic murmur）与血压增高，三者为真正心脏疾病之确征，不可忽视。凡无他种心脏病象，仅有心收缩期前杂音及收缩期杂音，而即下心脏病之诊断者，甚属不妥，切宜戒之。

心脏病虽为数不多，但一经罹患，终身成残废。若不施以相当处置，必致寄生社会，徒增消耗。今日欧美各国，对于心脏病之治疗，异常注意。如纽约城有大规模之心脏治疗所，其组织分为若干小团体。每团体,设置耳、鼻、咽喉、牙、X光线、体育训练及看护各部,并与大医院互相联络,以诊查学校儿童之心脏病。凡遇有心脏疾患者,首先详细检查其病源,次则考定该童工作之本能,乃依据之,以定其一生应担之事业,而施以相当教育。一方对于此种病儿及其家属,有无履行医师之指示,则由护士常加留意与督率,以助儿童心脏状况之改善。惟此项工作,自施行以来,为期尚短,未能加以评论。然其结果之优良,可预卜也。

第十一节　呼吸器病

吾国学校儿童7.4%患呼吸器病,其中最习见者,为支气管炎及肺痨。

一、支气管炎　支气管炎为儿童身体不健全主因之一,且往往为支气管扩张症,或肺炎及肺痨之先导,不可忽视之。

二、肺痨　吾国学校儿童之患肺痨者,虽无精确之调查,但最低限度,当在1%。肺痨之来源,由于卫生状况不良及个人健康失常。其应如何预防,洵属社会问题。然能自学校行之,必易收效。假令儿童体重不合标准,则该儿童即有肺痨之嫌疑,护士对于该儿童之卫生情形,应即加以注意。若附近有露天学校,当令转学。其病势较深者,不宜求学,须加调养。卫生当局应设备痨病疗养院,以资患者之休养。此种疗养院,应备单人病房,供重病者或应行隔离者之用。此外,更须设备膳厅、浴室、厕所及运动场。至于教育,亦应有相当之规定,可仿效露天学校办法。儿童每20至25名,须有一适合之教师以教导之。院长、医师管理一切事务。对于充分休息,适宜游戏,滋养分之丰足及卫生习惯之养成,应特别注意。

第十二节　整形外科病

在人类进化史上,骨形之发育,与人身鹄立之姿势,多有未适合者，是以脊骨、骨盆及腿骨常呈畸形。儿童时代，身体组织柔弱，姿势一项，不可或忽。至骨之畸形，可分二大类如下：

一、脊柱畸形，分后屈、前屈及侧弯3种。吾国学校儿童有3种之一者，居2.8%至53.3%，平均为22.1%。

二、其他畸形，即鸠胸、平跖足、弓腿及膝内翻等。

此种畸形，多起于幼年。如处理得法，可以矫正。重者须由整形外科专家诊治之。

第十三节　其他疾病

本项包含之意义甚广，校医须自行斟酌。下列各项，于检查身体时，尤须注意。

一、脾脏肿胀：热带附近，疟疾与日本住血吸虫病多有流行，故脾脏肿胀，颇为普通。在我国北方，黑热症常为脾脏肿胀之主因。

二、包茎：在学校儿童中，屡见不鲜。有引起局部刺激而致手淫之患，故宜割治。

三、疝气：在学校儿童中，亦属常见。偶或小肠嵌顿，能伤生命，故宜早治。

四、言语障碍：口吃亦殊妨碍人生幸福，常于神经过敏者见之，须请专家酌量医治。

五、神经衰弱及癫痫：儿童患此种病者颇多，须请专家诊治。

六、行为不正：儿童行为不正，如偷窃、逃走、残虐、奸淫等，为常见之神经病，多因受家庭之不良环境而来，故其矫治之法，应注意其境遇，惟手续复杂，宜送专家处治。

第七章　检查身体

检查学生身体，宜每年 1 次。然因人员缺乏，行之不易，亦不必定须每年 1 次。如能将第一次查出之体格缺点，切实矫治，则实际上较诸每年徒事检查而不矫治者，收效自巨矣。

凡在第一年级之学生，必须受精密之体格检查。以后每隔 3 年，详细检查 1 次。入校之插班生，及由校长或护士送请检查之学生，则应随时详细检查之。

第一节　检查身体之手续

为求学生家长对于矫治之合作，与灌输预防医学之常识起见，在未检查学生体格以前，应函请学生家长，于检查时，来校参观，函式如下：

迳启者

　　敝校为提倡学校卫生起见，特请某某卫生机关医师来校检查各学生体格状况。兹定于　月　日　午　时在　检验。

　　特请贵家长届时驾临参观并指导一切，是为至祷。此上
先生台鉴

　　　　　　　　　　　　　　　　　　　　　学校敬启
　　　　　　　　　　　　　　　　　中华民国　年　月　日
　　　　　　　　　　　　　某某卫生机关学校卫生股用笺

（注）此号印刷品用白色纸　　　　　　　　　　　印刷品学字 1 号

检查体格时，需医师 2 人、护士 2 人，同时可请学校教职员辅助。至检查程序，首由一护士依次点名，令学生入学校卫生室。次由其他护士，测量体重、身长、视力、听力，及填写

一切健康记录上应有项目（见印刷品学字2号），上列工作。如能请学校教职员代办，可减手续，同时护士可减至1人。俟测量及填写毕，即令该生自行携带健康记录至校医处。当该生走近校医时，即将上身衣服衬衫除去，校医在一明亮地点检查。可注视其行动及站立之姿势、脸色有无异常，是否以口呼吸，皮肤颜色是否贫血，营养程度如何，并有无皮肤病等。然后自头至足，逐步检查。其应特别注意之点如下：

一、头盖：疮癣、虱虫。

二、眼：沙眼、斜眼、其他炎症。

三、耳：流脓、耵聍、闭塞。

四、鼻：鼻塞流涕、鼻甲肿胀、中隔偏曲。

五、口腔：齿槽蓄脓、龋齿、腺状增殖、扁桃腺肥大。

六、颈部：淋巴腺肿胀、甲状腺肥大。

七、心脏：肥大、心音异常。

八、肺部：支气管炎、肺痨。

复令该生两足并立，两手直垂，以检查其脊柱腿骨等有无畸形。然后嘱其躺卧于诊察床上，检查脾及腹部有无异常。男生则更应检查生殖器有无淋症、破伤及包茎，肛门附近有无痔疮及痔瘘。女生生殖器可免检查。最后查验全身之淋巴腺有无肿胀。如此详细检查。至为重要，每一学生之检查时间，至少须有10分钟。

第二节　体格缺点记录之标准

体格缺点之记录，须有一定标准。否则医师及护士无从知悉其轻重，及其应加矫治之缓急。

记录体格缺点之符号如下：

（〇）无体格缺点。

（⊕）体格缺点业已矫正。

（Ⅰ）体格缺点之已行矫正，但不完善而须再行矫正者。

（十）体格缺点轻微，无须特别注意者。

（卌）体格缺点应加矫治，但不急切者。

（卌）体格缺点急应矫治者。

兹将体格各部缺点之记录标准详列于下：

一、营养

（〇）营养充足或合度者。

（十）营养稍不足者。

（卌）营养不足而须注意者。

（卌）身体瘦弱，急须补救者。

营养程度之判定，若仅凭视诊，不易准确。最好参考身长及体重，即视察与量度二者并用。如二者能互相符合，其结果始可认为准确。

二、体重

（〇）体重适宜。

（十）体重减轻，在10%以内。

（卌）体重减轻，在10%—25%之间。

（卌）体重减轻，在25%以上，而急须设法补养者。

三、贫血

（〇）皮色正常，无贫血。

（十）稍苍白，即血色素量，在男性为70%—85%，在女性为60%—75%者［按泰尔魁司血色素算法（Tallquist's Haemoglobinscale）］。

（卌）面色苍白，即血色素量，在男性为60%—69%，在女性为50%—59%，同时应视其面色、眼睑结膜、口唇、指甲，而无贫血症候。如血色素量非如上述之减低，则虽面色苍白，不应用（卌）以表记之。

（卌）甚苍白，血色素量男性在 60% 以下，女性在 50% 以下。

四、皮肤

（〇）无皮肤病者。

（十）无关紧要之皮肤病，如少数之雀斑及脸上痤疮等。

（卄）颇为重要之皮肤病，如疥疮、虱病及脓疱疹等。

（卌）有传染性之皮肤病，如水痘、麻疹、天花、猩红热等。

五、眼

1. 传染病

眼疾可分为沙眼与非沙眼二类。凡沙眼可用下列标号记录之：

（〇）无沙眼。

（卄）即指轻症沙眼。

（卌）即重症沙眼，并有副症，急须医治者。

非沙眼类之传染病可以下法标记之：

（十）轻症眼疾，无须注意者。

（卄）不必急行治疗之眼疾，如慢性泪囊炎等。

（卌）重症眼疾必须急行治疗者。

2. 视力

（〇）视力健全者。

（⊕）视力障碍，已用眼镜矫正者。

（⊖）带眼镜而视力不及 5/10，须重配光者。

（十）视力在 6/10 至 10/10 之间者。

（卄）视力在 3/10 至 5/10 之间者。

（卌）视力在 3/10 之下者。

3. 肌肉异常

其他如斜眼及眼球颤症，可按其程度之深浅而以（＋）（卄）或（卅）记之。

"健康记录"上，并无左右眼之区别，仅记其程度最深之疾病，或视力障碍，足矣。

六、耳

1. 听力

（○）听力健全者。

（＋）听力稍逊，而为常人听力之3/4者。

（卄）听力较弱，而为常人听力之1/4者。

（卅）听力甚弱，不及常人听力之1/4者。

2. 其他耳部疾病

其他耳部之疾病，如耵聍栓塞、耳道流脓等，当依其程度之深浅，用（○）（⊕）（卄）及（卅）等符号记之。记录时，可不分左右，而记其程度最重者。

七、鼻

（○）无缺点者。

（＋）稍有缺点，但无须注意者。

（卄）缺点须矫治者，如中隔斜曲，颌骨畸形，慢性鼻道流脓、口呼吸等。

（卅）鼻病之必须急行治疗者，如鼻内白喉之类。

八、牙

（○）无缺点者。

（＋）稍有缺点，无须医治者。

（卄）龋齿、齿槽蓄脓等，宜设法矫治者。

（卅）缺点须立即医治者，如牙痛、齿槽脓疡等类。

九、扁桃腺

（〇）无缺点者。

（十）扁桃腺稍肥大，但无须医治者。

（卌）扁桃腺肥大，有害健康，须医治者。

（卌）扁桃腺红肿，必须急行医治者，如白喉、急性扁桃腺炎及扁桃腺脓疡等。

（⊕）扁桃腺已经割去者。

如扁桃腺已经受手术，而未完全割去者，则用（⊖）符号，谓其状况，有应再行手术之必要也。

十、甲状腺

（〇）无缺点。

（十）甲状腺稍大，可不注意者。

（卌）甲状腺较大，须视察或医治者，如各种甲状腺肥大是也。

（卌）甲状腺病，病状极重，须即行医治者，惟此项甚不多见。

十一、心脏

（〇）无缺点。

（十）稍有缺点，或可疑之病症。

（卌）缺点疾病之应注意视察者，如各种心脏瓣膜病，尚未呈心脏衰弱之症状者。

（卌）心脏疾病，已起心脏衰弱之症状者。

十二、肺脏

（〇）无疾病。

（十）稍有疾病，如呼吸不良，可暂不注意者。

（卌）有可疑之症状者，如初期肺痨病之类。

（卌）有危重之病症，如肺痨、肋膜炎之类。

以上心肺各部之检查，其目的在于发现各种疾病之早期症状及可疑现象。因学校之诊断设备简单，不易详细检查，故切实之诊断及治疗，当转请专家行之。

十三、脾

（○）无缺点。

（十）有可疑之缺点，但无疾病之症状。

（卄）脾脏肿胀，有疾病历史或呈现症状者。

（卅）脾脏甚肿胀，须即行医治者。

十四、包茎

（○）无包茎。

（十）疑似包茎者。

（卄）有包茎须注意者。

（卅）高度包茎并局部发炎，须即加医治者。

十五、整形外科的病变

（○）无整形外科的病变。

（十）稍有病变，如轻度弯腿、耸肩、驼背，可不留意者。

（卄）病变甚重，妨害行动及健康，如高度驼背等，理应矫治者。

（卅）病变甚重，须即行医治者。

十六、淋巴腺

（○）无缺点。

（十）稍肿胀，大如黄豆者。

（卄）肿胀较甚，大如鸽卵者。

（卅）肿胀甚著，且发炎症，或全身淋巴腺肿胀。

十七、其他

学生之神经异常及其他体格缺点，可按其程度之深浅，用（○）（十）（卄）及（卅）等符号表记之。

第三节 视力测验

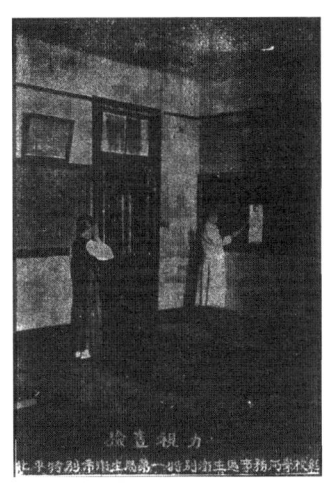 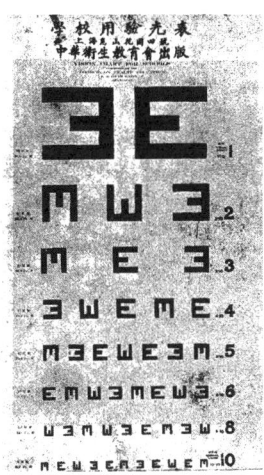

第一图　检查视力　　　　第二表　验光表

测验视力时，可用中华卫生教育会出版之验光表，挂于明亮之墙上。令学生于距离该表 20 尺处，背光向表站立，自上而下，逐行识视表中之字形。护士记录视力成绩之法，如该生能认识表中最小 1 行字形者，其视力为 10/10，即健全视力。能认清第 5 行字形，其视力为 5/10。如仅能认识第一行之大字形者，则其视力为 1/10。余均可查表侧所注之符号而知之。测验右眼时，须将左眼用纸片完全遮盖。测验左眼时，则将右眼遮盖。普通系先测验右眼。

第四节 听力测验

听力之测验方法有数种。其最适我国用者，为用表测验法。学校护士在实行测验听力之前，应先断定健全听力之距离，即健全者之耳，能听试表声音之平均最远距离。设此距离为4呎①，其意即健全者之耳于隔4呎之远处应能听出表声。试验之法，先令学生用左手，将左耳紧闭，并令合眼。护士立于其后，持表与右耳平行，在距离4呎之处，询其能否听出表声。如不能听，则将表徐向右耳移近，至能明晰听出表声为止。如能在4呎之距离处听出表声，则其听力为健全，可以（○）记之。如须在常度距离之3/4处，方能听出表声，则为轻度之听力减弱，可以（＋）记之。如在常度距离之1/4处，方能听出表声者，则谓之中度听力减弱，可以（╫）记之。在常度距离之1/4以内，方能听出表声者，则为高度听力减弱，可以（╫）记之。右耳试验完毕，用同法试验左耳。学生往往故意以未听谓为已听者，故护士对于此点应特别注意。每次测验，须将表由远移近，切不可自近而远，以免误会。如查出学生之回答不确实时，则全部测验，均须重试，俾臻正确。

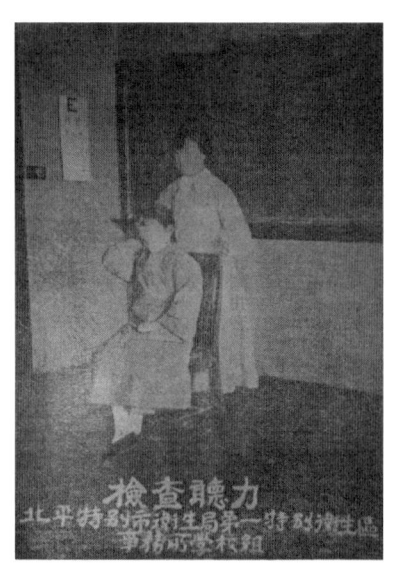

第二图　检查听力

---

① 编者按：呎为"英尺"的旧称，一呎为12英寸，约合0.305米，现已停用。

第三表 教室用身长体重记录

第一表
甲：身长体重年龄对照表（男）
（身长用公分 体重用公斤）

第二表
乙：身长体重年龄对照表（女）
（身长用公分 体重用公斤）

第一表及第二表之用法（第一表为男生，第二表为女生）：

（一）测量确实之体长：一测量学童之体长，用米达量身计，或贴带尺于墙壁上，命学童脱去鞋子，直立量之。

（二）测量体重：一测量学童之体重须命学童脱去鞋子及衣服，仅留随身小衣（体重以公斤计算之）。

（三）计算年龄：一学童年龄须用整岁计算之，求整之法，可参考年龄改算表，如有零月，则算作最接近之整岁，例如，学童之年龄在7岁半乃至8岁半间，即算作8岁。

（四）本表之用法：一例如有一10岁学童，体长130公分，欲知其正常之体重，可于第一表上体长130分格

姓 名	年龄	高	正常重量	重量										
				民國 年										
				九月	十月	十一月	十二月	一月	二月	三月	四月	五月	六月	
1														1
2														2
3														3
4														4
5														5
6														6
7														7
8														8
9														9
10														10
11														11
12														12
13														13
14														14
15														15
16														16
17														17
18														18
19														19
20														20
21														21
22														22
23														23
24														24
25														25
26														26
27														27
28														28
29														29
30														30
31														31
32														32
33														33
34														34
35														35
36														36
37														37
38														38
39														39
40														40
41														41
42														42
43														43
44														44

称量时但穿平常便服，脱去鞋子；每月称衡当在同一日子；年龄用整岁计算；各人填记自己的重量；此表挂在教室里光明的地方。

第五节　体重测量法

测量儿童营养状况之法虽多，实则无一堪称完善者。因测量之标准不同，其结果亦常互异。用甲法测量，认为营养适宜者，用乙法未必为然。欲测量营养程度而有较确之结果者，惟有参考年龄、体重、身长之合计。我国人适用之记录表如下：

康健记录

某某卫生机关学校卫生股				号数				
姓名　　　　　　男　女				住址				
籍贯				初次调查中国年龄				
父亲职业　　维持家庭否				生日（阴历）				
母亲职业　　维持家庭否				确实年岁				

住址	学校	入学日期	年级	教室	平均分数	告假日期	离校理由	离校日期

家长到校商议及护士到家诊视			预防接种		
日期	事故		日期	何种接种	

(续表)

家长到校商议及护士到家诊视			预防接种	
日期	事故		日期	何种接种

如转学应填明新迁住址　　　日期可缩写如上　　　印刷品学字2号

（反面）

年级															
日期															
状况	缺点	已矫治	治愈	缺点	已矫治	治愈	缺点	已矫治	治愈	缺点	已矫治	治愈	缺点	已矫治	治愈
体重															
身长															
营养															
贫血															
皮肤及头皮															
传染病：沙眼、非沙眼															
视力															
筋肉异常															
听力															
鼻															
牙															
扁桃腺															
腺病															

(续表)

年级															
日期															
状况	缺点	已矫治	治愈	缺点	已矫治	治愈	缺点	已矫治	治愈	缺点	已矫治	治愈	缺点	已矫治	治愈
甲状腺															
心															
肺															
脾															
包茎															
疝气															
整形外科病															
神经病															

检查时父母在否	医师签名
传染病	

麻疹　腮腺炎　猩红热　白喉　肠热症　百日咳　扁桃腺炎感冒
疟疾　痢疾　天花　吐血　最后种痘日期　肠热症预防注射
霍乱预防注射

（注）此号印刷品用淡红色卡片纸

符号　○＝无缺点　＋＝极轻缺点不须矫正者　††＝缺点之应矫正但不十分紧急者　†††＝重要缺点应立即矫正者　⊕＝异常业已矫正　⊖＝病症不完善矫治应再注意者

我国普通所称之年龄，不甚准确。因出世即称1岁，过年即为2岁，故须按斯蒂芬生氏之实足年龄更正表核算更正之（第四表）。

第四表　实足年龄更正表

出世时废历月份 \ 调查时国历月份	1月	2月	3月	4月	5月	6月	7月	8月	9月	10月	11月	12月
正月	1年11个月	1年	1年1个月	1年2个月	1年3个月	1年4个月	1年5个月	1年6个月	1年7个月	1年8个月	1年9个月	1年10个月
二月	1年10个月	11个月	1年	1年1个月	1年2个月	1年3个月	1年4个月	1年5个月	1年6个月	1年7个月	1年8个月	1年9个月
三月	1年9个月	10个月	11个月	1年	1年1个月	1年2个月	1年3个月	1年4个月	1年5个月	1年6个月	1年7个月	1年8个月
四月	1年8个月	9个月	10个月	11个月	1年	1年1个月	1年2个月	1年3个月	1年4个月	1年5个月	1年6个月	1年7个月
五月	1年7个月	8个月	9个月	10个月	11个月	1年	1年1个月	1年2个月	1年3个月	1年4个月	1年5个月	1年6个月

(续表)

出世时废历月份	调查时国历月份											
	1月	2月	3月	4月	5月	6月	7月	8月	9月	10月	11月	12月
六月	1年6个月	7个月	8个月	9个月	10个月	11个月	1年	1年1个月	1年2个月	1年3个月	1年4个月	1年5个月
七月	1年5个月	6个月	7个月	8个月	9个月	10个月	11个月	1年	1年1个月	1年2个月	1年3个月	1年4个月
八月	1年4个月	5个月	6个月	7个月	8个月	9个月	10个月	11个月	1年	1年1个月	1年2个月	1年3个月
九月	1年3个月	4个月	5个月	6个月	7个月	8个月	9个月	10个月	11个月	1年	1年1个月	1年2个月
十月	1年2个月	3个月	4个月	5个月	6个月	7个月	8个月	9个月	10个月	11个月	1年	1年1个月

（续表）

出世时废历月份	调查时国历月份											
历月份	1月	2月	3月	4月	5月	6月	7月	8月	9月	10月	11月	12月
十一月	1年1个月	2个月	3个月	4个月	5个月	6个月	7个月	8个月	9个月	10个月	11个月	1年
十二月	1年	1个月	2个月	3个月	4个月	5个月	6个月	7个月	8个月	9个月	10个月	11个月

用法说明

我国旧历年岁，与整岁相差甚远。在测量学生体长、体重上，有改为整岁之必要。求整岁之法，可参考上列之年龄改算表，此表能将学生按废历而订定之年岁改至确实之年岁。用法是先将废历年岁减去2岁，然后加入出世时废历月份之横行与调查时国历月份之直行交叉处所指明之年月。例如，有一学童，其废历年龄系10岁，其生日系在废历12月，其改至确实年岁之法，是先减去2岁（即8岁）。又如调查时系国历3月，定废历12月之横行与国历3月之直行交叉处的月数（即2个月），故此童之确实年岁，为8岁零2个月。

备考：Stevenson, P. H. China Med, Jour, 40, 1926, P.1207

学校儿童之定期称重,至为重要。各教员或医员应借此以引起儿童养成卫生习惯之兴趣。除此以外,可借以觉察早期肺病,又可灌输儿童及家长以预防医学之常识。凡学校儿童,均须每月称重 1 次,记其体重于教室之体重表上。遇有体重不足、不增,或减轻之时,即须通知家长。教员及校医,设法补救。健全学生之重量,应按月增长。不过因寒暑、休息、营养种种关系,致体重之加增,按月而异。即每年春夏两季之加增,比秋冬者为少。如数月内之体重,有充分增进之趋向,则其发育可称完善。

第六节 体格缺点之矫正

体格如有缺点,而不施矫治,则检查体格之意义尽失。故校医须将检查体格时查出之体格缺点,通知该校教职员,与其合作,设法使有体格缺点之学生速就医师或医院,将其缺点于最短期间矫治。盖学生体格缺点之能否得相当矫治,概视乎学校护士或教职员之能否尽责也。

一、通知家长

护士得悉某生体格有缺点,即应致函其家长,请急速延医诊察,早日矫治(可用印刷品学字 3 号)。

```
迳启者
    学生      经某某卫生机关医师校检查认为现有缺点,查此缺点
于该生健康上关系匪轻,用特函知,并请早日延医诊治,俾该生得以
恢复其健全体格,不致旷误学业,幸甚!此致
    先生台鉴
    校长        敬启
    学校卫生护士
    中华民国      年    月    日
                            某某卫生机关学校卫生股用笺
```

(注)此号印刷品用绿色纸 　　　　　　　　　印刷品学字 3 号

二、填写请求书

如因家事或公务甚忙,家长无暇顾及其子弟之体格缺点时,则学校护士须请该生家长填写请求书,以便代为送入医院,或延医矫治。请求书式(印刷品学字4号)如下:

家长请求书

> 医师大鉴,敬启者:
> 鄙人之子女现经某某卫生机关医师察出患有　　缺点。兹因事务繁杂,无暇亲自领其求医,特托学校卫生护士代办一切。在其治疗上,不论内科、外科之任何治法,如贵医师认为对其健康有利益者,鄙人无不赞同,承认执行治疗之全权。此请
> 台安!
> 　　　　　　　　　　　　　　　　家长签名
> 　　　　　　　　　　　　　　　　护士证人
> 　　　　　　　　　　　　　　　　中华民国　　年 月 日
> 　　　　　　　　　　　　　　某某卫生机关学校卫生股用笺

(注)此印刷品用红色纸　　　　　　　　　　印刷品学字4号

三、会谈

自通知单发出2星期后,尚未见答复,而学生之体格缺点尚未矫治,则护士可用校医名义另发一通知单,约其家长于规定时日来校,与校医会谈,俾校医得陈述其子弟现有缺点之危害,及矫治之必要,以期家长之了解,而于最短期间实行矫治之。此种方法,颇能得一般家长之谅解,而体格缺点之得以矫治者,可因此而增多也。

会谈通知单式（印刷品学字5号）

```
敬启者：
    学生        日前经鄙人检查，系患有      缺点。特此通知，
并盼早请名医详细复验，与以相当之治法。盖健全之体格，对于求学
上大有补助，亦儿童将来之幸福也。鄙人于      日      午      时
在        办理学校卫生事务，如执事有暇，即希光临，可将该生
状况详细讨论。至于治疗一层，仍自聘名医主治，鄙人只可处商议之
地位而已。此上
    学生家长先生大鉴
                              学校卫生股医师        敬启
                                中华民国    年 月 日
                              某某卫生机关学校卫生股用笺
──────────────────────────────
    学校              年级        学生姓名
    家长姓名地址
    备考
        年   月   日              医师
```

（注）此印刷品用红色纸　　　　　　　　　　　印刷品学字5号

四、临家察视

自通知单发至各家长后，经2星期而尚无承诺矫治消息，学校护士可亲赴学生家中申述一切，每得多数家长之同情，而实行矫治。盖按学校卫生家之经验，在护士不实施临家察视时，有体格缺点之学生，得受矫治之利益者，仅15%。反之，如有临家察视之设施时，则获矫治者可达75%也。至于学校卫生护士，每月能实施临家察视之次数，可按其工作之多少及缺点矫治之缓急，而规定之。

五、奖励矫治体格缺点方法

校医须设法奖励学生之矫治体格缺点，美国实行徽章奖劝法，甚见成效。我国亦可仿之，或采用其他适当方法，以资奖

励。在美之南设斐尔德①及底特律各市，规定学生领受"蓝带"（徽章之一种）之资格如下。特述之，以供参考。

领受"蓝带"资格之标准：

儿童须具有下列资格，方能领受"蓝带"。惟此项资格，须在体格检查后，经校医及教职员之共同认可。

1. 脑力健全

各种功课之总平均，在"丙"或以上者，谓之脑力健全。

2. 体格健全

a. 体重适宜

与同等身长之平均体重相较，轻不逾10%以上，或重不逾20%以上者。

b. 无应行矫治之体格缺点或慢性疾病

甲、听力健全，并无慢性耳流脓症。

乙、视力健全，两目均在20/30或更佳（戴用适宜眼镜者亦可），无慢性眼病及其他缺点。

丙、鼻腔通气自如，并无流脓或其他疾病。

丁、扁桃腺如常，或已割去。

戊、牙齿（乳齿或补充齿）并无龋齿，或龋齿之已经拔去或填补者。

己、无甲状腺肥大或颈淋巴腺肿胀。

庚、皮肤清洁，并无慢性皮肤病及贫血。

辛、无整形外科病，如平跖足②、外翻足、内翻足，或其他畸形等。

壬、形态颇佳。

癸、无心肺神经及其他各部器官之慢性疾病，例如肺痨、

---

① 编者按：即谢菲尔德。
② 编者按：平跖足俗称"平脚板""扁平足"，其形成可由先天与后天因素所致。

心脏病、肾脏炎、舞蹈病①、习惯性痉挛等。

3. 遵守卫生习惯

a. 身体清洁

甲、面、颈、耳、手及指甲等,每日清洁。

乙、每日早晚各刷牙1次。

丙、每星期至少洗浴1次。

丁、衣衫清洁。

戊、每日用清洁手帕。

己、其他清洁习惯,如关于书案、地板等清洁。

b. 充分睡眠

每夜必须开窗睡足9小时。

c. 食物谨慎

甲、每日至少饮牛乳1磅②。

乙、每日必食蔬菜,如红萝卜、黄萝卜、豆、葱、西红柿、白菜、菠菜、莴苣、芹菜等。

丙、每日必食水果。

丁、每日必食谷类。

注意:上列各项食物,乃为预防疾病之健康必需品,至其他有益食物,可随意选择。

d. 有充分之新鲜空气及运动

每日必须有相当之时间在户外游戏或运动。课余之时,应在户外游戏。

e. 衣着

所有外衣,在进课室时,必须脱去(室内温度须在65度③

---

① 编者按:舞蹈病属锥体外系疾病,以舞蹈样不自主运动为主的神经系统疾病。
② 编者按:磅为英制质量单位,1磅合0.4536千克。
③ 编者按:华氏65度合摄氏18.3度。

左右）。

4. 遵守校规，品格端正

注意在"健康"记录上，如有轻度须视察而不必医治体格之缺点，亦可领受"蓝带"。惟有甲状腺稍肿，记以（⊕）时，如不受校医之指导，不用碘化合物治疗，则无领受"蓝带"之资格。

六、嘱托之诊疗所及医院

查美国各校学生应矫治之体格缺点，亦颇多。故常附设外科，牙、眼、关节及X光线各科，以施矫治。我国各校在最近5年中，如能设置牙、眼两科，以备医治学生之用，已属幸事。至于其他各项体格缺点，应嘱托诊疗所或医院，而送往矫治之。

学生可以自由选择医师或医院，以矫治其体格缺点。同时学校亦当与各诊疗所及医院接洽数处，订定特别优待办法，以为转送学生矫治体格缺点之用。

附转送学生赴诊疗所或医院函式（印刷品学字6号）。

敬启者：

　　今有　　学校学生　　曾经检查认为患有　　病。兹特介绍前赴贵处诊治。查该生之经济状况可列入为　　等。所有一切诊疗费用，务请查照敝所（局）与贵处所订办法收取，并请将该生病症之诊断治法及治疗结果等，填记于此纸背面表上，由该生带回该校，交卫生护士，以备参考。感甚幸甚！此致

　　医院
　　先生
　　医士　　　　敬启
　　学校卫生护士

　　　　　　　　　　　　学校校长签名
　　　　　　　　　　　　中华民国　　年　　月　　日
　　　　　　　　　　　　某某卫生机关学校卫生股用笺

（注）此号印刷品用黄色纸　　　　　　　　印刷品学字6号

>   某某卫生机关学校卫生股
>   学生家庭经济状况表
>   ―――――――――――――――――――
>   学生的家庭状况可列为三等：
>   　　甲、家庭每月进款，在150元以上，从我们所想，可交纳平常价目者。
>   　　乙、家庭每月进款，为30元至150元，从我们所想，只能交纳最低的价目者。
>   　　丙、家庭每月进款，在30元以下，从我们所想，不能交纳治病费者。

（注）此号印刷品用红色卡片　　　　　　　　　　印刷品学字7号

七、各项卫生教育宣传印刷品（印刷品学字8号、9号、10号、11号及12号）

>   　　　　　　　　　儿童龋齿病
>   ―――――――――――――――――――
>   　　据吾国各学校校医所调查，学生中之有龋齿者，占30%，其有害于健康者极大。略举其症状如下：
>   　　（一）患龋齿者，常有牙痛及齿龈炎等症。
>   　　（二）因有龋齿而食时不能细嚼，往往诱起消化不良、营养不足，致害健康，因之对于其学业进步上不受影响者，甚不多见。
>   　　（三）其最可畏者，即龋齿能分泌毒素，侵入血中，以致发生风湿性心脏病或其他病症。
>   　　上述龋齿之害，吾人不可忽视。凡已患有龋齿者，应及早请牙医疗治，以防其蔓延之害。
>   　　凡洁净之牙齿不易朽烂，对于预防龋齿，以清洁为主，其法即每日早晚刷牙一次。
>   　　　　　　　　　　　　　　　某某卫生机关学校卫生股

（注）此号印刷品用青色纸　　　　　　　　　　　印刷品学字8号

沙眼之治疗及预防

沙眼在吾国,为一种危险之传染病。据卫生家所调查之结果,学生罹此症者,占24%。其病状为眼皮内面发生多数细小沙状颗粒,磨擦眼球,痛痒异常,以后逐渐蔓延于眼球,以致角膜发炎,重者发生溃疡,减少视力,甚至因而失明。其最初之症状,为眼内不舒、发红、痛痒、怕光、流泪,及多量分泌。但有时取慢性经过,病状不甚显明,患者亦不自觉,而由医师检查体格时查出者不少。患眼所排泄之分泌物,传染力甚大。所污染之处,如手巾、脸盆等物,皆有传染性,因此沙眼患者不宜将自己之手巾、脸盆等物,借与他人应用。健全者之眼,宜加保护。即无论何时何处,不用公共之手巾与脸盆,此为预防传染之一方法也。

沙眼一症,虽不易治愈,如能早日施以相当之治疗,亦可获愈。故患者应速诊治,愈早愈佳。

沙眼传染之最易者,为多人群居之处,如学校工厂等处。欲为保守他人眼目健康起见,凡患沙眼者未经治愈前,理应不准入校或到厂服务。

凡有常发炎眼者,应速延医诊查,得相当之治疗,可免其蔓延。

本股为患者方便起见,特设沙眼治疗处,治疗手术,一律免费,其他地点及时间如下:

某某卫生机关学校卫生股

(注)此号印刷品用青色纸　　　　　　　　印刷品学字9号

请各家长注意

儿童扁桃腺肥大及喉头腺状增殖之各种病症

据国内学校医师之调查，吾国学生，患毒性扁桃腺及喉头腺状增殖病者，占27%。家长之中，通常不熟识此等疾病之情形如何，亦不知其孩童如何而至感染，所以各国为保护儿童之健康起见，无不举办学校卫生，聘请名医，为各生检查，以期将患此症者查出，通知家长，求其与以相当之处治。

扁桃腺及喉部腺状体，系淋巴腺，当其健全之时，形状细小，不易认出，但此等腺体，最易受毒，而致肿胀。其受毒尤重者，常在腺中满藏脓汁，为害实非浅鲜。罹斯症者，常有下列之弊病：

（一）有时腺状肿胀过甚，致碍于呼吸，肺部因空气流转不畅，往往因而发生肺病。

（二）此等毒性肿胀物，往往诱起感冒及喉痛各疾。

（三）此等毒性肿胀物，分泌毒质，侵入血中，致儿童营养不足，及精神愚钝，无力于工作，及生出其他种种中毒之现象。

（四）此等毒性肿胀物，亦可以输送病原于血中，而诱起风湿及心脏各种危险疾病。凡学生之患有扁桃腺肥大及腺状增殖症者，应早日求医，将此类肿物，施行无危险之外科手术，割去之，使其有健全之体格，得以在求学上有充分之进步。

某某卫生机关学校卫生股

（注）此号印刷品用黄色纸　　　　　　　　　　印刷品学字10号

请各家长注意

儿童视力障碍症

吾国学生视力障碍症者,占22%,其主要症状,分述如下:

(一)近视眼

此症甚为重要,不独能减少患者之视力,害及患者之健康,且能使眼球发生变化,盲目者有之。

(二)远视眼

此症较近视眼为多,常使患者发生眼疾症状,例如流泪、头痛、神经过敏、记忆迟钝、消化不良,及身体软弱等症。

(三)乱视眼(俗称散光)

此症在视力障碍中,为数最多。使视力蒙眬、头痛、神经过敏及种种不舒症状。患此症者,亦常有于同时患近视眼或远视眼者,其为害之大,不可言喻。

(四)斜视眼

此症最为重要,如患眼不治,该眼之视力,逐渐减少,终至视力全失。故该症宜早日矫正。轻症者有时可用相当之眼镜以矫正之。

(五)视力障碍,亦常因一种慢性传染之沙眼症所致

此症常由公用之手巾、脸盆等物而传染,能使角膜溷浊,障碍视力。学生因患之而致失明者,亦常有之。

凡有视力障碍者,早宜请眼科专家矫正之。因视力不全,大有碍于学业也。

某某卫生机关学校卫生股

(注)此号印刷品用绿色纸 　　　　　　　　印刷品学字11号

请各家长注意

肠热症（又名伤寒）

虎列拉（又名霍乱）

儿童预防注射

　　肠热症又名伤寒，在我国内是一种极流行并极危险之病症。据卫生所核算，我国人民，每年罹此病者最少有 100 万人，因患此病而死者，最少有 20 万人。

　　肠热症由一种病菌所致，此菌名为肠热杆菌。患此病者之症状，就是连接不断之发热，延长至 4 星期之久，常于第三或第四星期之内，病菌将肠蚀烂，致人于死。患者每百人中，有 20 名不免于死，即幸而不死，身体亦必十分衰弱，非经数月之调养，不能复元。故肠热症实能令吾人受极大之痛苦、忧愁与经济上之损失。

　　虎列拉又名霍乱，是一种最危急之胃肠传染病，在人烟稠密、不讲卫生之处，每于夏秋之际发生大疫。此病亦因细菌所致，患者上吐下泻，每至死亡。

　　幸而近世医学昌明，吾人有预防此等疾病之方法。其法即将已死之肠热或霍乱菌注入皮下，共注射 3 次或 2 次，每周 1 次。曾受注射者，身体便发生一种抵抗肠热症或霍乱症之能力，则不易于受染（如种牛痘可以预防天花）。此种注射，虽能使在注射之部位，有轻微之痛肿，或又能令人有少许发热与头痛，但无害身体。其所发生之抵抗能力，日久减轻，故每一二年内应复行注射。

　　本股为提倡学生健康起见，施行预防肠热症与霍乱症注射，一切手术药料，不取分文。各家长可令子女到校医处注射，勿失良机。

某某机关学校卫生股

（注）此号印刷品用橙色纸　　　　　　　　　　印刷品学字 12 号

　　借各项印刷品，以灌输医学卫生常识，说明检查矫治体格缺点之手续、方法，及其重要项目，为办理学校卫生者所不可少。关于体格缺点之印刷品，应有下列各种。

1. 关于牙齿卫生者（见印刷品学字 8 号）。
2. 关于沙眼者（见印刷品学字 9 号）。
3. 关于扁桃腺肥大及喉部腺状增殖者（见印刷品学字 10 号）。
4. 关于视力障碍者（见印刷学字 11 号）。
5. 关于肠热症、霍乱或白喉预防注射者（见印刷品学字 12 号）。

八、体格缺点之矫治

各校护士对于各项体格缺点之矫治手续，须受校医之相当指导。体格缺点矫治方法之规定，略述如下：

检查身体既毕，须将查得之体格缺点列表。学校卫生护士长、校长，及学校卫生主任，应各具 1 份。护士长接此项通知后，即须设法促成各项体格缺点之矫治，于得该生家长或该校校长之同意后，转送学生，赴曾经嘱托之诊疗所或医院以矫治之。但须予学生以选择医师或医院之自由。矫治之手续如下：

1. 体重不足：如学生体重不足至 15% 以上，每月必须称重 1 次，并推求其体重不足之原因而设法补救之。
2. 贫血：如男生血色素在 69%，女生血色素在 59% 以下者，每 2 月须送至校医处诊视 1 次，以便设法治疗。
3. 皮肤病：危重之症，如麻疹、天花、猩红热等，须立即停止入学。至于普通之皮肤病，如金钱癣、脓疱疹、皮脂漏、疥疮及虱病等，可定期转送至指定医院皮肤科治疗之。患疥疮及虱病者，或可在医师指导之下，由学校护士施以下列治法。

（附）疥疮治疗法：凡患疥疮者，均须隔离。其治法，计分 4 日，须一一依法实行，方能见效。勿图简略，致误医治。

a. 第 1 日夜间，在睡前用肥皂温水将全身洗擦半小时，除去所有疮痂。然后用干布揩擦全身 15 分钟，再将 20% 硫黄软膏涂擦全身（头部除外），然后就寝。

　　b. 第 2 夜睡前，再将全身用 20% 硫黄软膏涂擦 1 次。

　　c. 第 3 夜睡前，再用 20% 硫黄软膏涂擦 1 次。

　　d. 第 4 夜睡前，用肥皂温水洗擦全身 1 次。将前 3 日所用之被褥、枕头、被单、衬衫等，一齐换出，并煮沸 20 分钟。

　　同时家中同居者，均须检查。如有患者，亦须立即照法医治。

　　头虱治疗法：患头虱者，宜剃去头发，如不能剃去，则应取石油与香油之等量混液，涂浸头发及头皮，然后用手巾包扎之（须留心勿近火）。翌晨，用热水与肥皂洗去头上油质，俟头发干燥后，再用醋浸湿，则虱可尽数梳下矣。

　　4. 眼病：

　　a. 传染病：患急性结膜炎者，皆须转送已接洽之医院或其自愿聘请之医师医治之。患慢性沙眼者，可在校内诊治。

　　b. 视力异常：学生视力为 6/10 以下者，皆须送往眼科专家，予以屈光度之检查。按北平特别市第一卫生区之办法，系与中国精益眼镜公司接洽，得特别优待，每副镍框平光眼镜，计仅收洋 3 元。如经校医之介绍，每月并可施送 2 副，以供贫寒学生之用。

　　c. 其他传染性之眼病，亦须送往医院诊治。

　　5. 耳病：学生有听力不足或其他耳病者，须由校医送至医院诊治。

　　6. 鼻病：处置方法，与耳病同。

　　7. 牙病：患齿槽蓄脓、龋齿等病者，可至牙科医院诊治。北平第一卫生特别区，曾与同仁医院接洽，如学生持有校医介绍书者，同时可有 4 人，于星期二、四 2 日，午后 2 时，赴该医院求治。挂号时仅须缴纳特诊费 1 元。惟限于洗牙、拔牙与补孔三者，其他牙科治疗，则学生另须照价付费。

如有充足之经费，则应自设牙科诊疗所。此种牙科诊疗所，已先后在北平与上海设立，在治疗上最为经济，亦甚方便（详后）。

8. 扁桃腺肥大与腺状增殖：转送于已接洽之医院，或可自聘医师医治之。扁桃腺割治后，须加注意，不可使有合并症，以免失信于学生之家属。

9. 甲状腺肿：突眼性甲状腺肿，须送医院医治。对于普通青春时期之甲状腺肿，校医可令服下方：碘化钾 2 克，水 180 立方糎。① 每次内服 4 立方糎。日服 3 次，至二三星期，即可停止。

10. 心脏异常：心脏如有喘鸣，或肥大，或心力不足者，可送至医院诊治。如学生仅有收缩期前杂音，或收缩期杂音，而无一定之病症者，宜请校医每 6 个月检查 1 次。

11. 肺病：患肺痨者，须送至医院痨病科处治。学生有痨症之疑者，每月应称量体重 2 次，每 4 月至少须经校医检查 1 次。学生呼吸浅薄而肺内无病者，不必转送医院，只须加以相当之体育训练，即可矫正之。

12. 脾病：脾脏肿胀者，可令其赴医院内科诊治。

13. 包茎：送至医院外科处治。按北平第一卫生区之办法，系与协和医院外科商定，凡每手术一包茎病人，只须纳费 1 元至 3 元。

14. 整形外科病：学生之整形外科病，可由体育教员设法矫正之。如无体育教员，则护士对于学生或其父母，应有相当之指导。

---

① 编者按：中国近代将"centimeter"译为"糎"，现已废除，改为"厘米"。

15. 淋巴腺肿胀：淋巴腺因结核或急性传染病或全身中毒而肿胀者，可送至医院处治。

16. 其他疾病：疝气亦应送往医院处治。至其他疾病，可按病症之缓急轻重而临时处治之。

第八章　学校诊疗所

先进各国之学校，皆有诊疗所之设备。英国对于学童体格缺点之矫治，尤加注意。心脏病、整形外科的疾病、齿病、眼病、皮肤病等，无不各设专所，以资疗治。按吾国学校目下情形，10 年之内，恐难臻此完备。然于普通科、眼科、牙科之设置，或不难次第举办也。

第一节　普通科

学生患病者，为数甚多。家长每因经费或他种缘由，辄置之不理，致有时病症转剧，甚至有生命之虞。故在学校内，如学生满 100 以上者，应设一小诊疗所，俾患病各生，得以求治。若因财力不逮，或人员缺乏，不能每校设所，则可在适宜地点设一全市学校诊疗所，为诊治学生普通内外病症之用。

校内之小诊疗所，即为校医与护士举办学校卫生之机关。每日或每两三日，按期到校。学校教员须按期先令学生赴诊疗所，以便检查。患下列疾病者，应送所诊察。一、受伤者。二、疑有传染，或其他病症者。三、消病假者。四、无故离校逾 3 日而回校者。五、初来本校者。

学生赴诊疗所求诊时，须持有教员填发之遣送单（印刷品学字 13 号）。

上述之普通诊疗所，除处治疾病以外，尚有二种用处，即借治疗之机会而得学生之信仰，及因定期到校而能检查传染病及早期肺痨也。

教员遣送患病学生用笺	
学校	
学生姓名	
患何疾病	
日期	教员
处置方法	
日期	医师 或护士 某某机关学校卫生股

（注）此号印刷品用淡红色纸　　　　　印刷品学字 13 号

第二节　沙眼病

学生患沙眼者，既占 19.8%，故宜设沙眼专部，以资疗治。其诊疗室可设于学校，或公共卫生机关内，以能同时收治 30 人者为度。其应有之设备如下：

用具：扑连氏镊子（Prince's forceps）、2 立方糎注射器 1 具，注射针头 2 个，脓盘 2，洗手盘 1 个，小酒杯 2 个，彼得氏皿（Petri dish）2 个，滴瓶 3 个。

药品：硫酸锌溶液（5‰）、科卡印（4%）、枸橼酸铜软膏（2%）、硝酸银、流动石蜡（2%）、升汞溶液（1/5000）各若干，棉花棒、棉花、纱布等。

治法：

急性沙眼：先滴 4% 科卡印液，隔 5 分钟再滴 1 次，连滴 3 次后，用棉花棒浸 2% 之硝酸银溶液，涂于眼睑结膜上，再用盐水冲洗。如此，每 2 日洗疗 1 次，至急性炎完全退去为止。

慢性沙眼：治法各有不同。硼酸粉摩擦法，其效不甚显著。故眼科专家在学校内多改用枸橼酸铜软膏，用之不感痛楚，而功效亦佳。其法颇简捷，即用2%亡枸橼酸铜软膏，每3日上1次，俟沙眼将全愈时，改用5‰之硫酸铜液，每日滴3次，直至全愈为止。其沙眼之有滤泡者，可施挤压术。其法先用科卡印溶液点眼4次，每隔5分钟1次，使眼睑醉后，以扑连氏镊子将所有滤泡挤破，去其泡内物，复滴流动石蜡于眼内，以防黏连。其次之治疗法与慢性者同。沙眼治疗，可用印刷品学字14号记录之。

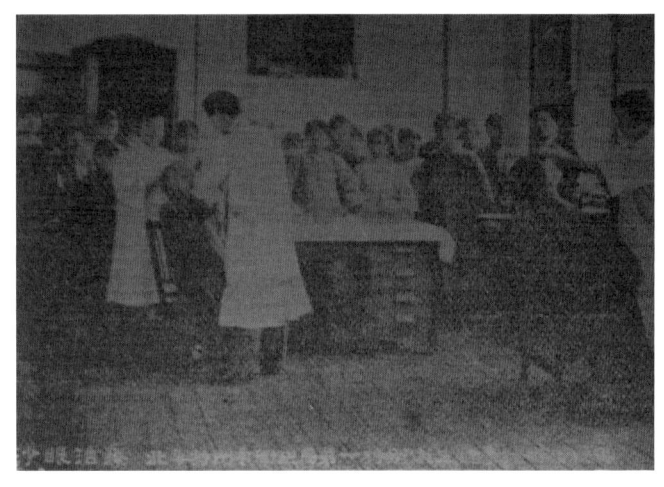

第三图　沙眼治疗

第三节　牙科

治疗学校儿童之牙病，宜设一牙科临诊处，聘一兼任之牙医，掌理诊治。其办理细则，略述如下：

一、此诊疗所，为处治学生牙齿之用，酌收手术费若干，贫者免费。

二、组织与管理，由主任校医担任之。牙医由主任校医任用之。

三、对于5至7岁之儿童（即小学一年级生），尤宜特别注意，因牙病多起于此期也。

四、每月工作，须有一详细记载。此项记载，可单用表册。如能附以齿列图形，则更佳。

五、当有一学校护士，或其他能胜任之人员，襄助牙医治疗疾病，并预备所需材料、器具及抄写等事。

六、牙科临诊处之设备。

1. 临诊处之光线，以由北面来者为佳。室内陈设，务求简单，桌1，椅凳二三及文件橱1具，即足。惟用水须充足，若无热水管，可备1煮水器。

2. 主要之器具如下：

椅、痰盂、磨牙机器1架，玻璃面桌1张，消毒器1架，牙科器具橱1架。此外应加入麻醉用器，牙科应用之器具，及药品、棉花、纱布等。

牙科器具之必需者如下：直拔牙钳8件，左右起子（撬子）2件，镊子1件，补牙器3件，补牙药粉匙子与磨光器，镀镍、骨制与玛瑙制开龈刀各1，勃拉克氏（Black's）切割器2件，双头降拔器6件，剥削器6件，探针3件，韩氏（Hampel's）补牙药粉容器、牙神经镊子1件、口镜3件、镊子3个，夹器2件，棉卷夹器2件，水注射器、气唧筒、粗钻1件，细钻数个，挺心棒2件，磨光片、齿槽清洁器1件，拔杀牙神经器1件，尖刀1件。

上述之牙科临诊所设备，需1000元之开办费。设一切器具购用半旧者，当更可节减也。

总之，临诊处之经常费中，除牙医与护士薪金外，每年如有500元，即可应付4000学生治疗之处。

第九章　记录

关于学校医务之详确记录，极为重要，自不待言。其记录之第一要义，如准确与简明，一切不必要之事件均应免载。

编月报及年报，可用印刷品学字 15 号。该纸第一直行下如填以日期，并记载每日之工作报告，可作月报。填以月份，并记载每月之工作报告，可编年报。又如填以学校名称，而记载各学校之每月工作或全年工作，即为各学校之每月总计或全年总计。

凡月报及年报，均由护士长编制之，并经主任医师之审核。月报应在次月 10 日前编就，年报则在每年 7 月 10 日前完成之。

学校医务月报与年报表①

（表格：三个月历网格，每个网格有1–31日列和一月至十二月行）

治疗种类		应用符号	治疗结果
1. C = Copper sulphate drops	硫酸铜液	W—Well	已治
2. E = Expression	挤压术	I—Improved	减轻
3. Z = Zinc sulphate	硫酸锌	U—Unimproved	未减轻
4. S = Silvernitrate	硝酸银	D. A. A.—discharged agamstadvice	不受治疗
5. B = Boric acid rub	硼酸粉磨擦		

---

① 编者按：该表题为编者据正文加，原书此处无表题。

学校医务日报表[1]

日期	附录	主治者签名

（注）此号印刷品用蓝色纸

学校卫生护士报告

护士_____

名或月日学据校份期	时间		学校卫士事务所工作					缺点矫正							一切预防					卫生教育		砂眼治疗		其他工作		
	学校	引导						眼	牙																	

总数

（注）此号印刷品用白色厚纸　　　　　　　　　印刷品学字15号

---

① 编者按：该表题为编者据正文加，原书此处无表题。

第十章　学校儿童之预防注射

预防之功效，远胜于治疗。近代医学之大进步，实基于此。

预防方法，可实施于我国者，有四种如下：（一）种痘。（二）锡克氏反应及白喉毒素抗毒素混合液之免疫注射。（三）肠热症（伤寒）预防注射。（四）霍乱预防注射。

第一节　种痘

种痘之事，我国民众已有相当信仰，无须先得家长之同意，即可施种，当不致发生何等障碍。肠热症、白喉与霍乱等之预防接种方法，尚未为民众所周知，故在施行之先，应得儿童家长之同意。其同意书格式（印刷品学字16号）如下：

预防肠热症、霍乱症或白喉症注射

家长同意书

某某机关学校卫生股医师大鉴

敬启者：兹闻尊处为预防霍乱症、肠热症、白喉起见，拟与各校学生施行预防注射，阁下对于此种注射，认为在预防上确有实益。弟极为同意，即请早日施以注射。幸甚！感甚！

家长签名

民国　年　月　日

（注）此号印刷品用红色纸　　　　　　　　　印刷品学字16号

种痘次数，不必每年行之，三年1次已足。学校于初次检查学生身体时，校医即应与学校当局议定，为全体学生种痘。此后每年，仅为小学校一、四两年及初中一年、高中一年之学生施行接种，即为三年接种1次也。

种痘之前,护士应向学校当局,索一应种者之名单,并预备一切材料。

种痘,可采用顾氏(Grubbe)法而略加以修正。即将上臂三角肌止点上部之皮肤,用酒精消毒,以左手握臂,使其皮肤紧张,右手取一已消毒之大号钢针,以相隔2粴之距离,割划长约1粴之平行线2道,深以不出血而有淋巴液之渗出为度。然后涂痘浆于伤处,以针尖敷匀之。再用消毒棉花,抹去余溢之痘浆,即毕事矣。可不必施以绷扎。因据详细调查之结果,凡施绷扎者,其染毒机会反较不施者为多也。若日后不幸痘痕染毒,腐烂生脓,则可用硼酸水洗涤,并包以消毒纱布,即以一般处治创口化脓之方法治之可也。

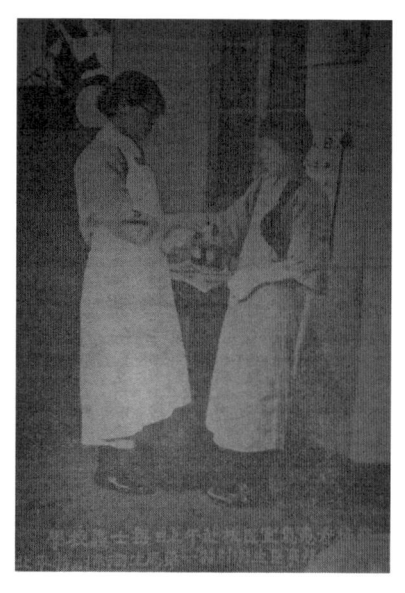

第四图　交换绷带

种痘之秩序与人员之支配,最宜注意。若学生人数不过500时,有种痘员2名,护士1名,教员2名,即足分配。教员2名中,其一管理学生之进入,即令彼等鱼贯而入,并使彼等各领印刷品学字2号之健康记录单;其一管理学生之退出,即于施行手术后,收回其健康记录单,令其退去。凡种痘,概由医师施行,护士则襄助一切。

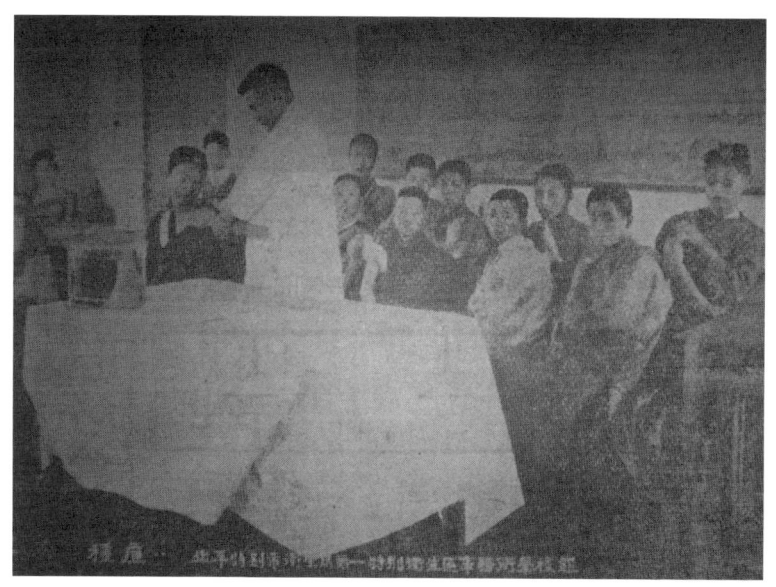

第五图　种痘

种痘室程序如能按下图实施，则秩序整然，施术亦觉便利。

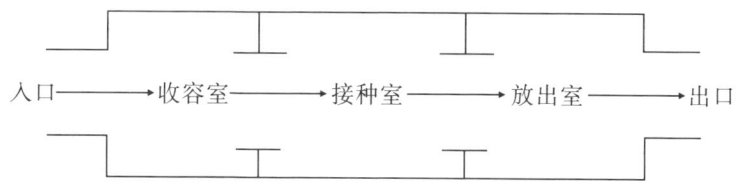

医师及护士对于受种之学生，可注意其足部反应，以定其个人免疫力之强弱。第 1 次之视察，宜在接种后 48 小时；第 2 次，在接种后 7 日。反应状况，可分四种，胪述如下：

一、接种反应或第 1 种反应：此项反应仅发现于未经接种，或免疫力已完全消失者。丘疹发现于接种后第 2 至第 5 日，反应之最烈时期在接种后第 8 至第 10 日，或第 10 日以后，丘疹消灭期约在种后第 14 日前后。

二、类似接种反应或加速反种：此项反应，发现于具有免疫力或曾患天花者。丘疹发现于接种后第 3 或第 4 日，未几即成脓疱。反应之最烈时间，在第 6 或第 7 日，痊愈异常迅速。

三、免疫反应或即时反应：此项反应，发现于含有强度免疫力者。丘疹发于接种后 48 小时以内，不成脓疱，且即行消散。

四、如无上列之种种现状，且至第 3 日以后亦无丘疹之发现，则对于该接种法之经过，有无错误，宜加以考虑。

第二节　锡克氏反应及白喉毒素抗毒素混合液之免疫注射

一、锡克氏反应（白喉症反应）

据科学的经验，证明人类血中无白喉抗毒素者，方能感染白喉。西历 1913 年，锡克氏发表一简单之试验，以证明血中有无白喉抗毒素，结果极为准确。试验之法，乃注射极少量之白喉毒素于真皮内，然后察视局部之反应。若无白喉抗毒素之存在，或仅含有不致发生效力之极微量时，则在 24 小时至 96 小时内，发现阳性反应，即注射部周围皮肤潮红，直径达 1 至 2 糎。此种现象，可稽延 7 日至 14 日。反应消退后，且常有外皮落屑，及经久不变之棕色色素沉着。至所谓毒素注射之极少量云者，即为海豚最小致死量之 1/50 与当量盐水 2/10 立方糎是也。

二、白喉毒素抗毒素混合液后之免疫注射

注射白喉毒素与抗毒素混合液后，则身体内因得白喉毒素而产生抗体。又因白喉抗毒素之中和作用，使毒素不致损害身体，且能激增抗毒素之产生。故毒素抗毒素混合液之免疫法，颇盛行于世。然亦仅限于有阳性锡克氏反应者。普通注射量，无论年龄大小，大约用 400 倍之海豚致死量并加适足以中和此毒素之抗毒素量（约4倍），加生理的食盐水而为1立方糎，注射于皮下。此项混合液，在应用以前，宜加慎重之试验，认明其配合确实合宜，然后用之，以免妨害身体。此种注射，每隔一星期施行1次，共注射3次，每次用同量之混合液。身体内抗毒素之完成，每至第1次注射后第3星期以后。注射后，多数婴儿并无局部或全体之反应。12岁以上之儿童及成人，则30%常有局部炎症与轻重不等之全身违和，约3日以内，自行完全消去。

第三节　预防伤寒接种

注射死毙之伤寒杆菌，以防御伤寒之法，今已认为有相当之效果。查我国伤寒症，极为流行，应劝告学生家长，使其子弟得承受此种免疫注射（可用印刷品学字12号）。儿童两岁以上，即可施行，计皮下注射3次，每星期1次。注射部以臂上三角肌之止点处为最适宜。先用碘酒行皮肤消毒，注射针宜刺入皮下组织中，注射后应有短时间之摩擦，星期六午后为此项注射之适宜时日。受此项注射者，宜于当日或晚间有安适之休息。

成人注射量——第1次为半立方糎，约含5万万伤寒杆菌及副伤寒杆菌A与B各35千万。第2次、第3次为1立方糎，约含10万万伤寒杆菌及副伤寒杆菌A与B各75千万。儿童之注射量，以体重为标准，如体重与成人相同者，亦可承受成人之量。

反应——局部反应为注射部皮肤之红痛发炎，通常约有手掌大，其反应大者，可上达腋下，下延手腕，但无须任何治疗即自行消散。全身之反应，普通不过一种轻微之违和，历24小时，亦自复元。间亦有发生较重病状之可能，如发热、肌肉疼痛、背痛等。故对于家长，应预先说明，以免误会。

免疫力——此项免疫法,虽可以预防伤寒,然并不能绝对防止,有时接种后,仍不免患该项疾病,惟经过必可轻减。又此项免疫力经过相当时日,即逐渐消失,故 2 年以后,宜再行接种。

第四节　预防霍乱接种

霍乱症,常发现于我国,故对于霍乱之免疫预防,亟宜加以讨论。虽其效果不若前者之显著,然在流行期中,此种接种亦应施行。西历 1895 年,哈福金氏在印度作第 1 次之霍乱接种。此项菌苗之配制及其注射手续,与预防伤寒接种相同,亦分为 3 次,每次注射 2 万万霍乱菌。其免疫力,约可保持 1 年。

第十一章 传染病之防范

隔离传染病症，实为学校卫生中之重要事务，宜特别加以注意。

学校中传染病症之隔离，可分为三期。第 1 期，病症之发觉。第 2 期，患者之隔离。第 3 期，病愈者之返校。

第一节 传染病之发觉

家长之观察：学童未上课以前，如呈病状，家长应为其请假，不送其入学，以减少传染之机会。

教员之视察：按既往经验，凡检查学生之有无患病，以教员为最精确。若欲医师每日将全体学生诊视，为事实上所不可能。反之，教员常与学生接近，而其所处之地位，实与传染病之发见，有重大之辅助。印刷品学字第 13 号中所举种种病状，对于教员应用甚便。

护士之视察：教员每日视察全数学生，而护士则在一固定之时间视察之。凡学生有病状者，由教员转送于护士。如该生有传染病之疑时，护士应先注意其喉部充血与白点，以及皮肤出疹之有无。如有白喉、猩红热，或败血性喉痛之可疑时，护士宜拭取咽喉分泌，行接种培养。若认为有传染性者，应即将该生隔离，并填一名单，通知教员。

教室观察：护士应每月巡视全校教室各 1 次，又凡有 1 日以上之假期后，护士亦应巡视 1 次。其手续如下：

护士应先对学生说明视察之意义。

第五表　儿童传染病拒绝入校规则（原稿系美国纽约省卫生部编）

表格内容因图像分辨率不足，无法清晰辨识，此处从略。

* 患老家某病者有某种免疫力。天花接种有效或白喉锡克氏试验阴性，均有免疫力。

** 上列拒绝入学规则为省教育委员议决后所采取者。

消毒：个人消毒及清洁，包括身体、头发，必须用水及胰①洗过，仔细刷牙漱口。一切衣服完全更换（或只换内衣，并将外衣在室外反复扫刷过）。

注意：学生患有上例各病或扁桃腺炎、疥疮、沙眼等之后，于入学时必须呈缴校医之证明书，方准归校。除最后三病外，此种证明书同时必须有卫生管理员或学校卫生检查员之签字。

---

① 编者按：胰即肥皂。

护士凭窗，命学生按排起立，卷袖伸手，次第行过护士之前。斯时护士应注意学生全体清洁状态，发、耳及口腔之情状，手部皮肤有无脱屑，头发间有无斑点。视察时，护士不得与学生接触。若护士发现学生有传染病之嫌疑者，即将该生引至护士诊室，作详细检查。如决定有病，而曾与病生接触时，护士当用"赖素"（Lysol）水①洗手，以资消毒。

如护士发现某生患有传染危险之病症者，当即就商校长，将该生送交亲属，隔离疗治之。俟其痊愈后，方许返校。在未隔离之前，宜先使学校当局了解，并得其同意。

学校中应隔离之传染病如下：水痘、白喉、流行性脑脊髓膜炎、麻疹、流行性腮腺炎、急性脊髓前角炎（小儿麻痹）、猩红热、天花、败血性喉痛、百日咳、疥疮与虱病。

校医与护士应熟悉上列各种传染病初起时之现象，隔离方法与日期可参考第五表。

第二节　学校学生传染病之隔离

凡学生之应隔离者，由学校护士填写印刷品学字17号，共4张：其一送交学生家属，其一送交卫生机关之传染病科主任，其一送交校长，其一留存备用。此种办法，甚为简单，不费时间。

送交家属单之背面，须填写应行隔离之传染病病名与其隔离时间。隔离单之正面右方，填送家属，其左方填送卫生机关传染病科主任。

送交校长者，与送交家属者相同。而送交卫生局传染病主任者，与留存护士者相同，是用复写纸，手续甚简。

附隔离单式（印刷品学字17号）。

---

① 编者按：赖素水即煤酚皂溶液，一种消毒液。

第一张正面

隔离儿童报告书

迳启者：

　　学生　　经某某卫生机关检查，患有疑似　　传染病证，特嘱其归家，速请名医详细检查，并断定是否系传染之症。如经医师断定非传染病，即请嘱该生亲带医师证书回校呈验，以备参考。如尊处不便延请名医，务请通知敝校校长，或学校护士，准可代请某某卫生机关医师前往诊治。诊金与车马费一概不收。在未经医师诊治之前，请暂将该生隔离以防传染他人，是为至祷！此请

　　　　　　　　　　　　　　　　　　　　先生台鉴

　　　　　　　　　　　　　　校长　　　敬启

　　　　　　　　　　　　　　学校卫生护士

　　　　　　　　　　　　　　中华民国　　年　月　日

　　　　　　　　　　　　　　　　（交与家属）

传染病隔离报告

某某卫生机关存查

学校　　　　　　　　　　隔离原由

学生姓名

学生住址

其他记录　　　　日期　　　　　签字

印刷品学字第 17 号

第一张背面

传染病隔离日期表	
传染病名	隔离日期
（一）水痘	14 天
（二）白喉	14 天
（三）流行性脑脊髓膜炎	退热后 14 天
（四）麻疹	7 天
（五）腮腺炎	至愈后 7 天
（六）脊髓灰白质炎	21 天
（七）猩红热	21 天
（八）天花	14 天
（九）败血性喉痛	至愈后 7 天
（十）百日咳	21 天
（十一）疥疮或虱子	治愈为止

（注）此号印刷品用淡红色纸

第二张正面（可以复写其背面印有隔离日期与第一张背面相同）

隔离儿童报告书

迳启者：

学生经某某卫生机关检查，患有疑似　　传染病证，特嘱其归家，速请名医详细检查，并断定是否系传染之症。如经医师断定非传染病，即请嘱该生亲带医师证书回校呈验，以备参考。如尊处不便延请名医，务请通知敝校校长，或学校护士，准可代请某某卫生机关医师前往诊治。诊金与车马费一概不收。在未经医师诊治之前，请暂将该生隔离以防传染他人，是为至祷！此请

先生台鉴

　　　　　　　　　　　　　　　校长　　　　敬启
　　　　　　　　　　　　　　　学校卫生护士
　　　　　　　　　　　　　　　中华民国　　年　月　日
　　　　　　　　　　　　　　　　　（校长存根）

传染病隔离报告	
护士存根	
学校	离隔原由
学生姓名	
学生住址	
其他记录　　日期	签字

（注）此号印刷品用蓝色纸　　　　　　　　印刷品学字第 18 号

隔离规则：下列之隔离日期与第五表美国纽约省卫生部订定者，稍有差异。因各国对于此点，尚无确定之标准。

应隔离之疾病	隔离日期
水痘	发病后 7 日
白喉	至少发病后 14 日
流行性脑脊髓膜炎	至热度完全退净 14 日以后
麻疹	至少发病后 7 日后
流行性腺炎	消肿后 7 日
急性脊髓前角炎（小儿麻痹）	发病后 21 日
猩红热	至少发病后 21 日
天花	至少发病后 14 日
败血性喉炎	病状消灭后 7 日
百日咳	至发生后 21 日
疥疮与虱	痊愈以后

学生既经隔离，医师与护士不应再加干预。医治方针，当由家属主持。惟按照我国现状，多数家属不知选择医师，且以经济关系，不能就医。故卫生局医师，应在可能范围内，尽施医之义务。所有隔离学生数目，应填入印刷品学字 18 号，于每月终送交学校卫生主任医师。

隔离记录（印刷品学字 18 号）

传染病隔离记录

学校

年级	房号	姓名	年岁	住址	病症	隔离日期	入校日期	隔离日数

下列 12 病症必须隔离：水痘、白喉、流行性脑脊髓膜炎、麻疹、耳下腺炎、脊髓灰白质炎、猩红热、天花、败血性喉痛、百日咳、疥疮、虱子。

某某卫生机关学校卫生股

（注）此号印刷品用蓝色纸　　　　　　　　　　　　印刷品学字 18 号

第三节　病愈回校

所有病愈回校，或不知原因而离校 3 日以上，复行返校之学生，应送交护士，由护士填写复学证。该项证单，护士应自留 1 份。

印刷品学字 19 号复学证

某某卫生机关学校卫生股

通知级任＿＿＿＿＿＿＿＿＿＿＿日期＿＿＿＿＿＿＿＿＿

请准学生＿＿＿＿＿＿仍旧上课

备考＿＿＿＿＿＿＿＿＿＿＿＿＿＿＿＿＿＿＿＿＿＿＿

＿＿＿＿＿＿＿＿＿＿＿＿＿＿＿＿＿＿＿＿＿＿＿＿＿

学校卫生护士＿＿＿＿＿

注意：凡学生因病停课或无故停课 3 日以上，在其未上课之前，须向护士领取此证，呈送级任验明后，方准其继续上课

（注）此号印刷品用白色纸　　　　　　　　　　　　印刷品学字 19 号

第十二章　学校环境卫生

完备之学校环境卫生，不仅能预防学生疾病，且能促进学生之卫生观念，而实施于家庭与社会。

校医对于其所管辖之各校，当详细检阅，每年最少 1 次。检阅后，须作报告书。如认为有改良或建设之必要时，当尽量提出。此外，医师及护士，当随时督察学校之卫生。

学校环境卫生状况，应注意之点甚多。下述各点，并非最完备之卫生设施，不过适合于今日之学校状况而已。俟教育经济稍为充裕，此项设备之标准，亦须同时提高。

第一节　学校建筑物之全部

校址虽多已固定，但仍应依照下列各点尽量注意。惟以种种原因于校址一层，往往不易选取合宜之地点，但亦必尽力选择，以符合各项根本原则。

学校所在地，宜交通便利。但宜清静，避去喧哗及一切诱惑。地基宜高而干燥。

I、L、T 及 H 字形之建筑，均较四方形为妥。因上列各种形式，皆可使室内光线充足，空气流通。课室之位置，宜使窗户直接东向或西向。因东向之窗，日光常在上课之前照入；而西向之窗，日光则在下课之后照入，均属适用。

全校建筑，应以教室之多寡计算之。普通教室，定为长 32 英尺，宽 24 英尺，高 13 英尺。

第二节　光线

一、教室玻璃窗之面积，与地板面积比较，应在 1∶4 之比以上。若系纸窗，则为 1∶3。但四壁宜洁白，以防光线被壁色所吸收。

二、光线宜从学生之左侧射入。

三、教室墙壁及天花板，宜作淡灰色或浅绿色，外层不宜过于光滑以防反光。

第三节　空气之流通与温度

流通空气之设备，其目的在使室内有适宜之温度及空气之流通。如室中空气之碳酸气略超过普通空气所含有之量时，于卫生本无妨碍。近代之通气法，实非关于碳酸气之多寡，而根据于空气之流通、湿度与温度三者。如三者适中，则空气流通，即属完满。

一、关于温度，冬季以热气管与蒸气管为最适宜，否则炉火亦可，惟须有炉围及烟囱之设备。

二、空气固宜畅流，然不可有穿堂风。

三、窗户宜常开放，如有不能之时，则每日上课之前、散学以后，及在休息时间，可将窗户开启，使空气充分交换。如在冬令，开启之时间不宜过久，否则空中将趋于寒冷也。

四、每室应有寒暑表1具。教员应负责保持室中温度，使其常在摄氏表18度至21度之间。又空气不宜太燥，应有40%至70%之湿度。如过于干燥之时，可于火炉上置清水一盆，使蒸发水气以补救之。惟宜时时加水，以防煮干。

五、每生应占教室之地面积约20方尺，空气体积200立方尺以上。

六、寄宿舍中，每生最少须占空气体积300立方尺。

第四节　环境之清洁

一、每日打扫，宜在上课之后，不宜在上课之前。扫时可倾倒浸湿木屑于地板上，以防尘土飞扬。

二、禁止随地吐痰，公共室内宜置痰盂。

第五节　教室之卫生设备

教室设备之合乎卫生与否，于学生之畸形实有重大关系，故当注意下列各点：

一、椅高应为学生身长之 2/7，最好能高低自如者。

二、书桌应为学生身长之 3/7，最好是能高低自如者。

三、桌面宜盖过坐椅边 2 寸。

四、椅边至椅背，应距离 10 寸半至 14 寸半之间。

五、桌椅高低合度，使双足安置适当。所谓安置适当者，即足部宜平置于地面，大腿平行，小腿直立，使写字坐态正直。

六、黑板宜深黑，并正对光线。但板面不宜过于油滑，致光线反射炫耀。

第六节　学生用品之卫生设备

学生用品设备之不卫生，常为传染之原因。故对于学生应有下列之供给：

一、每生有专备之饮料。

二、每生有专备之巾布。

三、每生有专备之面盆。

四、寄宿舍有浴室之设备。

第七节　饮食料之卫生

一、沸水应贮于封闭箱中。

二、水宜煮沸后始可饮。

三、厨房及食堂宜遍装纱窗。

四、学校周围，不准摊卖食物。

第八节　除秽

学校对于除秽，最要者实为厕所。下列各点，宜加特别注意。

一、厕所宜使苍蝇不易飞入。男女厕所,宜远加隔离。

二、厕所之多寡,在学校之有寄宿舍者,可照下列比例计算。若学校无寄宿舍,则厕所数目,可减少1/3。

小学校学生之数目	女厕	男厕
1—30	2	1
30—50	4	2
50—70	5	3
70—150	6	4
150—200	8	5
200—300	14	7
300—400	18	8

中级学校,无如许厕所之必要。每女生15至100名,应设一厕所。

三、小便室大小,应照每百人有10座之比例计算。

厕所最宜用西式便桶。如因经济困难,不克有此种设备,则便桶厕所颇为适用。男用之便桶厕所模形,附图如下。置桶处,宜用加料混凝土制造。桶可用木板制成。桶之面积,长宽各3英尺,口面积为长2英尺、广8英寸。盖及脚踏可不设备,内藏有白铁桶1只,为装载粪便之用。其体积为长2尺4英寸、阔3英尺、高1英尺,用白铁造成。桶边宜圆,以便洗刷。

置桶处不宜过大,俾便保持清洁,及固定便桶于一定位置。

厕所密置纱窗,以防苍蝇出入,传播病菌。

第九节 游戏场

每生最少占有50方尺之游戏场面积。

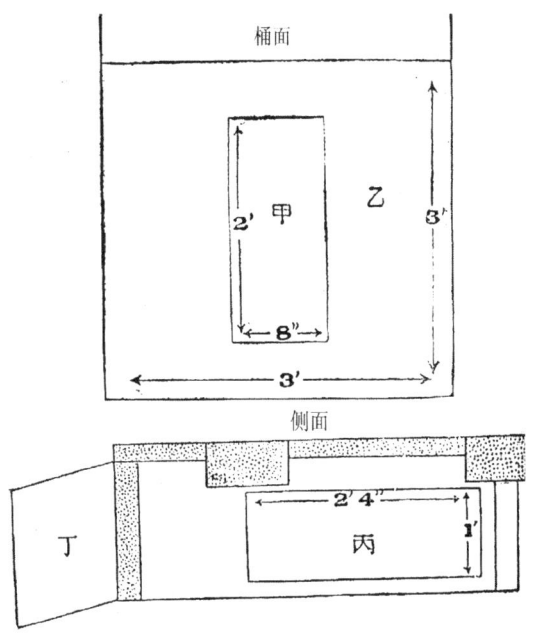

第六图　简单便桶图形

甲：桶口长2英尺，阔8英寸。　　丙：白铁桶长2尺4英寸，高1英尺。
乙：混凝土桶面长阔各3英尺。　　丁：侧面开后可将铁桶拿出清洗。

第十节　防火设备

一、各室应有防火设备，如水喉、救火药筒等。
二、楼梯走廊宜宽阔，易于行走。
三、各生有防火之习演。

第十一节　卫生室及病室

凡学校有学生百人以上者，应有卫生室1所。其有寄宿舍者，应添设病室。病室收容有病学生及须隔离者。设备之状况，应视学生人数及学校经济为标准。

卫生室为医师及护士作业之处，由学校设备布置种种，每年学校视察以后，其卫生状况照下列之款式计算之，借为进行之测验，并可与其他学校互相比较。兹列举卫生状况11种，并加假定分数如下。各项共数为100分。有寄宿舍之学校，与无寄宿舍之学校，其假定分数各有不同。所谓有寄宿舍之学校，是指学校之有 2/10 学生寄住校内者而言。如住宿生不过 2/10 者，统编入无寄宿舍一类。

卫生状况及计分标准表[①]

卫生状况	设施完备分数	
	无寄宿舍学校	有寄宿舍学校
一、校址	3	3
二、光线	3	2
三、通气法	25	20
四、清洁	4	3
五、卫生设备	5	4
六、学生用品卫生状况	10	10
七、水与食品	8	18
八、除秽	5	8
九、游戏场	10	5
十、避火设备	7	7
十一、卫生室、病室	20	20

---

① 编者按：该表题为编者据正文加，原书此处无表题。

第六表 学校环境卫生调查报告表

该校名称		地址	
项目	设施完备分数	调查状况详明不完备之点	调查分数
一、校址			
二、光线			
三、通气法			
四、清洁			
五、卫生设备			
六、学生用品卫生状况			
七、水与食品			
八、除秽			
九、游戏场			
十、避火设备			
十一、卫生室（病室）			
共数	100		
改善方法			
中华民国　　年　月　日			

第十三章　卫生教育大要

卫生教育之目的有三：（一）养成儿童实施卫生之习惯。（二）使儿童对于保持健康、预防疾病，领受相当之智识。（三）使儿童对于社会卫生，具有正确之观念。

在儿童教育期间，其个人之健康及其卫生知识，应居教程之主要。且欲达到此项目的，一方面，应实施卫生课程；一方面，无论何种课程，均当与卫生健康问题加以联络。然查今日吾国，学校之卫生教育，则不过强迫儿童，使其记忆肌骨、血管等名目而已，实无甚意义，绝对不能达到卫生教育之目的，殊有改良之必要。

卫生教员，须具有充分之卫生知识。故在师范学校内，应特别注意卫生一科。

教员之举动，常为学生所仿效，故宜先自养成良好之习惯，以为学生之模范。各级主任教员，并应重视卫生教科，与国文、算术、地理、历史等同等看待。然后卫生知识，始得充分灌输也。卫生课程应具之纲目，分述如下。

第一节　小学校之卫生教育

小学校卫生教育，应以养成儿童实行卫生习惯为主要目的。因儿童在10岁前，最富于仿效性，一生习惯，多在此时期内养成之。故欲儿童养成良好习惯，应由小学校入手。此外，并可于课程内加入简明之生理及预防疾病学识。对于下列各项卫生习惯，应特别注意：

一、个人清洁（洗脸、洗刷指甲等类）及衣冠整齐。

二、每日早起及睡时、各刷牙1次。

三、饭前及大小便后应洗手。

四、每星期最少洗浴1次。

五、咳嗽及喷嚏时,用手巾遮护口鼻,以防传染他人。

六、不用公共茶杯、面巾。

七、每日按时大便。

八、每日睡眠8小时至10小时,如非过于寒冷,务将窗户敞开。

九、除学校体操课程外,每日至少运动1小时。

十、正餐外,可用水果,惟不可零食。食时须细嚼。

习惯成自然,只须持之以恒耳。以上各项,皆卫生习惯之最著者。此外,关于心境之修养,眼、耳、鼻、声带之保护,指趾甲及头发之剪理,亦须说明。至于随地吐痰,口咬手指,食时不细嚼,摄取不易消化之食物,用公共面布、茶杯,以不洁净之手揉擦眼部,以及其他不卫生之举动,皆当有充分说明,而绝对禁止之。以下之规定,系由美国 Mansfied and Richland County, Ohio 拟订,虽不甚适合于吾国情形,惟其用意所在,不无可取之处,故译述之以供卫生教育家之参考。根据此项规定,学校每级每年应有10小时之卫生教育,分述如下。

第一年

一、普通清洁:每晨来校,冠容整洁(头发、面部、颈项、耳、牙、手、指甲、衣服、靴、手巾),桌椅、游戏场等之清洁。又体内清洁,即早起大便,每日饮水4杯,多食素蔬、水果等。

人身必须清洁,清洁使人精神舒畅,朋友乐为吾伴,教员乐为吾助。

二、饮食:吾人需要饮食,以资成长。

每晨赴校前,须食适宜早餐,五谷能使吾人发育,菜蔬、水果使吾人快适,牛乳为儿童之良友。

三、牙齿:每晨刷牙1次,各备牙刷,并宜将牙刷保存清洁、练习刷牙方法,不可稍忽。

四、运动:运动种类甚多,各行其所好为宜。

训练各种游戏,竞争游戏。

五、新鲜空气:无论在校在家,均宜注意新鲜空气,学生要明了其由何而来、如何得入身体。

六、预防疾病:饮食前洗手,大小便后洗手,禁止与有病者戏嬉。身体有病,即告知母亲或教员。

七、保护视力:看物之时,不可用眼过于逼近,不可用手指揉擦眼睛。睡眠充足,则视力敏捷。

八、护耳:每晨洗涤外耳,绝对不可用物括擦耳道。

九、睡眠与休息:早睡,昼间疲倦即宜偃息。

十、预防意外:游戏场中如有碎石或短棍等,宜放置他处。不可以玻璃或尖锐器物为游戏器具,不可步履腐木上。步行街道时,宜顾前顾后,小心预防汽车之轧伤。

第二年

一、个人清洁

1. 赴校时,必须冠容整洁,其故安在?美观、心爽、受人欢迎。书籍纸张,均保清洁。身体易进于健康。

2. 洗浴:温水肥皂并用,每星期洗澡1次或数次。

3. 环境:离校时,校室收拾整洁,出入刷靴。

4. 体内清洁:食取带糠之五谷。

水果宜鲜食,并酌量多食植物菜类与多饮清水。

二、食物

1. 牛乳为儿童之良友。

牛乳发育肌骨,辅助牙齿,增加体重,保全健康。

2. 其他良美食物。

3. 麦及其他谷类。

4. 菜蔬。

5. 桃、李、葡萄及其他水果。

6. 鸡蛋、腊肉、马铃薯等。

三、牙齿

每日晨起、睡前刷牙,酌用净盐、牙膏或牙粉。牛乳有益于齿。刷牙时应知如何运用牙刷。

四、运动

户外运动之利益何在?锻炼身体,呼吸新鲜空气,享用日光,可致面色红润,饮食增加,发育旺盛,感觉爽快,助人快乐。

五、新鲜空气

吾人须吸新鲜空气,其故安在?保持健康,避除感冒,工作较快,饮食增加,发育完美。皮肤亦需要新鲜空气。衣服过于密厚,有阻碍新鲜空气之弊。故在室内时,宜将毛衣、套靴等脱去。

六、预防疾病

铅笔、手指及其他物件,不宜与面部接触。其故乃因手指常不洁净,铅笔时常落地,且常为他人所用,病菌由口鼻而入。手巾宜每日洗涤,以避污秽。

七、保护视力

1. 运动时宜注意护眼,勿以尖锐器物为玩具。

2. 保护他人眼球,不用指接触他人之眼球,不向他人撒掷灰沙或其他物件。

3. 睡眠充足,勿晚睡。

八、护耳

除清洁棉布外,不可用他物括擦耳道。勿将针及铅笔,或其他物品插入耳内。

九、睡眠与休息

每夜睡眠 10 小时,睡时窗户畅开。睡时发育最快,饮食前须休息。

十、预防意外

勿伸足,以防他人之跌仆。上下楼梯,留心失足。远避洞穴及危险地方,远避河坑,以防跌入。穿过街道时,宜环视左右,以防车辆。

第三年

一、清洁

1. 如何能使身体皮肤保持清洁?
2. 皮肤腺管之作用。
3. 吾人如何能知皮肤有排泄污物之能力?
4. 若皮肤腺管阻塞,其影响如何?
5. 多饮清水之利益。
6. 洗浴之利益何在?常洗衣服之利益何在?
7. 借穿他人衣服之危险。
8. 身体清洁,则心神爽快,其故安在?

二、食物

1. 各种食物之功用。
2. 淀粉、糖、脂肪,能产生体温。
3. 鸡蛋、牛乳、肉类,建造身体组织。
4. 菜蔬、水果,使吾人身体快适。
5. 植物性菜类,为身体之清道夫。维他命(活力素)辅助发育,保持健康。

三、牙齿

欲使牙齿清洁，应备下列用品：

1. 牙刷之毛部宜松，且须有适宜之硬度。
2. 食盐、牙粉或牙膏，可用以去污垢。
3. 清水以资洗涤。
4. 如何使用牙刷？
5. 由上而下，由下而上，注意擦刷。

四、运动

1. 运动与身体之关系。
2. 能使儿童呼吸深足，胸部扩张，肌肉发达，以适宜于工作。
3. 使儿童彼此共同游戏，养成和爱待人及处世公正之心理。
4. 使儿童饮食增加，体量增进，及新陈代谢之机能旺盛。

五、新鲜空气

1. 新鲜空气，由肺入内部，甚为重要，且得日光直射皮肤，使儿童健旺。
2. 新鲜空气使血液清洁，皮色佳美，双颊红嫩，而增进儿童对于工作之兴趣。

六、预防疾病

1. 当咳嗽及喷嚏时，用手巾遮护口鼻。因咳嗽与喷嚏，可促进病菌入空气中，以传染于他人。如用手巾遮护，则病菌之传播自然阻止。儿童不可借用他人之手巾。
2. 勿用他人之脸盆，不着他人之衣服，不用他人之大小便具。

七、保护目力

1. 读书姿势，如何合宜？
2. 面部不宜受强烈日光直射，不宜坐于黑影下。书与眼距离，至少 12 英寸。如视力不强，须通知教员，常闭眼，以资休息。

八、护耳

1. 耳聪宜加训练。

2. 吾人宜专心训练耳力。耳力强健，无论在教室内，或游戏中，均有无限帮助。耳聪可防意外危险，并使吾人享受许多幸福。

九、睡眠与休息

1. 睡眠如何使其充足？

2. 睡前勿饱食，更换昼间衣服。

3. 温水浴助人入睡，被褥宜轻暖，空气宜充足。

4. 房屋宜清洁，思想宜乐观。

十、预防意外

1. 何谓安全之游戏地点？

2. 运动场、庭园及街道，如何免除危险？

3. 何以下列各地有危险？铁路附近、河岸、未完工之建筑、沙坑、电杆、汽车偏放处①。

第四年

一、普通清洁

1. 保持身体内部清洁之方法。

2. 运动足以促进废物之排泄，饮水使肾脏机能旺顺。水果、蔬菜、脂肪、粗谷，皆能助通大便。大便须有定时，少用泻药。

3. 书桌、地板、书籍，均须整洁。

---

① 编者按：即汽车停放处。

二、食物

下列各项恶习,与吾人之影响如何?

1. 用水冲吞食物。

2. 膳间零杂饮食。

3. 睡前饱食。

4. 过量糖食。

5. 常食油炸物、冷果、冷饭。

6. 早饭前出外。

三、牙齿

1. 牙齿如何可以强健?

2. 适宜之饮食,如牛乳、蔬菜、谷食等含有矿质,能使营养成分充足,改良血液性质。

3. 摄取硬性食物,以运用颚骨。

4. 每日使用牙刷,保持牙齿清洁。

5. 每年请牙医检查2次,以防龋齿。

四、运动

下列各项运动,有益身体,其故安在?

1. 运动场中拾取废纸。

2. 在学校中自造钳盒,以供使用。

3. 集柴起火。

4. 锯木。

5. 扫雪。

6. 摘果子等。

五、新鲜空气

如何使新鲜空气进入身体?

1. 时常接近新鲜空气。

2. 借运动,使有深长呼吸。

3. 衣服宜舒松，以适于胸部膨胀。

4. 姿势宜端正，以利呼吸，使不受阻碍，不发生感冒。

六、预防疾病

杯盘及食物，皆为传染病菌之媒介物。

1. 公用茶杯之危险。

2. 不洁之饮食物及杯碗，绝不可用。

3. 欲使杯盘洁净，必须备有热水、肥皂，充分洗涤之。

4. 果酱及糖果等，多食之危险。

5. 病人房间内之饮食物，不可取用。

七、保护视力

眼之保护法如何？

1. 眼之构造精密，易于染病。

2. 木屑、灰尘及沙土入眼之危险。

3. 游戏之危险。

4. 读书时间过久之害。

5. 勿于强光或微暗处读书。

6. 眼红或受伤时，宜即就医。

八、护耳

耳失聪之害处如何？

1. 在学校不能听讲，功课必无进步。

2. 在街中不能闻声，有遇险之害。

3. 无线电、留声机、电话、优美音乐，均不能享受。

4. 耳痛或耳聋，均须就医。喉痛亦须就医。

九、睡眠与休息

若有以下习惯或情形时，则其影响于睡眠为如何？

1. 将窗户尽闭。

2. 口呼吸。

3. 病痛及咳嗽时。
4. 昼间有忧急之事。
5. 以不舒适之位置睡眠者。
6. 被褥过厚。
7. 食物不摄生。①
8. 寝室中燃用煤气炉时。
9. 屋之四周喧扰。

十、预防意外

下列各项游戏，有引起意外危险之弊。

1. 用口舌玩火柴。
2. 用火试燃瓶内未经认识之物，而视其能否燃烧。
3. 拾得形似糖果之物品，而取食之。
4. 在树林中采食不认识之果子。
5. 电线附近游戏。
6. 穿过街道时，不顾左右。

第五年

一、普通清洁

1. 食道及其清洁方法。
2. 舌之功用。
3. 胃消化时之动作，及胃液之作用。
4. 小肠之长短、大小、温度、肌肉动作、内容之性质，及吸入血管之经过。
5. 大肠之长短、大小、温度、内容性质，按日排泄之重要，及排泄物之毒质。

---

① 编者按：此处讨论影响睡眠的情况，应是"食物摄生"。

二、食物

食物在体内之变化如何？

1. 口部：物体变化，由淀粉而成糖质。

2. 胃部：消化液之作用，肌肉动作之意义及蛋白质之变化。

3. 肠部：肠内不消化渣滓之作用，肠肌动作之意义，吸收营养料之方法，营养料在体内之经过。

4. 肝之作用：血之成分、糖质、蛋白质、脂肪、矿质、水分及其来源。

三、牙齿：牙之发育史

1. 乳齿生时状况，其数目、性质，及暴露之时间。恒齿何时起始？其成分如何？其发达中所需之食物如何？

2. 牙分数种，每类若干。乳齿及6岁时牙之地位及重要。

3. 牙之构造，牙之营养，牙神经之位置，牙病之原因，釉质及齿质之性质。

4. 司牙齿动作之肌肉，硬性食物之重要。

四、运动

1. 运动时，身体中有何种变化？

2. 肌肉情形如何？肌肉系之范围，心脏肌肉。

3. 肌肉之功用。

4. 肌肉之主管神经。

5. 适宜运动之功用：助消化，利排泄，助睡眠，生肌肉，养心机，促进血液循环，并多得空气入肺。

6. 个性所喜之运动，获益最多。

五、新鲜空气

1. 新鲜空气入身，其变化如何？

2. 空气如何得入身体？肺组织之性质，胸部及全身肌肉。

3. 肺脏如何工作？

4. 新鲜空气如何为人身有益之物？

5. 何谓排泄物？

6. 氧气与二氧化碳之交换次数，及其用处如何？

7. 氧气在人体中之功用。

8. 空气与人生之关系。

六、预防疾病

1. 身体如何染病？

2. 刀伤或抓伤，须保持清洁，并搽碘酒，以防病菌之侵入。

3. 裂创或刺伤、枪伤、咬伤，须预防破伤风及狂犬病。

4. 寄生虫入皮肤所传染之疾病，如钩虫、疥虫等。

5. 由耳、鼻、口而传染之病。

6. 预防法：两手清洁，禁食秽物，未食前先将食物洗涤清洁。

7. 饮清洁之水及牛乳，在病室中不可取用食物。

8. 由于使用他人大小便器，而传染之疾病。

七、护眼

1. 眼为一构造精密之器官，须加意保护。

2. 眼与照像镜之比较，透镜、暗室、底片、镜口弛放收缩，主管器有用期间及价值等种种比较。

3. 保护视器之方法：眼球清洁，眼镜清洁，勿运用过度。

4. 预防损伤，切勿使用公共面巾，睡眠充足，勿乱投药剂。受伤或病，宜就医诊治。

八、护耳

1. 当吾人听音之际，身体内有何种变化？

2. 何谓声？

3. 声浪在身中所经过之部位。

九、睡眠与休息

1. 睡眠时，身体中所起之作用如何？
2. 图书说明，如大脑之两半。脊髓、脑神经之交叉，及各神经分枝，散布于全身之状。
3. 以身体比工厂：厂主（脑）、助手（脊髓及各神经）。
4. 神经之工作，在运用肌肉传达消息。当神经休息，则吾人睡眠，惟仍使呼吸、心跳及食物消化等照常进行。身体之发育，于睡眠时仍能进行不已。

十、意外预防

1. 如何应用三角形绷带？
2. 救急术注意之点何在？
3. 绷带之意义。
4. 如何制作三角绷带？
5. 如何绷扎手足、耳、眼及颈部之绷带？
6. 如何插用安全针？
7. 如何试验并运用绷带之能力？
8. 如何绷扎头部、颐部、胸部及肩部之绷带？

第六年

一、普通之清洁

1. 血液如何保持清洁？
2. 血液在体中循环，犹如舟车转运货物。
3. 心为压力机，使血液流通。
4. 氧气与二氧化碳在肺中交换。
5. 肝之清血作用。
6. 肾之清血作用。
7. 吾人如何辅助血液工作之进行？

二、食物

1. 吾人如何能得充分之营养？
2. 所需要食物之种类及每类之功用。
3. 每种之主要食物。
4. 食物配合法：食物温度，温热食物能辅助消化，选用良美食物之习惯及其影响。
5. 心理作用与消化力及食欲之关系。

三、牙齿

能影响牙齿健康之习惯如下：

1. 母亲饮食习惯之影响于儿童齿牙。
2. 牛乳及蔬菜之重要。
3. 乳齿保护法。
4. 清洁及修补。
5. 食物合宜与否？
6. 牙刷等应避免坚硬。
7. 糖食过多，易生龋齿。
8. 每年请牙医检查 2 次。

四、运动

影响运动之习惯如下：

1. 适宜之衣服。
2. 运动与休息，应斟酌分配。
3. 选择运动最宜之时间。
4. 每日适量运动，不宜过多。
5. 运动后洗浴。
6. 禁止有害身体之运动。

五、新鲜空气

阻碍新鲜空气进入身体之各种情况如下：

1. 身体姿势不正。

2. 扁桃腺肥大，腺状增殖。

3. 伤风、肺炎与肺痨等。

4. 空气中灰尘烟雾太甚。

5. 无烟囱之火炉。

6. 炭炉使氧气减少。

7. 衣服过于重厚。

8. 窗户紧闭，新鲜空气不能进入。

9. 意外危险。

10. 呼吸过深且过多。

11. 重伤。

12. 淹溺。

13. 吸入毒气。

14. 触电等。

六、预防疾病

1. 病菌在人身中之繁殖情况。

2. 病菌常入吾人身体，但身体亦常具有相当抵抗力。

3. 吾人身体，具有适合病菌繁殖之良好条件，如温暖、水分、黑暗、养料等。

4. 身体疲劳、天气寒暑过度、足部潮湿、龋齿、扁桃腺病、睡眠不足、营养不良、空气污浊、食物不洁、不卫生等习惯，均能使人身抵抗病菌之力量减少。

七、护眼

1. 如何查察眼病。

2. 眼之变态，如发红、脓性分泌物、多泪、歪斜、变色、热感、肌肉发跳、局部疲倦、视力不足、头痛及形似外物之激刺，皆病象也。或由于运用过度，或由于受伤，或由于感染微菌，或其他疾病所致，皆宜速行就医。

八、护耳

影响耳力之情况如下：

1. 专心静听。

2. 事务繁忙。

3. 耳之外部受袭击，可伤鼓膜。

4. 伤风或喉病，可由欧氏管波及耳内。

5. 鼓膜发炎，或中耳化脓。

6. 麻疹、百日咳、猩红热。

7. 如有耳疾，宜即就医。

九、睡眠与休息

1. 睡眠与吾人面貌、行为、发育及事业成功，均有关系。

2. 睡眠不足之害，如眼周围发黑、面神迟钝、心理离奇、体量不见增重，及不能与人合作。人不爱我，我亦无成功之望。

3. 睡眠充足，则目力健强，神经敏捷，言辞灵利，思想锐敏，与人居处相安，受人爱慕，对我成功，自有大望。

十、预防意外

1. 预防失火及火伤。

2. 火柴、火炉之安全用法。

3. 何谓"燃烧""电闪"及各种电气器具？

4. 如何使用火警警钟？

5. 些微火伤之治法及重剧火伤之治法。

6. 强烈酸性及碱性藏品之烧伤。

7. 衣服着火，应如何灭息？

第二节　初中学校之卫生教育

中学课程应注重生理及卫生原理。生理中所注意者，不外人体解剖大意及其功用，但无须过于详细。而卫生方面所教授之功课，其范围应较广，且对于个人及社会，均极重要，故须特别注重。

初中之卫生课程，最低限度，应包括下列各项：消化系、饮食料、循环系、呼吸系、排泄系、生殖系、肌肉系、骨骼系、神经系，及五官、心理学、哲嗣学、病原论、微生物学、寄生虫学，各种重要之传染病及其预防（如伤寒、霍乱、痢疾、痨病、天花、白喉、猩红热、麻疹、鼠疫、疟疾、钩虫等），饮食卫生，食物卫生，苍蝇，蚊虫，个人卫生，学校卫生，工厂卫生，公共卫生等。

第三节　高中学校之卫生教育

高中之卫生教育，可不设专科，因其与公民学、生物学、家政学、体育训练等，均有密切关系，即可于上述各科中参入讨论。

小学、初中及高中，除卫生课程外，其他重要之卫生工作尚甚多，如按期检查身体、按期称重、预防注射、体育训练、营养班、学校卫生餐食、校医之卫生谈话、卫生幻灯或电影等，卫生歌谱、卫生故事及卫生演习，均可增加学生兴趣，以助儿童卫生观念之发达。校医同时对于学校教职员，亦当施以卫生教育，可以会议方法行之。对于儿童病象之察知及预防，医学之原理，应特别注重。

第四节　心理卫生

心理卫生之目的，在预防心神错乱及增进青年应付环境之能力。心神错乱，固往往由于遗传，而不能凭借训练以抑制之，但大多数均由后天之外因而发生，可以相当训练避免之。

心理卫生最重要之原则如下：

一、训练儿童，使其心神安静。

二、鼓励儿童，力求成功。

三、与儿童以随意发挥意见之机会。

四、使儿童富具创造及领袖才力。

五、使儿童时与社会接触，以免其心神过敏。

六、与儿童以快乐之环境。

心理卫生之学说，吾国人士不觉其要，但各先进国家对之已颇注意。吾国卫生教育中亦应急起重视。

第十四章　体育训练

体育训练包含发育体质之任何行为，诸如游戏、泅水、跳舞、武术、远足、郊外旅行，及各种与健康宗旨不相违背之职业与运动。

体育训练起源于埃及，以培植军事人才为目的。希腊、罗马，亦重搏技。现代体育训练制度，起于拿破仑时代，仍以培植军事人才为标准。现在各国，多据此项目的，以作体育训练。我国国民处乎今日生存竞争时代，体育之训练，尤当积极注重也。

第一节　体育训练之效果

体育训练之最大效果有三，如下：

一、增进血液循环，操练肌肉，使全体各部得完美之发育。

二、预防身体畸形之发生。

三、造成活泼快乐精神，使儿童具有敏捷、果断、专心、自治、合作等能力。

故体育训练之功效，不限于身，而且及于心，其为重要明矣。欲达体育训练之真正目的，须注意下列原则：

一、训练不限正式体操，宜富于游戏，使儿童心身俱感快乐。

二、与各人有择其所好之机会。

三、如有姿势不正之畸形，应与以相当之矫正训练。

四、鼓励体育之训练时，注意将来之实施，即离校之后，仍感觉体育之兴趣，而继续练习。

五、体育训练，可视学生年龄而异。年幼者取其简易，年长者就其繁重。

六、体育训练，不可限于一部分之能胜任者，应使全体成群运动，俾体育之利益可以均沾。至体力强者与弱者，亦应相聚一处，不宜歧视。

第二节　学校卫生机关与体育训练之关系

体育训练之责任，在于教员。校医只可尽力襄助。其应加注意者，即体育训练之目的。每日之定期训练，各校宜有体育专员主理其事，暨赞助泅泳队、童子军、学生军、郊外游戏等之举办。

中国乡村卫生问题

李廷安 著

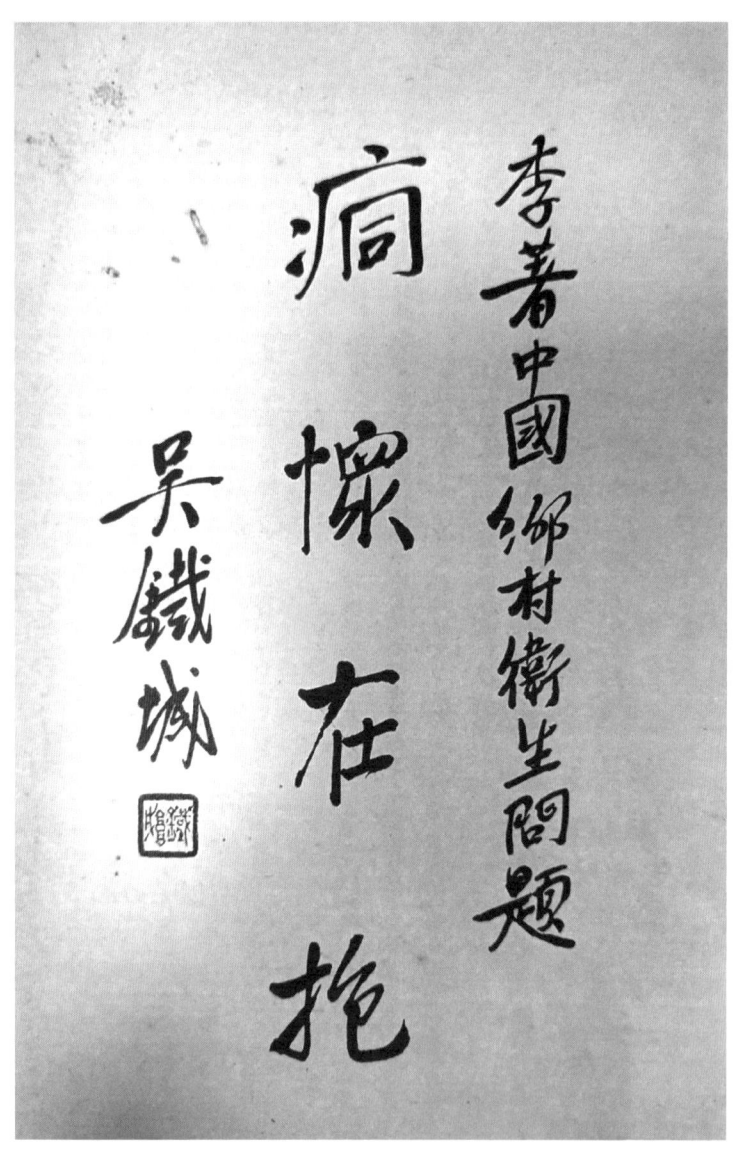

吴铁城为《中国乡村卫生问题》题词"痌瘝在抱"

序

吾国以农立国，全国人口，农民约占85%，故吾国乡村问题，可谓即整个国家问题。农村经济之崩坏，即国家整个经济之崩坏。吾人欲复兴民族，亦必须由复兴农村做起。

关于乡村问题，所包含者至多，如教育，如合作，如改良农产、改良运输等，均无一不需研究实验，以期适合于实施。而其中尤为重要者，实为卫生问题。我国乡村卫生不良，殆为我国贫弱之主因。因超格死亡，人口巨大之损失，及体格之缺陷，疾病之传布，以致农事工作效能减低，遂致农产衰落，经济崩溃，外货倾销，利溢于外，均有因果之关系。故促进乡村卫生工作，实为基本救济方案中之急务。

李廷安博士研究公共卫生多年，近更从事于乡村卫生调查工作，以研究所得著为《中国乡村卫生问题》一书，阐明乡村卫生并非慈善事业，纯为一种社会经济之建设，以及关于我国乡村卫生之现状，暨我国乡村卫生应如何办理之探讨，论列至详。我国乡村为一病态之乡村，此著不啻为一详细之病历与治疗之方案。当此全国均憬然奋起，求所以复兴农村之途径，此著实无愧为一指示之南针焉。

民国二十四年四月
刘瑞恒

绪言

我国自古以农立国，农民占全人口85%强，农民生活之健全与否，与国家命脉有莫大之关系。民国以还，内因内战相寻，政治未上轨道；外则帝国主义以其经济武力重施压迫，国计民生，颠沛已甚，致数年来农村状况，日非一日，于是因农村景气之不振，转复影响于都市之繁荣。国内学者群，遂集中其视线于农村复兴之研究。

河北定县平民教育促进会晏阳初君，认为我国农民有四大病，曰贫、愚、病、私，挽救方法，宜以生产教育治贫，平民教育治愚，公民教育治私，公共卫生治病。信哉斯言！盖欲求我国农村之复兴，诚有赖各方之推进。而乡村卫生之为我国当务之一，乃为不可否认之事实。本书之作，有由来也。

夫乡村卫生对于农村复兴之重要，乃在其影响于经济上之作用，而不在其表面之慈善性质。故作者认为乡村卫生与农村复兴之间，乃有经济上之密切关联。明乎此，而后中肯綮矣。

我国之有乡村卫生事业，为时甚暂，搜集材料，因感困难。本书立论，多根据已办乡村卫生地方之现有材料，暨夫作者年来从事乡村卫生之心得，其叙述不免有遗漏，或与各地情形不尽符合之处，尚望海内明达，有以指正。

本书可为下列各种人员之参考：

（一）医学校及各大学卫生科学生。

（二）公共卫生行政人员。

（三）从事乡村工作者。

（四）研究中国农村经济者。

作者编著是书，多承胡昌治君、金楚珍君、姚寻源君及陈志潜君等多与协助。兹绪言之末，谨致感谢之诚。

民国二十四年二月十三日，识于上海市卫生局

李廷安

第一章　乡村卫生之重要

乡村卫生之目的

乡村卫生之有利于乡村人民，夫谁而知之。唯乡村卫生之重要，究属如何，能道之者甚鲜。即智识份子，亦多有似是而非之见解，今之提倡乡村卫生者，往往以与慈善事业混为一谈。以为农民终岁勤动，不免冻馁，益以疾病，更不能堪。政府以其有余财力，为之施诊给药，庶几略苏民困，复有平素从事于经济事业者，亦往往忽略乡村卫生之经济意义。虽尝呼吁乡村卫生之举办，不过思借施诊给药，减少农民之医药负担，或可少少增加其购买力，以减少都市繁荣之障碍。有某银行巨子，原籍在上海附近一乡村中，一日，以拟在本乡举办乡村卫生计划就商作者，谈论终日，乃无一字道及乡村卫生之底蕴。他如研究农村复兴问题者，列举重要事项应兴应革者，如剿除土匪、改良种子、提倡畜牧等，独不及乡村卫生之举办。可见乡村卫生在我国犹为极新之事业，故其目的及其重要性，犹未能为一般人士所认识，宜乎其工作之瞠乎落后也。夫乡村卫生在范围方面，既不仅限于施诊给药，乃包括预防、治疗、保健等一切卫生工作。而其目的，实具有消极、积极二重之经济意义。在消极方面，因减少疾病死亡及精神上之痛苦，而减少因以遭受之经济损失。在积极方面，因促进健康，延长寿命，提高工作效率，以及添加精神上之愉快，而增加因以获得之经济利益。乡村卫生之目的，既若是其远大，其于我国农村经济之重要，宜不亚于其他复兴之工作也明矣。

我国乡村卫生不良为贫弱之大原因

欲明乡村卫生于民生之重要,须先于消极方面开始讨论。即先讨论我国乡村卫生不良之结果,对于民生之影响,即因疾病死亡等之原因,影响于农村经济之各方面损失也。

人口每年逾格死亡500余万:凡一国公共卫生发达,死亡率必低,反之必高。死亡率者,全人口平均每千人中之死亡数也。世界先进各国之死亡率约在15左右。我国尚无准确统计,惟据一般之推算,约为30(参考下章)。然则较先进国高出1倍,即每千人多死15人。此15人谓之逾格死亡,即不应死而冤死之人口,故可视为公共卫生不良之结果。全国人口如以4万万计,农民占85%,约为34000万人。农民每年之逾格死亡应有510万,我人但知战争之残酷,而不知更有甚于战争之残酷。淞沪之战,据官方报告,我军死亡为15200人,日为19000人,共计不过34200人。欧洲大战为历史上最残酷之一页,而二年余之总死亡不过400万人。乃我国每年必有不应死而冤死之农民510万,同为残酷之损失,且其数量之巨,影响之大,后者且远过于前者,何国人尚知竭力设法弭止战争,而独令逾格死亡之年复一年耶?

人民多病多痛苦:死亡既多,疾病同时增加。惟疾病数更难计算,依据我人经验,除轻微之症若头痛、眼病、伤风、皮肤破伤等不计外,大概每50病人中死亡1人,约略近似。若以之推算,则我国农民每年之逾格死亡,既有510万,逾格疾病当有25500万。宜乎外人之讥我为病夫也。

经济损失浩大:无论死亡疾病等对于社会经济,均有损失,按照我国乡村中目下之死亡疾病情形,在经济上大概每年有多少损失,未尝不可约略估计,以见我国乡村卫生不良确为贫弱之大原因。兹仅将不健康、死亡、疾病三种损失约略计算之。

不健康之损失：我国农民死亡疾病之多，既如前述。其一般体格之不能与健康民族相比，宜属当然之事。此种体格不能达到完全健康，在社会经济上，即有极大之损失。盖不健康虽未必即为有病，而其工作效率之不能与健康者相比，即为相对之损失。又如患疟疾未断根者，虽不发作，疟原虫日在侵蚀其红血球，久之，遂罹贫血症。工作效率，从此锐减。又如患钩虫病者，钩虫蛰居肠内，使人日益消瘦，不能照常工作，而粗观不若有病。故皆可视为不健康之损失。欲推算此种不健康之损失，最好能假定每一健康农民在我国小农经济条件下并在寻常状态下，每一小时之平均生产量，即每一小时之劳动价值能有若干。此种假定，异常困难。不得已而求其次，估以河北定县所调查之农民货币收入为假定，即每人每年40元，每日合1角1分左右。假定健康农民之体格为100，不健康者为90，则健康农民每日可继续不断工作10小时，不健康者仅可工作9小时，1小时之不能工作，即为每一不健康农民所给予社会之不健康损失。又若我国农民之体格，均已达到100，则即每日工作10小时，其每年之生产亦决不止40元，大约可增加5元。我国农民34000万，除去老幼约一半外，尚有17000万，如以每人每年损失5元（约数）计，则全国农民因不健康之总损失为85000万元。唯须注意，此种损失，并非真有之货币损失，不过以为代表生产上损失巨大之一般耳。

逾格疾病之损失：我国农民每年之逾格疾病数，如前估计为25500万，在乡村中之消费条件下，每次疾病所需耗费之医药等一切费用，平均约合1角（参照河北定县调查所得之平均医药费），则25500万次，总损失为2550万元。又每次疾病，必须停止劳动，如以停止4日计，则4日之劳动价值4角4分，无形中损失，25500万之总损失为11220万元，连同前数，逾格疾病之总损失为 13770 万元。其他如家人亲友因而连带遭受之损失，尚不在内。

逾格死亡之损失：我国农民每年之逾格死亡，如前所述为 510 万，假定死亡年龄平均为 20 岁，此 20 年中，国家、家庭、社会所负担之费用，如以每月 3 元计，总需 1900 元（依照中国银行存款之复利计算），则 510 万逾格死亡之总损失，当为 969000 万元。

兹将前述三种之经济损失，列表如下：

原因	以元为单位之每年经济损失
不健康之损失	85000 万
逾格疾病之损失	11220 万
逾格死亡之损失	969000 万
总损失	1065220 万

三种损失之总数（或者其中尚有他项损失而在本章未有提出叙述）为每年 1065220 万元，虽非准确之数字，当非过甚之危辞。假定有某种势力，每年必须向我全国农民勒索缴纳 1065220 万元，将莫不认为不堪忍受之负担，乃今以其损失于不显著之状态中，即视若无事，其可乎哉？况疾病死亡等之发生，于本人及其亲友之精神上亦有损害，无形中亦可影响于社会之安定与否，因而影响于生产条件，不过不能以数字估计耳。

此外复有特殊之地方病，往往能使本极繁盛之乡村，变为衰落之地方。如浙江开化县日本吸血虫病之灾害是。此种寄生虫钻入人身血管内，吸人之血，能使人面黄饥瘦，脾脏涨大，发育阻滞，卒致于死。浙江开化县之溪淮畈本为繁盛之乡村，忽然人口日见减少，农民大多患有大腹病，全区仅存 10 余家、65 人。浙江省民政厅吕宓筹厅长巡行至此，见而异之，乃派省立医院陈院长率医前往调查，得知系日本吸血虫病传染所致。嗣后卫生署亦曾派甘怀杰医师前往调查，并作医疗等种种防止之工作，吕厅长与甘医师先后均有详细报告。吕厅长之报告全文见于浙江省民政厅视察报告。

不健康之损失可因卫生事业发达而补救

综上所述，乃为说明乡村卫生不良之损失。但此种损失，完全可因卫生事业发达而补救。非但可以避免而已，抑且卫生事业发达，人民体格强健，一切事业均可因以进展，生产方法得以改良，经济上更可获得无限之利益。故我国际此农村破产之时，在复兴计划之中，其他工作固必须兼筹并顾，而乡村卫生之必须列为重要工作之一，其理甚属明显矣。

第二章　我国乡村卫生之现状

欲知我国乡村卫生之现状，最科学之方法应完全根据可靠之调查材料研究，但国内现有之调查材料不多，较可参考者，为贾逵君所作之河北遵化县卫生调查，暨上海市卫生局举办之高桥区乡村卫生调查。前者为民国十五年在《中华医学杂志》发表，后者在民国十八年发表，距今均有多年之隔，时变境迁，不无明日黄花之憾，但我国整个乡村卫生状况进步甚缓，大部分尚可为本书之参考。

我国乡村之一般

普通状况，今试以县为讨论之单位，平均一县人口普通自 10 万至 40 万间，县行政经费甚为有限，人民 80% 未受教育，主要职业为农，其经济形态为雇农、小农、中农、富农、地主构成之自给经济，尚无资本家投资之大规模耕作。近代工业更无存在，唯以手工业为副业者有之。交通极不便利。如上海市高桥区在上海市辖区以内，其主要运输工具犹用单轮之小车，田岸河堤为交通要道，内地乡村可想而知。

公共卫生组织：大县之公安局，多设卫生股，人员极少，待遇甚薄，并无资格规定，多半不谙卫生，位置极不安定，常因长官之更动而调换。每年在县行政费项下拨给之卫生经费甚微，其大部犹为工作人员之薪水。内政部颁布之卫生法令，鲜能奉行。偶有关于清道治疗等工作，亦不过当局者点缀门面之形式，认真办理公共卫生之地方甚少。

环境卫生

我国乡村经济犹逗留于中古时代，无论民智建设，均远在各国之后,财力不足,技术缺乏,故环境卫生之状况,甚为简陋。

食水:食水为环境卫生中最重要之问题,盖水一方面为吾人日常生活所必需之物,而另一方面,偶经污染,病菌传播疫病,足以酿成最大之危险。我国乡村中饮水来源多为河浜及土井,河浜之水易受病菌污染,生饮之,危险异常。土井由土砖砌成,四围无防止不洁物流入之设备,雨后往往混浊不堪,污秽尽入,诚不能为安全之饮料。

食料:陈志潜君曾有关于我国农民食料方面之记载:"我国乡村中,70%人家每年不能得20磅之肉食,34%终年不能得一鸡卵,数种普遍于我国乡村中之疾病,大概起源于此。"诚哉斯言!

我国农民之普通食料,为米、豆、高粱、小米及其他淀粉食物,蔬菜、大葱,则富有营养,牛奶、肉类、鸡卵,为数甚少。在营养化学上观察,我国农民之食料,甚属不够。作者曾在北方一乡村中亲见一家,其儿童无不面黄饥瘦,一望知为病态。有一1周岁之婴儿,望之如6个月者。此种情形,在我国乡村中极为普遍,皆因营养不足之故。儿童如此,成人亦然。

垃圾:我国乡村中垃圾之处置,无适当办法。农民缺乏公德与卫生观念,家中垃圾随意倾倒门外或河中,入其境者,到处可见垃圾狼藉,臭气触鼻,有害之苍蝇,由是滋生。

秽水:新式沟渠在我国乡村中为不可能之建设,即旧式沟渠,亦属少见。所有洗衣及厨房中之秽水,皆随意倾倒地上,非特有碍观瞻,发生臭气,且贮积后极易滋生蚊虫,传播疾病。

粪便:我国农民不能购用科学制造之肥料,所有肥料,皆赖人兽之粪便,唯施肥时期,一年不过一二季。在无须施肥之时期中,在北方因鲜用小便施肥,均用土坑积贮粪便,集满后,以铁铲铲起晒干作为肥料。南方大小便均用，故以瓦缸积存，用时即以施之。然以粪便施肥，为害非浅：（一）粪便为滋生苍蝇之物。设粪便中带有肠胃病菌，即有传播可能。（二）粪便倒于蔬菜上，粪便中之病菌因黏于枝叶之上，烹煮不透食之，即可得病。（三）乡村人民粪便中寄生虫卵甚多，如我国南部之钩虫常因施肥而带至田中，幼虫孵化后，伏于地面，待农人赤足经过，钻入体内。又如江、浙二省之日本吸血虫，其卵由病人大便浇入水中，蛰居田螺壳内，孵化幼虫，待农人经过时，钻入其血管而致病。其他如蛔虫、中国瓜仁虫等，亦由粪便传染。

居室：我国农民之房屋，多半以泥土、庐席、稻草等筑成，非常狭小，光线极不充足，空气不流通，窗户极少，基地甚低，潮湿不堪。取暖方法，常用不装烟囱之炉子，燃烧煤球，故时有中毒之危险。唯每家均有空场，白昼作息其间，不无裨益。

害虫与害兽：我国乡村中之害虫害兽，极为普遍，为害甚烈，兹举其重要者述之：

苍蝇：因粪便垃圾处置不得其当，苍蝇遂为我国乡村中之大害，家中能装置纱窗者甚少，农民又不知灭蝇之重要，故往往农民之厨房中，苍蝇麇集，有如黑漆一团。

蚊虫：蚊虫可以传病，如安纳斐斯蚊（Anopheles）能传疟疾，法的根库勒蚊（Culex Fatigans）能传播班克罗夫拉（Filaria Banerofti），而致象腿风。安纳斐斯蚊在我国中部、南部甚多。据上海市卫生局调查，高桥、吴淞20%农民血液中有疟原虫存在。其他地方虽无统计，当有更甚于此者。

野犬：乡村人家畜犬者甚多，而无主之野犬为数亦不少。唯犬常有染得狂犬病之可能，苟无管理，病犬咬啮人身，20%速则1月、久则1年发病而死。

鼠：鼠能传染鼠疫，福建、广东等省，常有鼠疫发生，皆由鼠所传播。

传染病之防止

我国乡村中任何事业均落后，政府对于防疫无有效之组织与设施，人民知识浅陋，对于疫病由细菌传播之说都不置信，归诸鬼神天数，听信巫言，枉费金钱，故疫病一发生，死亡甚众。我国幅员广阔，气候地理不同，故除痨病、伤寒、痢疾、天花普遍全国外，尚有因地而殊之地方病，其较为显著者有广东、湖南等省之钩虫病，东南各省之疟疾，江、浙二省之日本吸血虫，华北（山西尤甚）之白喉，河北、江苏之黑热病，以及上海、蒙古一带之花柳病。

卫生试验：卫生试验所之设备在我国乡村中，几无存在。故医师开业于乡村中者，不能得化学或细菌化验之助，在治疗与防疫上均感困难。

生命统计

生命统计本为近代之事业，我国乡村中人民智识鄙陋，社会无组织，办理极为困难。各地公安局虽有兼办生命统计者，而因方法及环境关系，其统计多不准确。但生命统计为研究我国乡村卫生状况之最要材料。河北定县平民教育改进会卫生系及北平燕京大学举办之河北省清河镇清河实验区之统计工作，已得相当成绩。虽其地方情形，不能与各地相同，且经该二团体之努力，不无较内地进步之处，但以为参考，当为本书重要之材料。兹将河北定县平民教育改进会卫生系刊载于民国二十二年报告中之生命统计及清河镇所发表者，摘录如下。

河北定县之生命统计：河北定县曾用三种统计方法，一为一般的社会或卫生调查，二为继续调查法，而以第 3 种监督注册法最有效而经济。以下之结果，即采用第 3 法所得。共调查

16 村及县城，人口 22600。调查人员，城中稽查员 1 人，16 村则用保健员若干人进行。城中之调查由警察进行，但由稽查员监督之。保健员皆为村民。平民教育促进会所办之平民学校历届毕业生，各村均有毕业同学会之组织，为促进一切乡村事业之动力。保健员亦为会员之一，故进行调查时，异常顺利，不若村长之老大无用也。调查结果：城乡出生率均较死亡为高，唯此次所得之出生率 40.1，为定县几次调查所得之最高比率。至城乡之比较，则城中之出生、死亡率均高于乡村。

河北定县出生死亡数[①]

调查项目 \ 调查区域	县城	乡村	合计
人口	9000	13800	22600
出生数	413	492	905
死亡数	316	299	615
1000 人中之出生率	42.1	35.7	40.1
1000 人中之死亡率	32.3	21.6	27.2

在死亡之中，1 岁以下占 178 人；出生总数 905 人，死产占 8，在 897 活产中，一年内死亡者 178 人，故婴儿死亡率为 199[②]。其中女儿较男儿死亡为多。恐系父母对于女儿之保护不若男儿周到之故。唯在 80 岁以后之死亡中，亦女较男多，故普通有妇女能享长寿之观念。

---

① 编者按：以出生率、死亡率及对应出生数、死亡数计算，乡村人口无误，县城人口应为 9800 人，如此合计人口为 23600 人，合计 1000 人中之出生率为 38.3，合计 1000 人中之死亡率为 26.1。

② 编者按：根据数据计算，应为 198‰。

河北定县以年龄分配之死亡数

调查结果 死亡年龄	死亡数（城乡合计）		
	男	女	合计
1岁以下	88	90	178
1—9	61	46	107
10—19	10	14	24
20—29	21	29	50
30—39	13	26	39
40—49	18	17	35
50—59	33	12	45
60—69	39	21	60
70—79	22	23	45
80以上	9	23	32
总计	314	301	615

死亡原因仅持口头问讯，虽不能得精确之统计，而约略之比率，可以作为本书之参考。

河北定县 27 病之死亡专率

死亡原因 \ 调查区域	城乡合计 10 万人中各种疾病之死亡率
伤寒	61.9
癍疹伤寒	8.9
痢疾	110.9
天花	4.4
鼠疫	0.0
霍乱	13.3
白喉	75.2
流行性脑脊髓膜炎	44.3
猩红热	79.8
麻疹	34.1
败血症	61.9
狂犬病	8.9
其他传染病与寄生虫病	70.8
惊蹶	150.6
产褥热	53.1
肺结核	397.5
其他结核病	106.2
呼吸气管病	225.2
腹泻及肠炎（2 岁以下）	137.0
其他非特定之消化系病	106.2

(续表)

死亡原因 \ 调查区域	城乡合计 10 万人中各种疾病之死亡率
心肾脏病	123.8
老年病与中风	283.1
先天不足与早产	66.4
中毒与自杀	30.9
外伤	39.8
其他原因	48.7
未详与不明之疾病	115.1

此外尚有初生儿破伤风 181.4，黑热病 35.4，死产 8，每千活产中占 8.9。初生儿破伤风死亡数，城中 6 倍于乡村，原因不能确定。产妇死亡率，城中 13，亦较乡村为高。在前表中可见肺结核为定县死亡之主因，而城中亦较乡村为高。恐系农人多户外生活，而习于勤劳，生活较有规律之故。天花死亡率极低，此则为近年来布种牛痘之功。霍乱在定县不常发生，民国二十一年霍乱蔓延全国，定县亦不能免，死者颇多。其后即不若该年之猖獗，虽有疑似之症，而均未证实。

定县因举办乡村卫生多年，西法治疗与助产较他处已渐推广，而近年来中药价渐昂贵，不若往卫生机关就诊之省便，故人民受新医治疗与新法接生者逐渐增加。但亦有因智识不开，不信新医与新法接生，致结果有病不治、临产不请新旧接生者之人亦同时增加。兹将民国十九、二十二年，定县城中死亡者在未死前所受之新旧医疗数与产妇所受之新旧接生数，列表比较如次。

河北定县城中人民在死亡前所受之治疗与生育时所受之助产数

调查项目	治疗数				助产数			
调查年度	十九年		二十二年		十九年		二十二年	
调查结果 / 调查分类	人数	百分比	人数	百分比	人数	百分比	人数	百分比
旧式者	292	81.4	153	48.4	395	98.7	375	90.7
新式者	16	4.5	88	27.6	15①	1.3	37	9.0
未受者	38	10.6	65	20.5	0	0	1	0.3
不明者	13	3.5	10	3.5	0	0	0	0
总计	359	100.0	316	100.0	400	100.0	413	100.0

河北清河镇之统计：民国二十二年7月至二十三年6月间，河北清河镇举办之统计结果，人口总数3123人，男1872人，女1251人。南部属于北平市范围者，得自公安局之出生死亡登记。北部属于宛平县者，奖励小学生报告出生死亡，每报告一次，奖赠书籍或其他文具若干。并由实验区根据小学生之报告，派人调查，俾较准确。该年中全区出生数90，死亡83，出生率31.4，死亡率26.6，死亡原因以抽风、肺结核最多，肠胃病除赤痢外，他如伤寒、霍乱，均未发现。二十二年8月中，罹脑脊髓膜炎而死者2人，死亡年龄以不足1岁之婴儿为最多，共21人，占全死亡数25%以上。兹将清河镇之人口、年龄、性别分配表，历年人口生死数目表，历年出生率、死亡率比较表，人口死亡原因及死亡专率表，死亡人口年龄表，历年婴儿死亡率表，列后以资参考。

---

① 编者按：恐为5。

河北清河镇之人口、年龄、性别分配表①

调查结果 年龄组	男		女		合计	
	实数	百分比	实数	百分比	实数	百分比
0—4	179	5.7	183	5.9	362	2.6
4—9	142	4.5	121	3.9	263	8.4
10—19	357	11.4	203	6.5	560	18.0
20—29	400	12.8	204	6.5	604	19.4
30—39	305	9.8	168	5.4	473	15.1
40—49	237	7.6	144	4.6	381	12.2
50—59	146	4.6	102	3.3	248	7.9
60—69	71	2.3	92	3.0	163	5.2
70—79	30	1.0	27	0.9	57	1.8
80以上	5	0.2	7	0.2	12	0.4
合计	1872	59.8	1251	40.2	3123	100.0

① 编者按：该表数据有误，相加数据发现：(1) 男性各年龄组百分比合计为59.9，而表中合计59.8；(2) 男女各年龄组百分比合计分别是：11.6、8.4、17.9、19.3、15.2、12.2、7.9、5.3、1.9、0.4，合计100.1。其中误差可能出在10—19年龄组男性百分比，其百分比疑为11.3。

河北清河镇历年人口生死数目表①

年度\调查项目	出生			死亡		
	男	女	合计	男	女	合计
二〇年	47	46	93	62	41	103
二一年	42	39	81	31	30	61
二二年	55	43	98	42	41	83

河北清河镇历年出生率、死亡率比较表

年度\调查项目	普通出生率（‰）			普通死亡率（‰）		
	男	女	合计	男	女	合计
二〇年	17.9	17.6	35.5	39.1	39.6	39.3
二一年	16.0	14.9	31.0	19.6	29.0	23.3
二二年	17.6	13.8	31.4	22.4	32.8	26.6

河北清河镇死亡原因及死亡专率表

死亡原因\调查项目	死亡人数			死亡专率（‰）
	男	女	合计	
痢疾	1	—	1	32.0
脑脊髓膜炎	2	—	2	64.0
麻疹	1	—	1	32.0
疮毒	3	2	5	160.1
抽风	10	9	19	608.4

① 编者按：本表中年份为民国纪年，依底本记录，下同。

(续表)

调查项目 死亡原因	死亡人数			死亡专率（‰）
	男	女	合计	
产褥热	—	1	1	32.0
肺结核	8	5	13	46.3
呼吸系病	3	1	4	128.1
腹泻及肠炎（2岁以下）	—	3	3	96.1
其他胃肠病	1	2	3	96.1
心肾病	—	4	4	128.1
老弱及中风	8	7	15	480.3
初生虚弱早产	2	2	4	128.1
中毒及自杀	—	1	1	32.0
外伤	—	1	1	32.0
其他原因	3	—	3	96.1
原因不明	—	3	3	96.1
总计	42	41	83	—

河北清河镇死亡人口年龄分配表

调查结果 年龄分配	男	女	合计	百分数
1岁以下	12	9	21	25.4
1—4	5	8	13	15.7
5—9	2	3	5	6.0
10—19	4	3	7	8.4

(续表)

年龄分配\调查结果	男	女	合计	百分数
20—29	6	3	9	10.8
30—39	—	2	2	2.4
40—49	1	3	4	4.8
50—59	4	2	6	7.2
60—69	5	6	11	13.3
70—79	2	—	2	2.4
80岁以上	1	2	3	3.6
合计	42	42	83	100.0

河北清河镇历年婴儿死亡率比较表

年度\调查项目	婴儿死亡数			婴儿死亡率		
	男	女	合计	男	女	合计
二〇年	15	9	24	319.9	195.6	268.8
二一年	6	9	15	142.8	230.7	185.2
二二年	12	9	21	272.7	209.3	214.3

我国乡村统计之要点：上述河北定县及清河之统计虽不能代表全国，但可作为本书之参考。吾国学者对于我国乡村统计之重要各点，大概有如下之推测。

出生率：出生率之谓，即平均每年每千人中出生之人数，定县、清河约自35至40左右。我国全国之出生率，尚无公认之数字，大概与定县、清河相差不多，比欧美各国高2倍余矣。

死亡率：普通死亡率亦以1000人为计算单位，定县、清河在 27 至 30 左右，与一般学者推算我国之死亡率相差无几。我国全国之死亡率，据一般学者推算约在 30 左右，较诸先进各国高二三倍。

定县、清河之婴儿死亡率大约在 200 至 250 之间，全国之婴儿死亡率按学者之推算，为 250 左右，欧美各国婴儿死亡率无过 100 者，可见我国每年婴儿死亡数较各国多至二三倍。我国死亡之婴儿，女多于男，恐系重男轻女之故。

产妇死亡与婴儿死亡有密切之关系，我国婴儿死亡率既高，产妇死亡率当然亦高。据国立第一助产学校校长杨瑞源①君调查，我国产妇死亡率约在 17 左右，欧美各国多在 4 与 5 之间，则高出 4 倍矣。

死亡原因：我国乡村中疾病与死亡原因之大概情形，可于定县及清河之调查中知之。（一）胃肠传染病死亡之高，为各国所罕有，如伤寒、霍乱、痢疾等是。（二）痨病特多，为我国死亡主因。定县患痨病者，10 万人中占 503.7。全国虽无统计，约在 400 左右。欧美各国每 10 万人中占 80，我国高出 5 倍矣。（三）呼吸传染病，若白喉、猩红热、天花等亦甚蔓延。（四）因环境卫生之缺如，害虫害兽，甚为猖獗。故各种有关疾病，无法制止。如东三省、福建一带之鼠疫，北方各省之斑疹伤寒，此外狂犬病亦多。（五）寄生虫病往往有地方性，疟疾多在南部、中部，钩虫病在南部独甚，日本吸血虫传播于江、浙一带，黑热症发生于河北、山东及江苏北部。

卫生教育

我国乡村学校，因教师卫生智识不足，故学校中甚少卫生教育之设备。在社会方面，因社教犹未普遍，政府尚少注意，

---

① 编者按：杨崇瑞。

故亦无卫生教育之实施。所有者仅乡村学校必需教授之几小时生理卫生而已。

保健事业

保母育婴。凡文明国家,卫生设备良好,生产无甚危险,初生儿病亦多可避免。我国产妇、婴儿死亡率高出各国之原因,因产妇生育由稳婆接生。新法训练之助产士,年来虽渐增多,乡村人民尚不信任。河北定县之统计,由旧式产婆接生者占90.7%,由新法训练之助产士接生者占9%,尚有全不用人接生者占0.3%。定县办理乡村卫生多年,其结果犹如此,他处未办乡村卫生者,可想而知。至若产前、产后检查等工作,更不待言。育婴方面,亦无设备可言。各地虽有育婴堂之设立,与近代之育婴方法相差太远。既无医师、护士为之处理,管理者往往毫无卫生常识,而陋规甚多,积弊难除,非彻底改良不足以言育婴也。

学校卫生。年来乡村学校已渐增多,而卫生设备实甚缺乏。如学生饮水,多未煮透,茶杯公用,极不卫生,无新式盥漱室、厕所。体格检查、缺点矫治等工作,尚未计划及此,预防接种亦未举办。体育已稍注意,校址多在空旷之地,有广大之游场,则为乡村学校之优点。

工厂卫生。我国乡村根本无工厂设立,故工厂卫生尚不成为我国乡村卫生问题之一。

治疗医学之设施。我国乡村中医院寥寥,医师中医多于西医。据民国二十三年调查,人民在死亡前受旧式医疗者占48.4%,受新式医疗者占27.6%,根本未受任何医疗者占20%,未详者3.5%。①定县如此,他处更可想知。其根本不受治疗者

---

① 编者按:此组数据有误,百分比总合未到100%。

有 20%，实堪惊人。医师注册之工作，尚无办理，学旧医者常为未受相当教育者，三四年后即可悬壶行医。乡村中之西医，亦少合格者，大多护士出身。人民智识鄙塞，凡一有病，唯荒诞不经之巫者是信。或求神买卦，故乡村庙宇中多备有一种签筒，插竹签数十枚，上刻号码，与印就之仙方号码相对。病者家属即以此筒在神前摇动，签落于地，即以之对方。方上所书之药，即为仙丹。复有僧道专为人驱除病魔，披头散发，画符念咒，欺骗愚民。种种迷信情形，在我国乡村中可谓司空见惯。若不彻底铲除，举办科学之医疗事业，实不足以言乡村卫生也。

上述我国乡村卫生之一般状况，固不能谓有绝对确实之根据，但大概不致相差甚远。由此可知，我国乡村卫生简陋之一般，确有阻碍民族复兴之可能。而今日农村经济崩溃之原因，与此种简陋之乡村卫生，不无重大之关系也。

第三章　我国举办乡村卫生应行注意之事项

卫生工作分类

乡村卫生应行注意之事项，可分普通行政、环境卫生、传染病之防止、生命统计、卫生教育及保健事业六项。普通行政指一切普通之行政事项。环境卫生指管理食水、食料、处置粪便、清除街道、视察住室、扑灭传染病昆虫及鼠类等。传染病之防止指对各种传染病之预防及患者之处置，可包括卫生试验工作，如病理检查、化学化验、细菌检查、制造疫苗血清等。生命统计指出生、死亡、死亡原因等之统计。卫生教育指文字图画之宣传、集会、演讲、展览及举办卫生运动等。保健事项指保母育婴、学校卫生及医药设备等。兹按我国乡村经济情形，逐项讨论如下。

卫生行政

卫生行政包括铨叙、考绩、处理公文、汇编预决算、庶务等。普通行政事项与其他机关相似，无须赘述，唯其特点乃为办理卫生行政人员所不可不注意者，可约略述之，即其主管人员必须医学校毕业，而有相当之卫生行政训练及经验者。技术人员必须视其技术高下而分别任用，际此经费竭蹶时期，用人宜少，而待遇不宜过薄。则既不浪费，又可提起工作人员之兴趣。至于工作人员之训练与资格，当于末章详细讨论之。办公处所力求简单清洁，不必有高大华丽之建筑。举办事业须先统筹整个计划，而其计划必须以最小经费收获最大效果为原则。在经费有限时，可先兴举办收效最大、需要最迫之事项，如免费布种牛痘、食水消毒、卫生宣传等。工作报告最好采用表格方法，不宜过于复杂。卫生工作与人民直接发生关系，欲收效速而推进易，端赖地方人民之合作，故卫生行政人员，必须注意多与地方人士接触，以收联络之效。

环境卫生

环境卫生为乡村卫生最重要之问题。欧美各国对于环境卫生之改良，已有七八十年历史，故环境卫生问题在欧美各国比较上已不若从前之重要矣。我国则不然，向无人注意于环境卫生之改良，故环境卫生仍为我国乡村卫生中最重要之问题。但此问题，极为复杂，本章惟就最要者讨论之。

乡村人民之营养问题，我人皆知饮食为人生所必需，但知饥则思食，渴则思饮，不知更重要者乃在营养问题。饮食物统称之曰食料，唯纯粹之食水，则不列于食料之内，故食水问题，以后另外讨论。食料于人身之功用有三：（一）供给人身以动作能力，如无食料供给，我人之动作即可停止。（二）供给人身以适当温度。我人平时所以能维持温度使不致降至37度下者，即因每日食料在不断供给适当温度之故。（三）供给人身以必要之物质，以为新陈代谢与发育之用。人体各部乃由各种一定之物质所成。此种物质，不能稍有缺少。苟有缺少，必须有以补充之，然后我人之正常生活得以维持。我人因运动不息之故，原有物质时在消耗，于是新物质之补充不能一日或缺。又如儿童发育，由幼年以至成人，其需要之新物质更属急不可缓。一切新物质之来源，唯取诸每日之食料。食料有此三大功用，于我人身体之健康，其为密切，可想而知。然则农民之食料问题，不将为研究乡村卫生者所深切注意耶？

从营养化学上观察，食料之成份，大别可分为碳水化合物、蛋白质、脂肪三大类。碳水化合物在米、麦、糖、水果、菜蔬等物中含量最多，其最大功用，为供给热力与动力。蛋白质在鸡蛋、牛肉及其他肉类中含量最富,其最大功用为制造并修补体内之器官。脂肪即动植物之油质,其功用与碳水化合物同,可以发生热力与动力。三种之内,蛋白之需要更为显著,因其为制造并修补器官之原料,不能少有缺乏,于人身之健康更有直接之影响。此固指食料在营养化学上之分析而言,然我人身体中之需要尚不止此。水、盐类、维生素,三者亦属异常重要。水在营养上虽无价值可言,然身体中缺少水分,亦为不可能之事。盐类则为重要之营养素。如铁质为血液之主要成分,钙质为构造骨骼之必需品。维生素为较近发现之要素,为量虽小,功效綦大。其种类甚多,大别之为二:一为水溶性维生素,一为油溶性维生素。水溶性维生素在谷米外层黑灰色之包膜及各种菜蔬中含之甚多,如或缺乏,将患脚气病。油溶性维生素在牛油、蛋黄、蔬菜与动物之肝脏中含之最多,如或缺乏,则发育不良,并可发生其他疾病。

　　以上所述,乃在理论上说明食料对于营养之重要。近代营养化学家,可以计算每人每日食料中所含之各种营养素量,因以规定每人每日之食料,每种应有若干。为乡村人民着想,一般之原则,似不能完全适合。因财力不足,物产不多,欲其购食理想之食料,为事实所不许。此一问题原为今日我国乡村卫生问题中严重问题之一。作者非营养专家,当难有肯定之主张。如以研究之立场上言,欲解决此问题,宜先有专家分赴乡村中实地考察,由分析而归纳,由综合而判断。若是之结论,庶几合乎科学。唯此种研究,决非短时期内所能举办,不得已时,姑凭作者个人之经验,为此问题作一近似之解答。

　　我国之乡村为一垂临破产之社会,故农民食料问题,除营养上之平衡问题外,先须于经济上之数量问题得一解决。近年来天灾人祸,相逼而来,农民终岁不得饱食者甚多,甚致绝食饿死者有之。故我国乡村中在食料方面首先须解决者，尚为数量上之充足问题，犹不能言质量上之平衡问题。唯数量上之充足问题，非在研究营养上所能解决，必须政府统盘筹划，对于救济农村破产，有具体之办法，俾全国农民无一复有食料不足之忧虑然后可。至于质量上之平衡问题，乃为本书讨论范围之内，故本书讨论农民食料之营养问题，乃假定我国乡村人民之食料，其数量上之充足已能得政府之保障而言之。虽然，在目前我国之经济条件下，政府之力量至多但能采取有效之步骤，使农民不致发生食料不足之恐慌。至若欲依赖政府之力量，在极短期间，即能使全国农民从此每日有丰盛食料，与都市中之居民相提并论，则又为万不可能之事。故本书之讨论，又不能不顾及我国乡村经济始终为一落后之经济，不能与先进者相比。然后所提之建议，虽非绝对科学之结论，当为切合实际之贡献。

北平协和医学院吴宪君及上海李斯德研究所（Lester Institute）柏拉特君（Dr. Pratt）均为国内有数之营养化学专家。此二专家对于我国农民之营养有相当之研究，皆谓我国农民一般之食料缺少蛋白质与维生素。夫蛋白质与维生素，如前所述，于身体之健康关系綦大，无怪我农民身体之虚弱一至于此。补救之法，唯在每日食料中增加富有蛋白质及维生素之食物。依据作者个人之见解，在最经济最适合之范围内，为我国农民着想，增加蛋白质之办法，可多食豆类、豆腐及牛、猪等之血液。牛猪等之血液非惟富有蛋白质，益且富有铁质。如或鸡蛋价格并不昂贵时，可每星期食一枚，功效殊大。羊奶中蛋白质亦甚丰富，而又不若牛奶之贵重，乡村中易于采用。愚意倘能合二三十家左右，组织合作畜牧场，共同畜养羊只，羊之食料，不过野草而已，费用较为低廉，捋得之奶，分送各家饮用。此一办法，未始不可尝试也。增加维生素之办法，在我国乡村中最切实可行者，厥惟多食青菜。青菜中含有各种维生素，唯须煮熟，以防肠胃病之传染，亦不能过熟，以免维生素之毁灭。依作者意见，大概煮沸 5 分钟后即可食用。如此则蛋白质、铁质、维生素均已够用，再加碳水化合物或脂肪之食料如米、麦、马铃薯等应有尽有，得其平衡矣。

以上所述，乃为切合我国农民现实生活，而又合于科学之理论，故较为可以采用之办法。夫农民之生产，端赖动作之能力，而动作之能力端赖食料之营养。然则为救济农村经济着想，用切实办法，解决农民之营养问题，宜为当务之急，作者之以此为首先讨论之命题，其意亦甚明矣。即在公共卫生本身言，个人健康之基本来源，亦不能不谓为其他卫生问题之出发点，必个人之营养问题有相当之解决，然后可以言防止疾病等等之步骤，先后之间，不可以不分也。

复次，农家住宅四围，每有空地，在农村经济极端竭蹶中，任何微细之地方，宜有以利用之。作者之意可尽量利用以种果树。盖水果在乡村中较难获得，而水果之于滋养颇为重要，含有多种营养要素如淀粉、糖质、矿物、维生素等，且能有清除大肠中渣滓之功用。如出产之果，除一家食用外，尚有多余，可作为副产品出售，未始非经济上之补助。若每家能种果树 2 棵，每棵之收入，每年为 2 元，2 棵 4 元，则一县中设有 10 万人家，即每年有 40 万元之总收入，较诸任令空余，或植功用不大之树木如柳、枫等，其为得失不可同日语矣。唯此办法，宜有政府之助力，然后可收成效。政府先宜遣派专家赴各地研究地质等各项问题，决定某一乡村应种何种果树。由政府选择良好种子，照原价发售农民种植，并联合农民举办合作灭虫、合作运输出售等事业。务使所种果树，因以收得良好之效。果如山陵之地，不宜于种植任何果树，则可种植可用为木林之树木，将来木材可益收入。而树林对于卫生上之利益，亦可同样获得，况农林有防免水灾之功用，于农村经济上更有极大之关系。昔定县某县长提倡农林，不遗余力，规定该县一部分河岸上种植树木，不几何时，定县竟成为出产木材之区域。可见以上所述并非全属理想，故于讨论营养问题时并及之。

饮水：水与卫生，极关重要。盖我人欲使衣服器具清洁，必须用水，而体内之一切功用，又有赖水之作用。然水亦为危害健康之最大源泉，举凡肠胃传染病、寄生虫病之传播，往往借水以为媒介。由是观之，饮水问题之重要，不亚于营养，故本章于营养问题后，即讨论饮水问题。昔英国伦敦1854年与德国汉堡1892年之霍乱，瑞士国、卢森城①1872年之伤寒，均经证明由饮水染病菌而传播，一经消毒，流行遂止。大凡水之传播病菌，多由患病者之排泄物染污所致，一般人不见其危险，生饮之，或生食曾经生水洒泼之菜蔬、水果，即以得病。是故文化落后之国家，饮水愈成为严重问题，非设法解决之，实无以减死亡而谋健康。

我国乡村中之饮水来源，厥惟河浜与井。故我国乡村中之饮水问题，实为河浜水与井水之问题而已。河浜水极易染带病菌及寄生虫卵，因我国乡村中均以粪便施肥，粪便中多有病菌及寄生虫卵，此种病菌虫卵，因施肥而带入田中，雨水冲洗，遂入河浜。故如以河浜之水为洗涤衣服、器具、道路、地板之用，尚无大害，若以饮用，是服毒菌虫卵以速病也。况复河道淤塞，积年不浚，泥土泛滥，浑浊不堪。补救之道，唯有先用明矾调入，使大部分之有机化合物沉淀水底，然后煮沸饮之，可减去不少危险矣。

---

① 编者按：即卢森堡。

在卫生学上言之，井分二类：一为浅水井，一为深水井。深水井者，其深度在200尺以上，须用机器凿透砂石层者，所得之水始澄清可用。唯需费甚巨，决非乡村人民所能负担，故我国乡村中汲水之井均为浅水井。浅水井亦有浅深：在有江河之流域中，井皆不过三四尺，已可得水。高原上有深十数尺者然无论如何，均不得谓之深水井。非惟此也，井口皆低，下雨时，井旁之污秽均可冲入。并有离井不远建造厕所者，溺便可由地下直接流入井中。故此种土井，非设法改良，难免病菌之传播。作者主张，应将乡村中之土井分为二类：一类之水汲取为洗涤用者，则暂可维持现状，不用急于改良，以省经费。另一类之水专为饮用者，则须斟酌地方情形，规定每村应有之数目，并规定所在地点，其周围10丈以内，不得建造厕所水沟，或其他类似之建筑物，并不准便溺及堆积肮脏之物。其深度至少须较寻常者多若干尺，愈深愈佳。井口及离地面5尺至1丈间之井身，须杜以1寸或3寸厚之洋灰。井口外圈及井口与地面交接处，亦须杜上一层洋灰，成斜梯状，务使地面上一切秽物不得渗入。如洋灰价昂，全部用之不甚经济时，可用砖砌后将洋灰杜塞砖缝，井口须离地二三尺高，平时以木板盖蔽，用时启之。如经济宽裕，可购铁板盖之，装以抽水机，则更为安全多多矣。夏秋之交，肠胃病流行时，宜不时抽水送附近试验所检验，如发现病菌，即速消毒。最简单之消毒法，以新鲜漂白粉，遵照卫生当局指导之分量洒入，隔二三天再洒一次。通常所用之分量为每100加仑水即10担，用粉2.0格兰姆[①]即6.4市分。兹将拙拟改良之土井图样附下，以资参考。

---

① 编者按：格兰姆即"克"的音译名。

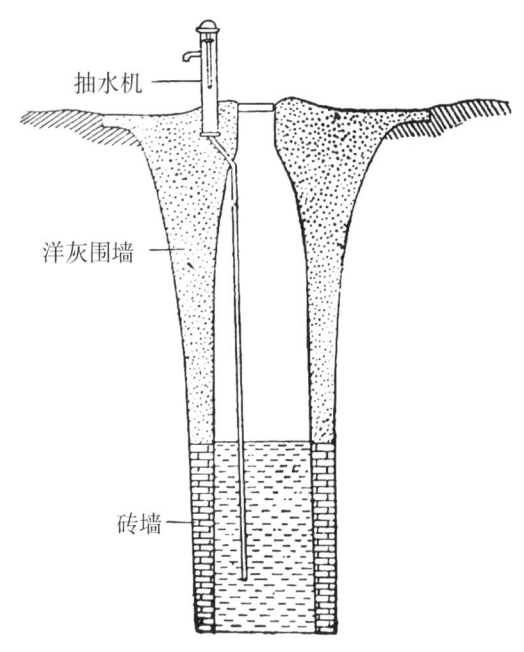

粪便之处置：粪便与乡村卫生亦有重大之关系。因其在消极方面，可以因处置不得其当而危害健康也。我国农民向用粪便施肥，废物利用，不可尽非。然粪便中不免带有病菌虫卵，因而传染疾病，危险极大。盖粪便施入田中，遍地皆是，无法掩盖，苍蝇麇集，传染甚易。又如因欲积以施肥，不能不蓄贮多日，既滋生苍蝇，而或离井不远复可渗入井水。又如用以浇上蔬菜等物，苟不熟食，即以致病。又如农人赤足入田中或游泳水中，寄生虫卵如钩虫、日本吸血虫等，往往破肤而入，滋生体内。我国农村中肠胃病、寄生虫病之特多，实由于此。我国虽无统计可言，然据学者之观察，我国每年死于肠胃病、寄生虫病者，当不下 200 万人，损失之大，虽无准确计算，要为不可不急予注意而设法避免者也。

欧美各国均有排粪导管之设备，我国大都市中，近渐采用，唯乡村中决难装置。我国今日乡村中之处置粪便设备，在南方用粪池粪缸，北方用粪坑。南方广东等省，常于池塘上搭一木架，其上铺以木板，凿有孔，便者蹲板上由木孔下粪入塘，供鱼之食料。或以粪船停于木板下，粪落船中，满后运去施肥。如用粪缸，亦置木板于其上，如厕者亦蹲板上。北方则多用粪坑，挖地为坑，人即蹲于其上，或盖茅棚，以避风雨，或则露天，毫无遮蔽。每隔数天，彻除一次，以小车运往空旷之地，曝于日中，晒干后作为肥料。上述种种办法，均于卫生极有妨害，然补救之道，又不能全凭理想，不顾农民之经济条件。今日我国之卫生工程学家尚无有把握之建议，就作者个人意见，变通而较优之办法，以采用粪缸为宜。所有粪便，一律积储合式之粪缸内，粪缸上均用木板紧盖，不使有苍蝇飞入。一缸积满后，始用第二缸。每缸积满后，最少须过二星期之封存，方可运往施肥。盖有二星期以上之封存，大部分之病菌，可因化学作用而毁灭，危险可减去不少。唯须每村中先有健全之组织，然后管理上可以严密，粪缸制度始易收成效也。此一办法不过作者杜撰之拟议，且未见之实施，愿systems对此问题有研究者予以指正也。

房屋卫生：房屋卫生亦为农民切身之问题。唯乡村中之房屋卫生问题，困难在不能完全依照理想条件办理。因一部分之卫生设备，非有充分之经费，不能获得。虽然，在另一方面，亦有一部分之卫生设备，即仅少许之经费亦能获得。欲解决我国乡村卫生中之房屋卫生问题，即在以可能之经济得相当之设备。倘能有完全崭新之区域建设，即建设一崭新之乡村，则统盘筹划，定可以极经济之费用，建设较合卫生之道路住宅以及合用之村公所、学校、村医院、村市场等。不过此种建设，难有事实而已。故本书所讨论之焦点，乃限于就原有之房屋如何加以改良方面，或在原有村落中，以后新建房屋，宜如何设计方面。作者个人意见，以为我国农村中之房屋，在可能之经济条件下,最低限度应具备下列各点:(一)宅基须填高,最好能高出地面一二尺,可能范围内,可将碎砖石片铺地。(二)方向须朝东南,多开东南向之窗户,使太阳光直射屋内,杀灭细菌,减少湿度,增进健康。(三)四围均须辟置窗户,即向北亦不可无窗,然后空气可以流通。(四)材料可因家庭经济及地方情形而不同。富裕者可用砖瓦及木材,贫困者可用泥与稻草等,但求能避风雨,居住安适已可。(五)房屋之大小与多寡,亦须视经济及其他条件而定,但以空气能畅流为原则。(六)寒冷地方,冬季取暖,如用煤球炉,则必须先在室外烧煤,候煤球全部烧着后,方可将煤球炉移入室内。炉上必须装置一四方形之铁罩,其上接烟囱通于室外,然后可免一氧化碳中毒。如该地采樵并无限制,可随地采樵,则柴薪等材料取暖亦无不可。(七)乡村住宅中最好辟一间厨房,不论在观瞻上清洁上,均有利益。(八)在疟疾流行之地,床上均须有蚊帐,以防蚊虫传播疟疾,既属经济,而有大效。

垃圾处置:垃圾者,包括厨房中之炉灰,以及家庭中一切破烂遗弃之物件。农村中经济条件远较都市为逊,农民之遗弃物亦远较都市为少,故垃圾问题较易解决。唯我国农民智识浅陋,不谙卫生,苟有破烂废弃之物,无不随意倾倒,致秽气四布,苍蝇滋生,为害不减于都市。其补救之法,每村宜指定或雇用一人,每晨定时至各家收集垃圾,各家备置垃圾箱一只,无论任何形式、任何材料,尽可利用原有无用之箱笼,但须有盖。每日将家中垃圾倒入箱内,俟收集者收去倒入垃圾车或他种仿佛之容载物中,运往一定地点填土。盖乡村中死浜及低洼之地甚多,此种死浜及低洼之地,非惟无所可用,且可滋生蚊虫,传播疟疾。事前可先调查全村有若干死浜及低洼之地,然后依次将垃圾填平之。填平后其上复可种植有用果树或其他农产品,于收入上极有裨益。如全村之死浜、低洼地业已悉数填平,则垃圾堆积久后,经若干时日之腐化,可用作肥料,较粪便少传染之害。故乡村中垃圾处置得当,除观瞻上之利益外,可除去臭气,减少苍蝇蚊虫滋生之机会,添加施肥之材料,增多种植之土地,利益甚多也。

秽水处置:秽水包括因洗涤及厨房中排除之秽水。我国乡村中,秽水皆随意倾倒,臭气四布,诱致苍蝇,滋生蚊虫,且有碍观瞻。大村庄路旁及人家门前,间有明沟之铺设,唯管理不得当,大小便秽水淤塞其中,污秽不堪设想。故作者主张乡村中处置秽水,可不用明沟,每家可于空场上挖一土坑,名为秽水坑,如平均一家以 5 口计,则此种土坑长 3 尺、阔 3 尺、深 4 尺已可。四围铺碎砖,上盖木板或其他材料,留一孔备秽水倒入,如盖上有缝,可以泥涂之,无臭气并使苍蝇不得飞入。坑内可乱堆碎砖石片等物,其中空气与秽水起化学作用后,可灭细菌。此种设备,极为简单,且甚经济,于我国乡村条件极属适合也。

传染病之防止
——防疫概论

传染病者,能自一人传染他人之疾病,多至 60 余种。因其传染之途径可约分 4 种,即胃肠传染病、呼吸系传染病、接触传染病、昆虫及动物传染病是也。传染病之预防,千绪万端,不可一言而尽。唯最重要者,必须中央政府有管理传染病完整法令之颁布,省市高级卫生行政人员取得警察当局之联络,严密执行。人民具有正确之卫生观念,明了传染病之危险,然后政府、人民合作管理,鲜有不得成功者。其管理之方法,计分八大项:(一)传染病之报告。(二)传染病之登记与列表。(三)诊断之确定。(四)隔离。(五)消毒。(六)普遍免疫注射。(七)改良环境卫生。(八)实施卫生教育。

凡地方上一发生传染病,家长或医师应立即报告卫生当局。卫生当局接得报告后,即将报告情形分别登记列表,以便日后之查考与研究。唯该病虽经报告登记,究属传染病与否,以及究属何种传染病,决不能凭信家长或医师之报告。诊断之确定,十分重要,故应由卫生局派遣医师详为检查诊断,并由卫生试验所或检验室作完备之检验。如确定为传染病并确定其种类后,立即施行隔离治疗,一面可防制传染,一面使病人早日痊愈。并将病人房屋、器具、衣着,全部消毒。对于全体市民赶速举行免疫注射,以免再有发生。唯此种免疫注射,最好能于平时先行举行,防患于未然。同时因传染病之传播,往往因环境卫生之恶劣,如水源污染后可传播胃肠病,疟蚊滋生后可传播疟疾,是故环境卫生之改善,实为管理一部分传染病之根本办法。至若人民卫生观念薄弱,不能与政府合作管理传染病,亦为传染病时起猖獗之主因。是以卫生教育之切实设施,为重要之事业。此八项管理方法,乃对传染病全体而言,至于各种传染病之特殊管理方法,当依疾病本身之特殊情形而判别。

本书关于传染病管理之讨论,以简要不繁为原则,但将重要者提出研究,否则一概暂予搁置,其理由有三:一因传染病本身种类繁多,每种之管理方法又不止一,非惟限于篇幅不能逐一讨论,而在实行上,非整个社会已上轨道,组织与法规已臻完备,欲全部加以管理,决无成效可收。二因农民智识浅陋,如此繁重之工作,需要农民本身参加力量,不能收得成效。三因乡村卫生之经费竭蹶,欲拔除一切病原,将所有传染病置之严密管理之下,在事实所不能容许。有此三端,本书之目的,但就现实条件商确最经济而有效之方案,余图发展于来日可也。

作者认为,管理我国乡村中传染病最经济而有效之办法,厥惟在最普遍之传染病中择其最容易防止者作为初步之目标。盖传染病原有易于预防、有难于预防之分，前者如天花是，后者如麻疹是。凡易于预防者，往往用力少而功效著，故于财力人力两不充裕之我国乡村中，于此着手，自为经济而有效之办法。唯所谓择其最易防止之传染病加以管理也者，并非将其他传染病绝对置之不问，轻重缓急之间，犹须卫生当局权衡乎其间也。是以传染病虽有60余种，而因不能尽行举办于乡村中，本书但能将最容易管理之传染病分类略述如次，其未能讨论者，可参考民国二十一年中华医学杂志社出版之《传染病实用看护法》。

一、急性胃肠传染病

急性胃肠传染病为我国目前最重要疾病之一，每年死于此类疾病者，不下100余万人，为我国办理公共卫生者最宜注意之疾病。其中尤以伤寒、霍乱、痢疾三者为最，但此3种疾病皆为较易预防者。在昔英美各国，不过距今50年，其流行情形与我国无甚相异，后因各国卫生事业发达，预防上，环境卫生，无不竭力改善推进，遂致几于绝迹。可见，今日我国乡村中惟一之危害，亦未始不可因我人之努力，而有日免除，是则端赖从事卫生工作者之勉励矣。

伤寒，一名肠热症，为一种短小伤寒杆菌侵入小肠，孳生排毒所致。其主要症状为继续不断之发热，最初觉身体疲乏，胃口不良，数日乃发热。初时热度并不高，但逐日增加，10日以后升至摄氏40度以上，致精神昏乱，口发谵语。如不妥为看护，则至第2星期，小肠被细菌侵破，便血或现腹膜炎，病死者十之一二。此病并无特效之药，患者须静卧以休养，食物限于流质而易于消化能发生热力之类，优善之看护，实为治此病之良法。

霍乱为霍乱弧菌侵入肠内，孳生排毒所致。患者有上吐下泻之病状，泻物如黄水，每日多者可达四五十次，甚者于数小时内能致命。故当立刻入传染病医院与家人亲属隔离，以防传染。治法以注射食盐为最有效。

痢疾病原有阿米巴与杆菌2种。前者由阿米巴原虫侵入肠内，孳生排毒所致，谓之阿米巴痢疾。后者由痢疾杆菌所致，谓之杆菌痢疾。二病之症状颇相似，患者觉腹痛，频频欲便，便内有粘液及血。轻者不发热，每日仅排便五六次；重者发热，每日排便次数，可达四五十次，同时觉肛门下垂。杆菌痢疾，更为危剧。但阿米巴痢疾如不完全治愈，则每酿成肝脓肿，为害甚大，不可不慎也。

上述三病之病菌，均从患者大便排出。如粪便处置不得其法，则此种大便由粪坑漏入井内，或洗涤粪桶或患者之衫裤时，将病菌传入河浜或池塘内，生饮被染之水，即能受染。同时苍蝇可将粪内之病菌由其足及翅传播至食物上，因而传染及人。吾人之手若与患者接触，即可染菌。不洗手而取食物品，亦能受染。

此外尚有一类人，其大便内带有胃肠病之病菌，并不发生病状，但能传染他人者，谓之带菌者。其手如于大便后不洗净与食物接触，即能将病菌传送于食物上，食者因而染病。食物小贩及厨子，如此传播此类疾病者颇多。例如昔时菲列宾①有一监狱，发现霍乱流行病，患者甚多，虽经监狱医官竭力防止，但仍无效。后乃检查厨子粪便，在263名厨子中有17名，虽不患病，而其大便中带有霍乱弧菌。因知此17名带有病菌之厨子，因大便后懒于洗手，遂将霍乱菌传播于犯人之食物，以致多数犯人均被传染。后将此17人隔离，霍乱之流行遂止。此足证带菌者传染疾病之可危惧也。

兹将伤寒、霍乱、痢疾之传染途径，列表如下。

---

① 编者按：即菲律宾。

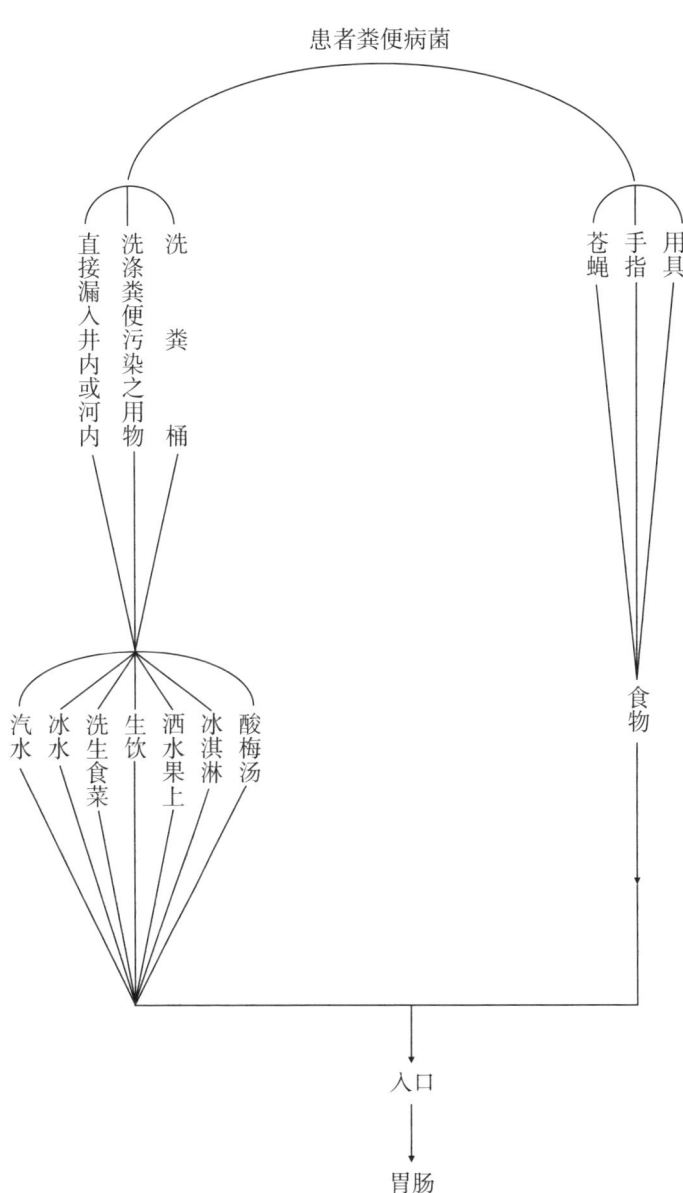

伤寒、霍乱、痢疾传染途径图

我人须注意之管理方法有六：

（一）用纱盖盖食物，以防苍蝇飞集于食物之上。其已经被其污染者，切不可食。一方面尤须尽力灭蝇。

（二）积极提倡我国喝茶之极卫生习惯，禁饮生水。冰淇淋与各种冰液饮料，非用开水制者切不可食。

（三）水果宜先用冷开水洗净，以刀除皮，然后可食。

（四）禁食未煮熟之菜蔬。

（五）厨子或煮饭之家人大便，请医士检查有无病菌，并嘱于大便后务用肥皂洗手。

（六）注射伤寒、霍乱疫苗。伤寒疫苗可以预防伤寒，霍乱疫苗可以预防霍乱。此种预防注射，能使身体用人工方法发生抗毒素，以保护身体，抵抗传染。

二、寄生虫病

寄生虫病指多数细胞之动物寄生人体内而能致害于人身者。已长成之寄生虫，皆为目力所能窥见，其小者如绣花针，大者长可二三丈，多形长而圆，但亦有类似树叶形短而扁者。

寄生虫种类甚多，其能致害人体之方法有三：（一）吸取人身养料，使人瘦弱。（二）排泄毒质，使人中毒。（三）损伤局部组织，以致流血，或生异常之变化。寄生虫侵入人体之途径，大半随食料由口而入人体，亦有由皮肤钻入者。本书就现实条件而论管理之方法，但将我国乡村中最普遍之寄生虫，而为乡村卫生当局亟宜注意者，分述如次：

甲、钩虫。钩虫为一种普通之寄生虫，蔓延全球。我国东南各省尤多。细而柔，长约半寸，色白，寄生于肠内。头上有钩，以钩肠壁，吸取血液，因而患者之肠壁血管常致破裂出血。同时排泄毒质，侵害身体各部组织。故患者多面色青瘦，精神疲倦。因其蔓延甚广，为害于人类甚烈。故钩虫病为我国乡村卫生上重要问题之一。

其雌虫在肠内生卵,卵随粪便排出,落于泥中,经短促之时间,小虫即可孵出。此时小虫之身体甚小,须用显微镜方能窥见。此种小虫,伏于草上,或泥土上,行人赤足过此,即粘于皮上,钻入皮内,随血液循环,入于肺后,钻出肺部毛细血管而入肺胞,再经支气管而上达气管,由食管而胃而入肠寄生。不数日,此虫复能生卵,依此循环,营其生殖。

钩虫之治法甚简,如大便中发觉钩虫卵,即当就医施药。不难毒杀寄生肠内之虫。但须预防复染,方可绝后患。

管理之要法有三:(一)须有相当处置粪便之方法,切勿使粪便任意倾倒于地上,更当禁止地上大便。粪便处置方法,宜如前节所述,用粪缸收集,封存2星期后再行施肥。或能减少其传染。(二)在田地有粪便之处,不论任何人均不宜赤足经过。(三)如村内有多数患钩虫病者,当速请医生将患者治愈,使大便中再无钩虫卵存在,以杜传染之源。

乙、中国瓜仁虫。此虫在日本及中国南部甚多,因人民喜食生鱼之故。此虫长不满1寸,形如薄叶,长于胆管之内。轻患者无甚症状,重患者每致肝脏起重大之病理变化,可有性命之危险。

此虫传染之法,极为奇异。长大之虫在胆管内生卵,卵由粪便排出,落于水中,不多时小虫由卵孵出,侵入一水螺内,在其肝内繁生,不久复由螺肝而钻入一鱼肉,结虫胞于鱼肉中,日本人及我国南方人喜食生鱼肉,或生鱼粥,故易传染。因生鱼肉中之小虫,未经煮死,即入胃肠内,破胞而出,乃寄生肝内之胆管中。其管理之法,唯禁食生鱼而已。

丙、日本吸血虫。日本吸血虫在日本与我国江、浙两省颇多。吸血虫为一种小虫,大者长约1寸,生于腹部血管之内,患者瘦弱或腹大，重者每至死亡。母虫生卵虫，破血管而入于肠内，由粪便排出，落于水中，小虫因卵孵出，侵入一水螺中，在其肝内繁生，复由螺肝而出，候于湿泥或草叶上，遇赤足步行者即由其皮肤钻入体内，在血管中寄生。其管理之方法有二：一为适宜之粪便处置。一为劝告农民在流行地带不宜游泳或赤足步行。

三、呼吸系传染病

由患者之口鼻分泌，传至他人之口鼻而致传染之疾病，名为呼吸系传染病。呼吸系传染病为数甚多，其重要者为肺痨、白喉、天花、猩红热、流行性脑膜炎、伤风等症。兹将最普遍而又最易管理者分述之。肺痨虽为我国乡村人民死亡主因，但因其预防与各人之衣食住极有关系，较难收效，并须设立疗养院等，费用甚大，此处不得不略而不提。

甲、白喉。白喉为咽喉部最危险之一种传染病，多发现于儿童，故为一种儿童重要传染病。流行于我国各省，尤以山西为盛。虽然，近今对于此病之预防，已有特效之免疫注射，故在乡村传染病管理上，为亟宜列入讨论之一病。此病为一种细长杆菌所致，名曰白喉杆菌。此种杆菌多繁殖于患者之喉鼻内分泌毒素，酿成各种危险病状。患白喉者之口鼻排泄物、其全身各部及其衣服用具均带有白喉杆菌。吾人若吸入患者之涕沫，及与患者身体或衣服用具接触，均有受染白喉之可能。

有鼻咽部带有白喉杆菌而其人不发生白喉病者，此人为白喉带菌者，在咳嗽、喷嚏或谈话时可将所带之白喉杆菌传于接近之人，使其得病，故白喉带菌者为传播白喉之重要媒介。学校为儿童集聚之所，如遇有带菌或初病之儿童，即每能传播白喉，酿成疠疫。

白喉病菌使入鼻腔或咽喉部后，一面繁殖，一面分泌毒素。

经二日至七日之久，乃发现全身及局部各种症状。发病之初，患者微觉发热与喉痛，隔日局部之症状加甚，如喉痛、气喘或失音等症。如病发于喉部则于患处可见白膜。白喉病菌之毒素，为害甚剧，能损害心与神经，故患白喉者，病后当注意及心与神经之衰弱，宜多静养也。此病之诊断，须从患处取分泌液送试验所检查，得白喉杆菌后方能确定。但有经验之医师，观察症状及局部现象，即能予以可靠之诊断。

白喉此病虽极危险，而治疗已有特效之药，名为白喉抗毒素血清。此血清取自马血。其制法为先将白喉杆菌分泌之毒素射入马体，使马之血液内，发生白喉之抗毒素，乃取此马血之血清，为治疗白喉之抗毒素血清。如及早治疗，甚有特效，稍迟，效验即逊，如至病发后第4日，收效甚微。故患者或其亲属应于发病后，即刻延医速定诊断，予以血清治疗，切勿无故耽延。

白喉之管理，方法有五：（一）家中或学校发现疑似白喉患者时，即当延请医师诊治。（二）白喉之传染，既极容易，故一发生白喉，应即报告当地卫生机关，俾采取迅速扑灭之步骤。（三）送患者入传染病医院调治，如无此种设备，或因特殊情形而不能送入病院，则可在家中施行隔离治疗。（四）任何人勿与患者及其用具接触。服侍患者时，必将口鼻用手巾或口罩掩。服侍毕，必须用肥皂洗手，洗毕用火酒擦之。（五）发病之全家人或全校儿童，均须速行防疫注射，在昔均用毒素抗毒素，功用已甚显著。如美国于民国十年时患白喉者约有20.9万余人，死者2万余人，后施行此种预防注射后，死于此病之人数遂减少一半有奇。然近今预防医学，日新月异，此种预防白喉之旧法，又几为另一新法所替代，名为明矾类毒素注射，其功效较前者更大，而手续又较简单。前者须注射3次，后者但须 1 次，至多 2 次。

乙、天花。天花传染之危险，久已著名中外。据欧西统计学家所调查，欧人在 18 世纪时，死于天花者不下 6000 万人。及至西班牙人与墨西哥通商，天花遂入美洲，发生大疫，当时墨西哥人口仅 1200 万，而死于天花者竟达 600 万。现按学者之测算，我国近今死亡于天花者，每年不下数十万人，实为我国重要死亡原因之一。夫天花为最易预防之疾病，如人人每 3 年施种牛痘一次，确可担保一生不致得病。况手续亦极简单，费用甚省，天花之预防，诚乡村卫生中最应举办之事业也。

天花当为一种病毒所致，然其形状极小，虽用显微镜扩大，亦不能察见之。最多聚集于患者皮肤上及口鼻排泄物中，以及患者之衣服、用具亦带有病菌。故此种病菌，可于病者咳嗽或与患者接触时，而传染他人。苍蝇之足翅亦能将此病菌带往他处。有时带有病菌之干痂，由风吹往别处，亦可借此传染他人。

天花病菌侵入人身，经 7 日至 21 日后病状遂发。患者先发寒热，首背酸痛，4 日后遍身现红斑，隆起如珠，不久即变为脓泡，有时痒不能耐，后脓泡成痂，痂落乃现麻点。患此病而死者甚多，即幸而不死，非目盲亦必面麻，遗恨终身。

天花并无特效药可治，故抗御天花，莫如预防。其重要之管理方法如次：

（一）一有患者，应即报告卫生当局。

（二）即将患者隔离。

（三）任何人勿与患者接触。曾与患者接触之物或手均应消毒。

（四）人人必须种痘，因种痘可免天花，功效极为可靠。其种痘之历史，略为读者一述。

我国古时有种痘一法，起自江右，达于河南。惜发明家之姓名，无从稽考。相传宋真宗时，峨嵋山有神人出，为丞相王旦之子种痘而愈，遂传于世。其法乃取患痘者之痘痂，研成细末，吹入鼻孔，3日后热发痘出。如法种者可免天花。但此法种痘，殊多危险，被种者常得重病而死，或鼻孔因出痘而有碍生理之变态，非为预防天花安全之法。1797年，英国有在乡间业医者名冉纳（Jenner），性聪慧。一日，有一挤牛乳女童，患病求诊。冉纳疑是天花，女曰："我手在牛患痘时挤乳，破染及牛痘浆，不久手上乃发牛痘。从吾人经验而言，已得牛痘浆者不能再患天花。"冉纳于是领悟染牛痘者得免天花之要义，由是竭力研究，先将一幼牛种痘后，将牛痘之浆移种于人身已破之皮上，即发牛痘，因免天花，且无如人痘接种之危险。1907至1908年，菲律宾政府曾种370万余人，无一死亡。种痘能预防天花，早为医学家所公认。从前德国天花时常盛行，而以1871年为最，每千人中死于天花者达3.7人，于是德国于1874年实行强迫儿童种痘，天花遂因之大减。至1902年，天花绝迹。美人于1898年入菲律宾时，菲律宾人因天花而死者每年有三四万人之多，实行种痘10年后，全国每年因天花而死者，仅300余人。我国政府近年亦竭力提倡种痘，囊昔每年数十万之枉死者，从此或可幸免矣。种痘不论任何时节，皆可施行。一生最少应种2次，初生4星期后宜种1次，入学时复种1次。在我国乡村中，天花患者甚多，如能每3年种1次，更为安全。

四、皮肤接触传染病

凡一种疾病，能因皮肤或粘膜之接触而传染者，为皮肤接触传染病。此项疾病之种类甚多，又为乡村中极普遍之疾病，故特提出讨论之。兹将重要而易于管理者分述如次。

甲、疥癣。疥癣为最普通而最易受染之一种皮肤病，大都在生活不甚清洁者之身体上发生最多。如不早治，染变脓疮，糜烂全身，既不美观，又损体力，故为害亦甚，不可以癣疥之疾而忽视之。唯治疗上较为容易，若能认真管理，不难扑灭于乡村中也。疥疮为一种扁圆形而微小之寄生虫名疥虫，在皮肤内寄生繁殖所致。

疥疮内及附近皮上均有疥虫或虫卵，直接与患者之皮肤，或与其衣着、用具、被褥接触，均易染得。患者先发觉皮肤上有小水泡疹甚痒。此项水泡疹多先起于手指之间，逐渐蔓延及全身，夜间痒尤甚，搔之疹破出血。其未受脓球菌之染者，乃结血痂。其受脓球菌之染者，乃成脓泡疮，为患尤甚。久患者复有贫血症状。

其治疗之法，夜间将全身各部用肥皂洗擦干净，去痂破疹，几至出血而止，然后用10%之硫磺软膏全身遍擦，第2、第3两日夜间照法连擦2次，第4日将全身膏药洗去，更换衬衫及被褥（须洗净而用水沸煮15分钟后方可用），并将患疥时所穿之衬衫、被褥、手巾等，均用水沸煮15分钟。

其应行注意之预防法有三：

（一）不与患者握手或与之同睡，不可通用衬衫裤或手巾。

（二）每星期至少洗澡1次。

（三）家中如有患此病者，速就医诊治，并将其衣着、被褥单洗涤后，沸煮15分钟。

乙、婴儿破伤风。婴儿破伤风俗称"锁口亡"或"四六风"，为我国乡村婴儿死亡重要原因之一。我国每年婴儿之死于此病者，约在数十万之数。婴儿破伤风为一种破伤风杆菌，由脐带之伤口侵入婴儿体内，孳生排毒所致。此种病菌，多窝藏于泥土或灰尘内。其传染原因，旧式接生婆用破缸瓦或不洁剪刀，切断婴儿脐带，或用染秽土之棉花或布包裹脐带伤口，病菌从不洁之剪刀、破缸瓦、棉花布等或接生婆之手上经脐带伤口而入婴儿体内。

其病症先在脐带伤口溃烂,婴儿生后第 4 日至第 7 日内,即有发热、抽风、上下腭紧锁不开等症,不久即死。此病苟一发生,即属无救,故管理方法,厥惟预防,其要点有四:

(一)严厉取缔旧法接生。

(二)训练合格助产士。

(三)不用旧式接生婆收生。

(四)训练旧式接生婆使用消毒法接生。

丙、沙眼。沙眼为一种慢性传染病,在我国极为盛行。学生患此症者约居 30% 以上,工人、农人患者更多。久患不治,易致盲目,其病原尚无确证,但为一种极易传播之病原体已无疑。患者之眼泪及其他排泄物内均有沙眼病原体,如与患者共用手巾、面盆、手帕或互相接触,必致受染。

患者眼睑内之结合膜上,初则发生许多细小如沙之颗粒,磨擦眼球,痛痒异常。久之眼球上之角膜发炎或破烂,因之盲目。即幸而不盲,亦不免有他项杂病,如眼睑下垂、睫毛内翻、磨擦眼珠、视力不足等。沙眼之疗治,虽不能见速效,但及早治之,不难治愈。如眼中稍有不适,或有发痒、发红、不时流泪等症,即可疑为沙眼初发时之症状,当就医诊治,诊治愈早,见效愈速,慎勿自误。

管理方法如次:

(一)禁用公用手巾与面盆。患者于每日洗面时,用手巾擦眼,将无数沙眼病体染在手巾及脸盆上,如他人用此种带沙眼病体之手巾、面盆洗面,即致受染。吾国酒楼戏院所用之公用手巾,实为传染沙眼之媒介,应予禁止。家庭及学校中应提倡各人自备手巾与面盆。

（二）患者之用具亦带有沙眼病体。例如患者以手擦眼之后，再以取物（如手巾、铅笔、筷子等），其手上之沙眼病体，即可传送于物上，如他人以手取之，再以手擦眼，即能于无意中将沙眼病体染入眼中。故必劝导人民勿用患者一切之用具。

五、昆虫及动物传染病

甲、疟疾：疟疾为昆虫传染病之一种。数十年前欧美各国患此病者颇多，但经政府提倡改良环境卫生后，疟蚊几绝迹于英美各国。我国乡村中均有此病，尤以南部为甚。因南方积水较多，易滋疟蚊故也。据一般意见，我国每年患疟者尚有千万人，死亡者为数亦复不少。疟疾乃由一种微小寄生之疟原虫侵入人体，寄生血内所致。疟原虫入红血球内经过若干小时，逐渐生长成熟，中部分裂，变成无数细小部分，乃破血球而分散于血液内，再行第2、第3以至无穷之循环孳生分裂，毁败无数血球，分泌多量毒质，患者先发热而后发冷，久之患者因有贫血症状。疟原虫计有日发疟、间日疟、三日疟3种。自疟虫入血球24小时后，即成熟分裂，破血球而出者为日发疟，48小时者为间日疟，72小时者为三日疟。

疟疾之传染不若白喉等症之取直接途径，必须经过中间之媒介，即疟蚊是也。如无疟蚊则虽与患者日夜接近，共同饮食起居，不至传染。其所以传染，乃由疟蚊吸吮含有病原虫之血球于腹内。此种原虫乃在疟蚊胃肠内发育变化，孳生无数幼虫，侵入疟蚊之唾液腺。于是此蚊螫他人时，幼虫由吐液管传入此人之血，每一疟幼虫一入血液后，即侵入一红血球，此人因而得病。

金鸡纳霜为治疟之特效药，但须充分服用，方能断根，仅服一二日，寒热虽止，病根未去，仍有复发可能。唯应服之量及其服法，须遵医师之命行之。近年德国新发明之安梯保灵

（Atebrin）① 与泼拉斯摩金宁（Plasmoquinin）② 功效较金鸡纳霜更著，唯买价过高，非乡村人民所能用服也。

疟疾既由疟蚊为媒介，如无疟蚊，虽有致病之原虫，无有致病之可能。故管理疟疾，最易收效，扑灭蚊虫而已。蚊之种类甚多，据近代医学家所研究，能传染疟疾者，仅一种疟蚊，名爱纳斐斯蚊（Anopheles）。此蚊之生活习惯及繁殖情形与众蚊不同，疟蚊之翼有斑点，当其集落于皮肤上时，两后腿高举，驱干与皮肤平面适成 45 度左右之斜角，故辨识尚易。灭蚊之法，唯有铲除一般蚊虫之生长地，使断绝其繁殖之机会，最有效之方法有三：

（一）铲除生长蚊子之场所。浅水池塘沟渠、太平水缸以及破缸盆内之积水，均为蚊卵及孑孓生长之场所，故当尽力铲除之。池塘沟渠非必需者填没之，必需者，须除去两岸之草，浅者挖深之，死水浜凿通之，使与外河相连，沟渠之闭塞者疏通之，所有太平水缸，均须密缝加盖。

（二）杀灭孑孓。不能填灭之池塘或沟渠中如有孑孓，必须有药物或其他方法杀灭之。杀灭孑孓之法有三：1. 养鱼：金鱼或小鱼喜食孑孓，故如于池塘内养鱼，孑孓自灭。2. 洒煤油：孑孓须在水面呼吸空气，如将煤油洒在池塘水面，孑孓吸入煤油，即中毒而毙。3. 青酸钠粉：分散水面上，有极大灭孑之能力。唯后二法费用颇贵，难行于乡村中。

（三）避蚊。避蚊为消极防疟之方法。夏秋有蚊之时，窗户均须装设纱布或铁纱，床须加帐，使蚊虽有而不能吮人之血。

乙、狂犬病。狂犬病乃由一种微生物侵入人体之神经系所致。此种微生物生长于犬脑中，使犬发狂，任意咬人，人之皮

---

① 编者按：今译"阿的平"，1931 年德国科学家合成的抗疟药。
② 编者按：今译"扑疟喹啉" 1925 年德国科学家合成的抗疟药。

肤被咬破后，此种微生物乃随其唾液侵入体内，达于脑部而得狂犬病。患者被狂犬咬后可在 6 星期内不发现病症，伤口亦能自愈。但过 6 星期后，骤然发现胃口不良，身体疲乏，抽风，口渴欲饮而见水不能下咽，至为痛苦。此病一发，即无可救，三数日而死。

因此病发作后，即无法救治，故其救治，须在未发以前。其法为一经犬吠后，即就医受预防注射，如能携犬同往更佳，因可由医生检查是否狂犬。如医生认为必须施用治疗狂犬病之注射针，则必须遵命前往，每日注射 1 次，共 14 次后，方收预防之效。如半途而废，毫无效验，徒费金钱，岂不可惜。平时见有狂犬或类似狂犬者，皆应将其击死，以杜后患，并将其头送卫生试验所检验。卫生当局当严厉取缔野犬，因野犬毫无用处故，家犬勒令必须戴口罩，以防咬人。

卫生试验：卫生试验亦为我国举办乡村卫生应行注意之点。管理传染病或饮食物、牛奶之卫生方面，均有赖卫生试验之设备，方可臻于完美之境。故今日完备之卫生机关，均有卫生试验之举办，是盖不可或缺之事业也。卫生试验工作之重要者，为痨病杆菌、淋病球菌、白喉杆菌、伤寒杆菌、梅毒螺旋菌、脑膜炎球菌，以及疟疾原虫寄生虫之检查，伤寒患者之大便小便与血液之检查，梅毒之血液检查（如瓦氏反应 Wassermann Reaction，坎氏反应 Kahn's test），其他大小便之检查，牛奶之细菌与化学检查，食水之细菌与化学检查等。如检验工作外，尚有各种生物学制品之制造，以备医院医师之采用，如白喉抗毒素与类毒素、伤寒疫苗、牛痘苗、破伤风抗毒素、白喉免疫性试验（即锡克氏反应）、猩红热免疫性试验（即狄克氏试验），以及狂犬病预防疫苗等。

唯举办我国乡村卫生，即上述各种最低限度之卫生试验工作,犹须按其轻重缓急,分数个阶段而举办之。例如一县之中分为数区,区为乡村卫生之组织细胞,每区设一最简单之卫生试验所,备有显微镜1具,简单试验用具若干,约费三四百元,专为检查痨病杆菌、淋病球菌、疟原虫、小便以及大便中之寄生虫等之用。每县则设一县试验所,办理较复杂之检验。至若身体各部组织上之病理检查,暨其他更复杂之细菌研究,则于县试验所之上,再宜设立省试验所1所,经费充裕,规模自可宏大,因能补救县区组织之不足矣。其组织情形另于末章讨论之。

生命统计

生命统计亦为重要工作之一,因能供给生命统计之材料,为行政实际之参考。譬如一家小商店,其每日之交易,必须有一登记各项帐目之薄记,作为研究未来已往备忘之用。生命统计于卫生行政之作用,亦复如是。例如我人若有精密可靠之统计,知某地方之死亡主因为何,其中最容易管理之疾病为何。于是对症发药,行政方针非可决定乎?是故瑞士、英国等先进国家,莫不重视生命统计,竭力使之精密真确,实于卫生事业有莫大之裨益也。

生命统计中以人口统计、出生统计、死亡统计,及死原因统计最为重要。死亡原因统计中尤以关系传染病方面更属急需。然欲有精确之统计,首须有完密之组织。我国乡村中关于生命统计方面之情形,在第二章中已约略讨论及之,在方法上宜以定县所采用者较最合用有效。唯定县因平民改进会在乡村教育上之努力,已有平民学校设立,而有毕业同学会之成立,故保健员之训练,不成问题。至若其他各地,依作者之意见,最好能以村长或乡村学校教员,作为举办生命统计之动力。先予以相当训练,再加以若干指导,即可胜任。

统计格式，中央颁布者过于繁琐，不甚适用于我国乡村。我人但求统计之准确，不在其繁琐。盖若所得材料不能准确，虽多何用？此种表格之方式最好经国内专家之研究，庶不致有重大错误。作者虽非生命统计专家，然对此极饶兴趣。愿将个人意见，作为学者之参考。

作者认为今日我国乡村中生命统计之表格，为数不必多，其重要者可规定4种。一为人口、年龄、性别分配表，二为出生统计表，三为死亡年龄分配表，四为死亡原因调查表。第1、2、3种表格为作者所拟，第4种为兰安生、方颐积二君节略国际死亡原因205种成为27种，各地已多采用。二君之原文可参阅《中华医学杂志》43期6卷604页（*China Medical Journal* VoL. XLIII NO. 6 P. 604）[①]。此四表为初步之统计表格，我国乡村之统计事业，尚属初创时期，可以由此开始，逐步推进，由浅入深，务使民众先能娴习于此简单之训练，使此数种简单之统计得有准确之结果，然后再事增加，未为晚也。兹将4种表格列后。

---

① 编者按：J. B. Grant and I. C. Fang. Causes of Death for China. An Abridged Classification. *The China Medical Journal*, 1929, 43(6): 604-607.

人口、年龄、性别分配表

性别分配 调查结果 年龄分配	男		女		总合	
	实数	百分数	实数	百分数	实数	百分数
0—1						
1—4						
5—9						
10—19						
20—29						
30—39						
40—49						
50—59						
60—69						
70—79						
80岁以上						
总计						

出生统计表

出生		
男	女	共计

死亡年龄分配表

调查项目 年龄分配	男	女	共计
1岁以下			
1—4			
5—9			
10—19			
20—29			
30—39			
40—49			
50—59			
60—69			
70—79			
80岁以上			
共计			

死亡专率调查表

死亡原因	调查结果
伤寒	
癍疹伤寒	
痢疾	
天花	
鼠疫	
霍乱	

（续表）

死亡原因	调查结果
白喉	
流行性脑脊髓膜炎	
猩红热	
麻疹	
败血症	
狂犬病	
其他传染病及寄生虫病	
惊厥	
产褥热	
肺结核	
其他结核病	
呼吸气管病	
腹泻及肠炎（2岁以下）	
其他非特定之消化系病	
心肾脏病	
老年病与中风	
先天不足与早产	
中毒与自杀	
外伤	
其他原因	
未详与不明之疾病	

卫生教育

卫生教育为我国举办乡村卫生之切迫而又久远之工作。因我国乡村非徒卫生之设备与组织旁落人后，即农民之观念，尚须有一根本之改变，此非从教育上着手不可。

卫生教育大别之有二类：一为举行于学校中者，须于讨论学校卫生时及之。一为非举行于学校中者，即一般之卫生教育是也。此则为本节讨论之目标。其工作约可分之为三：一为属于言语方面之工作，如个别劝导、家庭访视、公众演讲等项。二为属于文字方面之工作，如传单小册子之散发，新闻、年报、月报之刊印，标语之揭贴等项。定县平民教育改进会于此收有显著之功效，其宣传品之图书，均由艺术专家造意绘画，极能引起民众之观赏，而深刻印入卫生观念。三为表演方面之工作，如幻灯、电影、卫生展览、清洁运动、卫生歌剧等项。定县平民教育改进会，曾利用废历旧年，举行大规模之展览会，3日内参加者达9580人之多。关于清洁及传染病预防方面之传单，散发有18万张。每日演讲2次，同时举行幻灯表演，并表演卫生用具如肥皂、手巾、牙刷等，表演毕，廉价出售。故农民对于卫生之观念得以建立相当之基础。他如于春季之节会，农民常集众娱乐，于各地临时成立一市场，远近乡村，均往游览。该会常备一小车满载各种宣传品，推至各市场，举行流动展览及演讲，收效亦颇显著。此二法，虽仅行之于定县，实可为我国举办乡村卫生者所宜观摩者也。

虽然，本节不过述一大概，举一二例以为参考，其实际施行之具体方案，犹在行政者因地制宜，权衡其间，尽量利用各地之特殊情形，创造新方法，以实现完美之理想耳。

保健事业

所谓保健事业者，包括结婚后生产以及婴儿自出生后至于老死一生之一切医药保健事项在内，其在我国乡村中应特别注意者为保母育婴、学校卫生，诊疗所、医院等治疗机关之设备，分别讨论如次。

保母。在讨论本题之前，作者认为我国农村中有二问题，不可不首先解决者，一为优生问题，一为节育问题。因此二问题特别与保母育婴有密切之关系。夫优胜劣败乃天演之公理，是故欲民族之强盛，必须于优生上相当注意，盖父母之体格、健康、智慧、寿命，莫不于其子女有极大之影响。于是优生之能否实行，与保母育婴极有关系矣。作者并非专家，不能谓于优生问题有深切之研究，唯在重要事项中，作者认为下述二点在举办我国乡村①时宜首先注意。

一、神经虚弱之罪犯，应用医学手续断绝其生育机能。

二、患有遗传病如疯癫病、血友病者，应在法律上剥夺其结婚权利，或用教育方法，令其自动放弃结婚权利。

上述二点，虽属非常重要，唯欲办到完善，困难仍多。在目前之乡村社会中，此二点均非短期内可能施行，故仅提出以供读者研究耳。

复次，我国出生率特高，为35至40之间，于是婴儿死亡率亦同时提高，为200至250之间。而婴儿幸免于死者，亦大多身体羸弱，疾病连绵，致成年后体魄不强，不能与健康者相比。可见出生过多，父母对于子女养育保护不易周到，反致婴儿死亡数亦与之俱增。故近今国内专家若许士廉、杨崇瑞诸君均主张在我国乡村中提倡节育。夫节育之意，节制勿使放任之谓，并非绝对禁止生育，是以作者对之甚表赞同。盖出生率减低，婴儿死亡率亦可同时减少，已为世界确认之公理，而最后

---

① 编者按：此处"乡村"后，疑漏"卫生"。

之人口数不致有锐减之危险。况民族分子，贵精不贵多，一百羸弱愚蠢之国民反不若五十健康受教育者之有用。虽然学者对于人口问题，尚多各别之主张，作者亦绝无狃泥成见之处，唯既为国家重要问题之一，举凡关心国事者，宜深切研究及之。至若实施节育，则非中央有统盘之筹划，不为功矣。

优生节育既与保母育婴均有密切之关系，今以社会条件一时恐不能见之实行，然保母育婴本身之重要及其实施办法，则为办理我国乡村卫生者所亟须注意者。夫欧美先进各国莫不以保母育婴为国家要政之一。盖母体不健，产生之婴儿发育亦必不全，婴儿发育不全，则国民健康之基础因以不固，社会上无论各种事业，当难有充分之发达。英国保母育婴之事业极为发达，孕妇婴儿之死亡率，日益减少，产妇因生育而死亡者，每年千人中仅有 4 人，婴儿（1 岁以下之儿童）之死亡者每年每千人中不过百人。反顾我国，产妇死亡率为 17，婴儿死亡率为二三百左右，前者超出英国四五倍间，后者超出二三倍。一方既足征其他一切卫生事业之不发达，而一方殊足以推知我国其他一切社会事业之难于进步。诚为研究我国乡村卫生者不可不注意之事项。

孕妇之疾病可分产前、产时与产后 3 个阶段。产前病症以血毒与流血二种为最危险。血毒有因梅毒，有因胎毒所致。前者能传染胎儿致成死产或早产，而早产后复因毒发之故，以致夭亡。胎毒每因孕妇排泄不健全，不能排除胎儿所排泄之废物致血中存有多量毒质，发生头痛、抽风等症，孕妇胎儿均极危险。产前流血乃因胎儿之胎盆在子宫之部位不合所致，如流血过多，孕妇胎儿亦常有生命之虞。临产时常遇难产，有因胎儿不依正常轨道而生产，有因胎儿之头颅过大，亦有因胎儿之骨盆过狭。产后最普通之疾病为产褥热与产道受伤。产褥热因收生时收生者之手及器具未经消毒，或消毒未完密，即插入产道，由是细菌污染子宫及阴道组织，滋生繁殖，经过相当时期，发生毒质，产妇因而中毒。产道受伤常因收生者用力过猛，或手术不良，使产道受创，如阴唇破裂、子宫破裂等症。如处理不当，即成终身遗患。

保母要则有二。首先应举办者为普施助产教育，取缔稳婆，厉行助产士注册及管理监督法令。务使助产士均为受有充分训练者，而未能具备必要之资格者不得执行业务。故每省应有助产学校之设立，造就相当之助产人才。在美国助产多由医生行者，结果每有因医师事务繁忙，不能多费时间静候胎儿自然出生，急于施用手术及探取其他并非必需之步骤。故不若英国社会之习惯，大半由助产士接生为妥善经济。我国乡村中之助产事业，以采取英国之方法为宜。其大部分责任当付诸助产士负之，医生不过处于协助地位而已。国内学者，有主张训练稳婆为过渡时期之办法，然据年来举办此种事业之机关所得之经验，并不能合于我人之理想。盖中年以上之妇女，其他智识又极不充分，以之训练，往往于当时表示接受，过后仍不能尽舍其旧法，彻底依从新法。上海市高桥区卫生事务所曾举办训练稳婆，即发现此种缺点，兹将上海市卫生局训练产婆简章附录于下：

上海市卫生局训练产婆简章

一、宗旨：本局为训练现有旧式产婆，使于最短时间能了解简明产科学术及方法，增进其助产常识及能力起见，特于各区内设置产婆训练班。

二、定名：训练班定名曰上海市卫生局某某区产婆训练班，得由数区合并设置。

三、入学：凡已开设产婆训练班之区，该区内之产婆，均须遵照卫生局之编配,依期到班训练。

四、学期:训练期间,每班以1个月为准,但必要时得为10日以内之延长。

五、课程:训练必修之课程如下:

(一)妊妇产妇之生理与病理常识。

(二)胎儿及新生儿之生理与病理常识。

(三)清洁消毒法。

(四)接生法及脐带扎切法。

(五)假死初生儿苏生法。

(六)产褥妇看护法。

(七)实习。

六、费用:学费、讲义费概不收取,但训练期满后,实习所须之助产用品须自缴费购置。

七、毕业:训练期满,经考试各科均达60分,并曾实习6次合格者,由训练主任呈请卫生局发给训练合格证明书。

八、开业:领有训练合格证明书者,始准在曾已开设产婆训练班之区内开业。

九、附则一:本简章如有未尽事宜,得由卫生局呈请修正之。

十、附则二:本简章自呈奉核准公布之日施行。

其次,应多设保母机关,并宣传保母教育。使孕妇在未产之前得接受产前检查,查其血中有无毒质,骨盆之大小如何,以及胎儿位置有无异常等,并由医师或助产士指导孕妇保健常识。于孕妇临产时,须注意助产士接生手术是否按照科学方法实行。既产之后,则更予产后之检查,如查出产道受伤或其他病症应及早设法处治之。

育婴。婴儿出生后,最危险之环境为传染病与营养不良。我国婴儿之死于此两种情形下者为数不少。婴儿传染病中最应注意者为破伤风,即俗名四六风是也。次即天花,应及早种痘,以防传染。营养不良,每因育婴不得其法所致。母乳为婴儿最完全之滋养料,其营养功效远过于牛奶。除不得已时,千万不可用牛奶替代。哺乳须有定时,普通以 4 小时一次最适宜。身体尤宜洁净,睡眠时间,愈长愈佳。

婴儿之保健要则有三:

(一) 收生手术必须用科学方法,凡未曾受有助产教育之稳婆,千勿轻于尝试。

(二) 为父母者应具有育婴智识,此种智识,除由询问医师或助产士得来者外,应多读卫生书籍。其中须特别注意者,为改善婴儿环境方面之智识,如注意空气、日光、饮食之适宜是。

(三) 奉行预防医学。即每年宜请医师举行健康检查,并及早种痘以防天花。

(四) 我国各地有育婴堂者甚多,用意良堪赞许。唯因办事者大多不顾公德,往往唯利是图,而管理上毫无科学方法,致婴儿死亡者十之七八。诚能一方由倡办人严格监督,一方复聘请医师、护士等专门人才,亲自办理或指导办理种种育婴事项。同时所收婴儿不使久留堂中,及早征求领主,将婴儿送归人家养育,以免多数婴儿杂居一处,发生危险结果。则此种育婴堂之设备,亦未始不可提倡设立,而为我国乡村中保育婴儿方法之一。

学校卫生

举办学校卫生之理由有二:一因学生常因视力不足、听觉不灵等,致碍学业。又常因幼年及少年学生最易感染传染病,群居一处,时有传染病流行之可能。举办学校卫生,即可以免除上述二种结果。二因学校学生，即为未来之国民，其幼年及少年时之身心发育，以及卫生习惯，极有关于成年时之体格强弱。举办学校卫生，可以造成其卫生观念，养成其卫生习惯，并可使其身心有良好之发育，俾他日成为健全之国民，发挥最大之工作效能也。

学校卫生之工作，其重要者为体格检查、预防传染病、实施卫生教育、改善学校环境卫生、体育训练等。

检查体格至少须 3 年检查 1 次，查出之缺点，待其未成大患前，即予以适当之矫治。

预防传染病方面，须特别注意于隔离患病学生及施行人工免疫法，即举行各种预防接种，尤以天花、白喉之预防接种之效力最大，需要最切，宜尽力推行普及之。

卫生教育尤在小学中为最重要，须自小学一年起，即训练其养成种种卫生习惯及灌施卫生智识，由浅入深，以至最高年级，务使小学生于毕业前，能养成良好之卫生习惯，及受有相当之卫生智识。定县平民教育促进会陈志潜君编有小学校卫生教育之课本一套，大意甚佳，可为举办卫生教育者之参考。卫生习惯之重要事项，最须注意训练者，为饮食有定时，多吃青菜，大便有定时，每日有 8 小时以上之睡眠，呼呼新鲜空气，多受太阳光，每星期至少沐浴 1 次，衣服宜清洁，饭前便后必须洗手，每日早晚刷牙 1 次，嚏咳时必须以手帕蒙盖口鼻，不用公用手巾、面盆及公共饮食器具，每日至少有 1 小时之运动，按时实行体格检查及预防注射。唯欲养成上述之卫生习惯，必须以下述二原则为条件，即：一、学校中必须有可以使学生厉行卫生习惯之设备。如欲学生养成饭前饭后必须洗手之习惯，则学校中必须有供给学生洗手之设备。二、教师必须以身作则，对于上述之习惯，皆能彻底做到，则学生遵循规摩，易收成效。

不然，教师自身不能实行，徒令学生为之，学生将不信其言，不肯奉行。故此二原则，实属非常重要。五年级学生，应授以简单之医药救护工作，教以如何处理烫伤、冻疮、创伤、止血术、骨折、缢死及溺死等。各书局有此种教材之书籍可购，兹不详述。此种教课，大约 20 小时已可，少讲学理，注重实习，并授以关于数种简单药品之常识，便能应用。至六年级时，即令轮班实习。凡五年级时所学之方法，均可于此时实行之。作者认为此种简单之救护医疗工作，不独有用于学校，益且有用于家庭。尤其在战事爆发之时，小学毕业生均可担任救护之工作。我国乡村学校更须注意及此。

学校环境卫生，对于学生不独有直接之健康上利益，且可影响于学生之生活习惯，实具有教育上之价值。其最重要之事则为：甲、饮水必须煮沸。乙、食物必须经过充分煮熟。丙、各人应自备手巾、脸盆。丁、室内光线须充足，空气须流通。戊、全校须清洁，勤于打扫，不可随意吐痰，并须有充分之厕所与运动场。

体育训练，宜注重团体训练，即不独须有体操，并须提倡合群运动。我国乡村中大部分以农为业，田中耕种，未尝非极好之运动。

第四章　我国乡村卫生现有之事业

一般情形之调查

民国二十三年①秋，中华医学会指派作者为我国乡村卫生调查委员会主席，担任调查我国现有乡村卫生事业之工作。此项工作，进行颇感困难，因我国乡村卫生，为新兴之事业，不能有丰富之材料，供给我人参考。而机关分散各地，实地调查更为困难。不得已，乃采用间接方法，由各方设法，搜集较可靠之材料，汇编整理，成为报告。交由《中华医学杂志》二十三年九月二十卷九期"我国乡村卫生调查专号"发表。是役也，极得卫生署姚寻源君及各地供给材料。诸君之襄助，异常感激。调查结果，共得17处卫生机关之材料。因我国乡村卫生向不发达，自经卫生署刘署长瑞恒及中央各地热心卫生事业诸君之提倡推进，渐呈活跃状态，故近年来举办之地方渐多，但截至调查时，国内已有乡村卫生机关者尚仅17处，是以报告中所能搜集之材料，仅限于此17处。而此17处因时间关系，所能供给作者之材料，又仅限于二十二年九月以前之情形。以后之情形，均不能包括于此次调查范围以内。虽然，我国卫生事业，正如雨后春笋，方兴未艾，目前与将来之推进与发达，以区域言，当不止17处，以程度言，决不致永久如调查时之情形。我人于研究业经作者调查之乡村卫生机关工作时，当知目

---

① 编者按：恐为"民国二十一年"，2 年后，即 1934 年，李廷安在《中华医学杂志》第 9 期发表《中国乡村卫生调查报告》，记述 1932 年 10 月任中国乡村卫生调查委员会主席。

前情形，已与当时有不同之处。故为便利读者参考起见，本章除根据作者之调查报告，叙述我国乡村卫生现有事业之大概外，仍将在调查后所得之其他材料附录章末，以飨读者。其所以不即将此种材料与以前之材料归并讨论者，因我国乡村卫生事业正与时代迈进，几乎有日新月异之势。如欲重行整理，务使最新之事业，无一遗逸，则调查整理，均需时日，一次之调查整理未毕，新兴之事业又须重加调查，仍不能达到绝无遗漏。故为供给关心学者研究计，但能就较近之调查，不致失去时效者，作为讨论根据，借以告一段落，其他不能包括在内之材料，不得不暂时割爱。

报告原文共分二篇：第一篇概述我国乡村卫生事业之现状，根据材料，因其区域组织、开办年月、工作人员、最近预算、工作范围等，列为一表，以便查考。在组织方面，有中央办、县或市办、县市与中央或私人团体合办、私人团体或学校举办之不同。工作人员分医师、护士、助产士、药剂师、卫生稽查及其他等类别。工作范围分治疗、防疫、卫生教育、学校卫生、妇婴卫生、环境卫生、劳工卫生、生命统计、人才训练、戒烟等项。妇婴卫生包括助产工作在内。各项工作实施之范围，各地略有差别，故以符号注明。凡注"○"符号者，指尚未举办并无此项工作而言。凡注"（十）"符号者，指正在拟办而犹未实行之工作。凡注"（＋）"符号者，指虽已举办而范围极小之工作。凡注"卄"符号者，指范围较大之工作，凡注"卅"符号者，则指完备之工作。此种分别，诚无绝对之标准，唯根据报告，以作者个人见解，加以评衡而言。其有非是之处，尚望读者谅宥。原表列下。

中国乡村卫生概况调查表

调查项目 / 地方名称			主办机关或团体					开办年份	工作人员							最近全年经费	工作项目								
市或省别	县	乡村	中央办	县或市办	县与中央或市合办	人民团体等或学校办	私人举办或学校毕业		共计	其他	卫生稽查	药剂师	助产士	设护士	医师		治疗	防疫	卫生宣传	学校卫生	妇产及婴儿卫生	环境卫生	劳工卫生	生命统计	人材训练
河北省	宛平	河清		×	×			六年	3	0	0	1	1	0	1	$4,540	十	十	十	十	十	十		十	○
	定	縣		×	×			一八年	50	32	0	1	0	10	7	,,35,500	廿	卅	卅	廿	廿	卅		卅	○
山西省	平北	市		×	×			三年	3/4	0	0	0	0	1/2	1/4	,, 1,200	十	十	十	十	十	十		十	
山东省	龙山	县		×	×			三年	3/4	0	0	0	0	1/2	1/4	,, 2,200	十	十	十	十	十	十		十	
安徽省	和县	乌江		×	×			三年	6	3	0	1	0	1	1	,, 2,400	十	十	十	十	十	十			○
江苏省	萧县				×			三年	4	1	0	0	0	1	2	,, 4,452	十	廿	十	十	十	十			十
	盐城				×			三年	7	3	0	1	1	1	1	,, 6,396	廿	廿	廿	十	十	十		十	○
	泰县				×			三年	13	7	0	1	0	1	1	,, 7,824	廿	廿	十	十	十	十		十	十
	句容			×				三年	10	1	1	1	0	2	2	,, 4,080	十	廿	十	十	十	十		十	○
	江宁县	汤山 蒙江镇		×			∧	三年	6	0	1	0	1	2	2	,, 5,200	十	十	十	十	十	十			○
				×				三年	6	2	0	0	1	1	2	,, 4,800	十	十	十	十	十	十		十	○
上海市		吴淞		×				一八年	18	6	1	1	1	6	3	,,13,000	廿	廿	十	十	十	十	十	十	十
		高桥		×				一八年	16	6	1	0	4	2	3	,,15,000	廿	廿	十	十	十	十	十	十	○
		浦江		×				三年	25	17	0	1	1	3	3	,,14,596	廿	十	十	十	○	十		十	○
浙江省	吴兴				×			三年	6	1	0	0	2	2	1	,, 4,800	廿	十	十	十	十	十			○
	武康			×				三年	6	1	0	1	1	0	3	,, 5,800	廿	十	廿	十	十	十			十
广东省	广州				×	×		三年	9½	0	0	0	0	9	1/2	,, 8,550	十	十	十	十	十	十			○
总数			1	2	8	6	17		187	80	4	9	18	42	34	140,338									

除此表外，复将国内乡村卫生事业普遍情形之可以归纳者，总结为6项，兹转以介绍读者，约略可知一般。

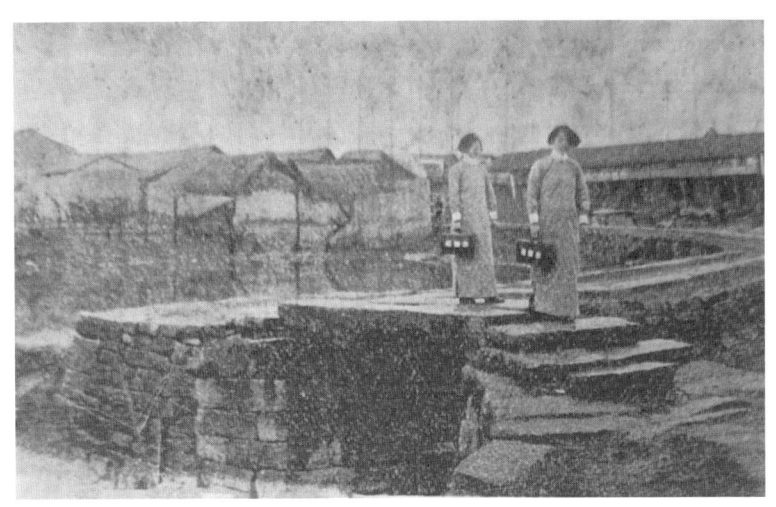

吴兴县立第一乡村诊疗所之妇婴卫生工作：
公共卫生护士作家庭访视

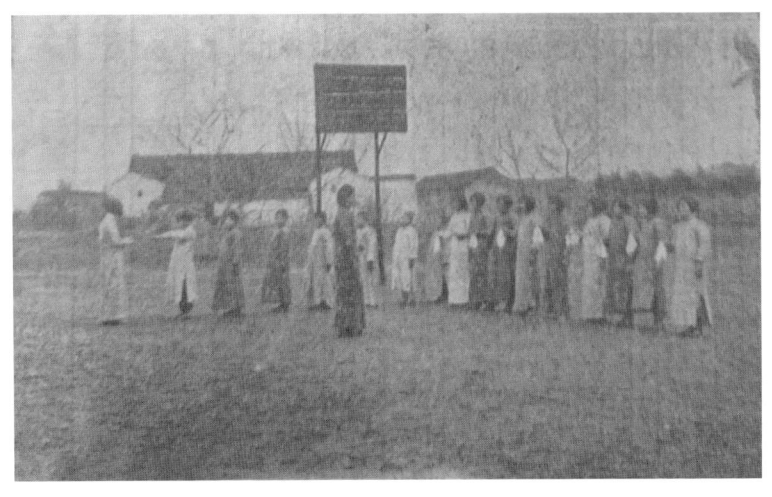

吴兴县立第一诊疗所学校卫生工作之一：晨间检查

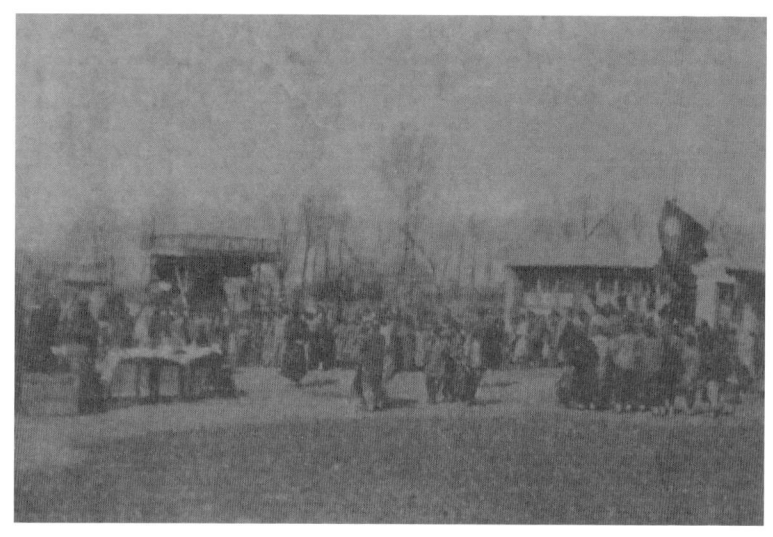

清河镇乡村医院开幕典礼

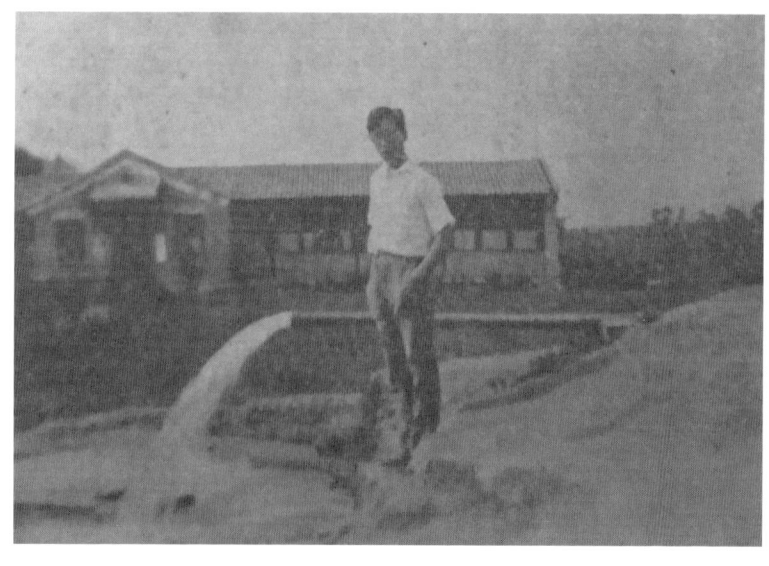

清河试验区卫生股所凿之自流井

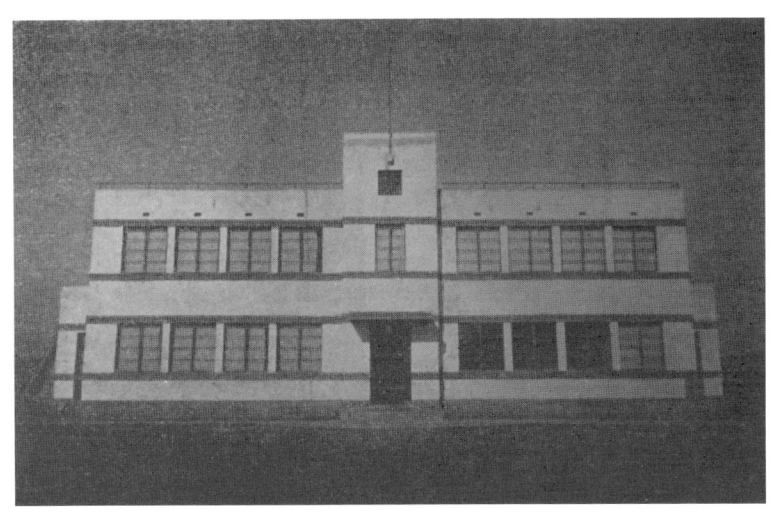

上海市吴淞区卫生事务所新厦

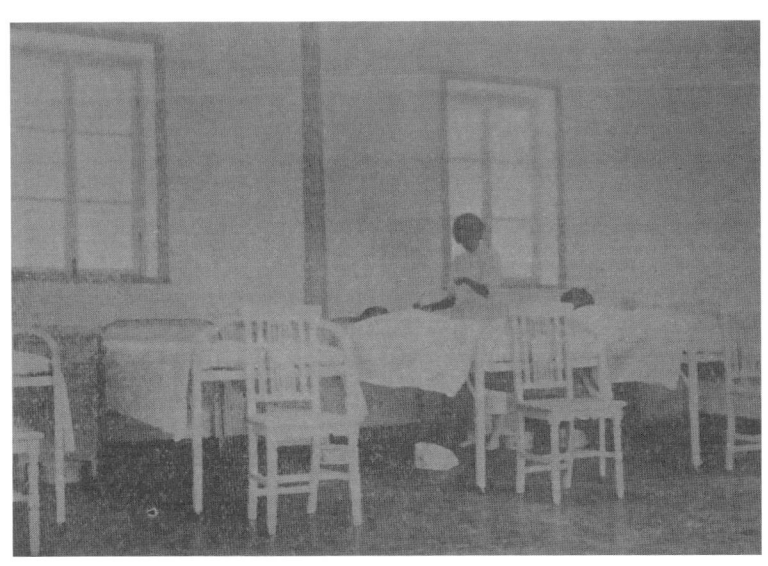

上海市卫生局吴淞区卫生事务所医院病房内景

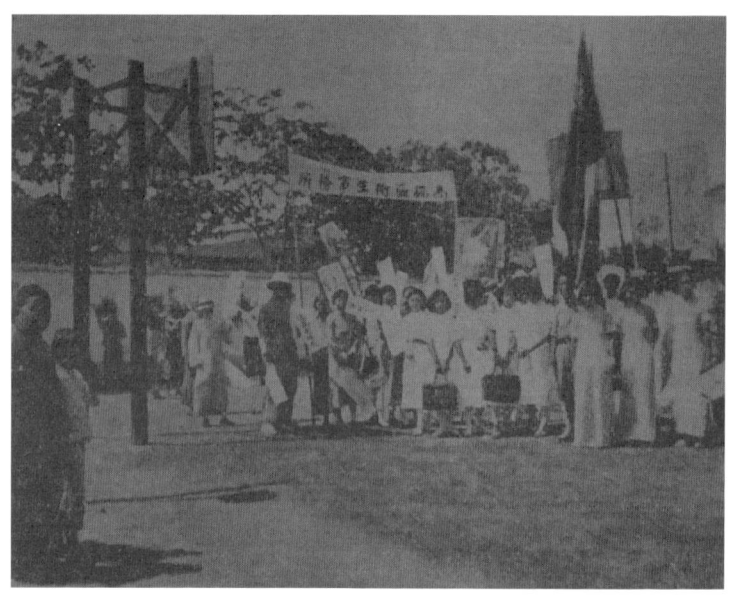

上海市卫生局高桥区卫生事务所卫生运动

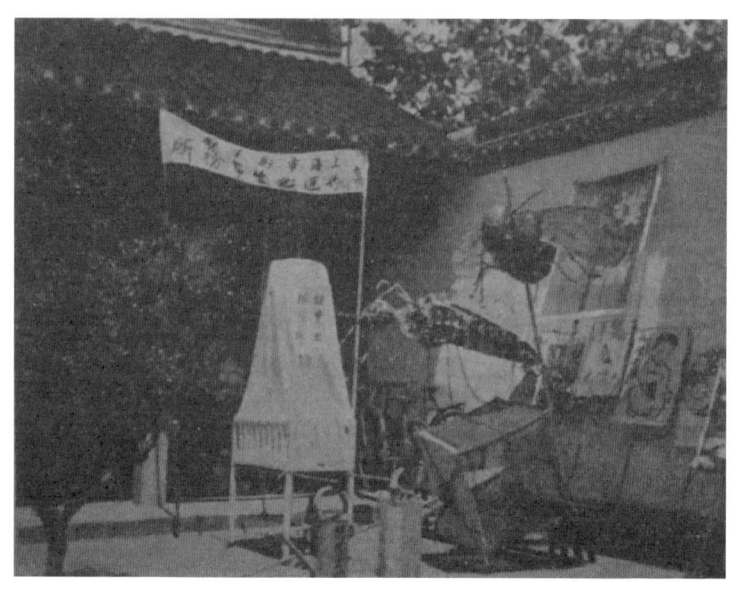

上海市卫生局高桥区卫生事务所卫生展览会展览品一瞥

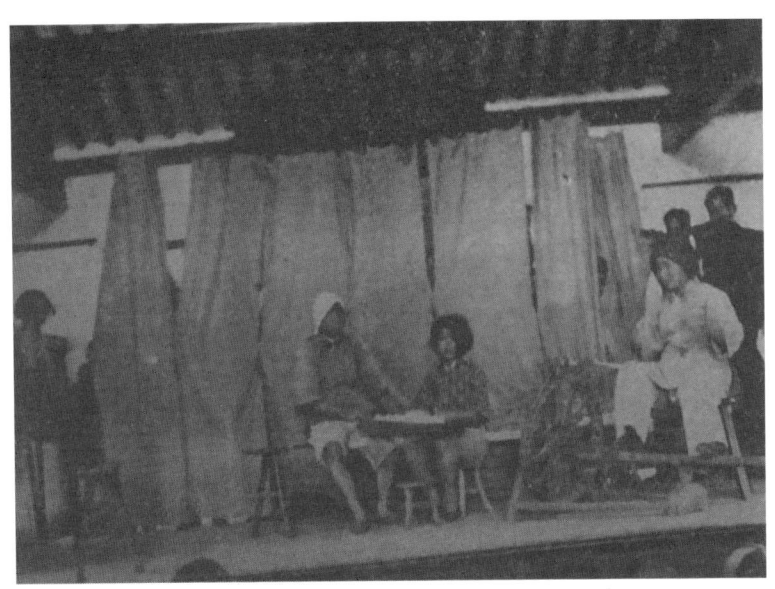

上海市高桥区卫生事务所化装演讲：剧名《谁之过》之第一幕

（一）为数不多：我国乡村卫生机关截至二十二年九月底止，仅有17处，即河北省之定县，北平市之西山清河，山东省之龙山，安徽省之乌江，江苏省之汤山、江宁镇、句容、萧县、泰县、盐城，上海市之吴淞、高桥、江湾，浙江省之吴兴、武康，广东省之广州。其中省以江苏所占最多，共6处，市以上海最多，共3处。

（二）组织不同：我国乡村卫生机关，截至二十二年九月底止，有中央办者，如汤山是；有县或市办者，如浙江武康、上海江湾；有县市与中央或私人团体合办者，如萧县、盐城、泰县、句容、江宁镇及上海之吴淞、高桥是；有私人团体或学校举办者，如定县、清河、西山、龙山、乌江、广州等皆是。

（三）历史甚短：高桥、吴淞、定县最早，均在十八年间开办，至二十二年九月底止，不过5年。其余均在二十年后，其中以二十二年开办者为最多，故历史甚短也。

（四）人员缺乏：截至二十二年九月底止，以定县工作人员为最多，仅50人，次为江湾，仅25人，清河则最少，不过3人。全国共计医师34人，护士42人，助产士68人，药剂师9人，卫生稽查14人，其他工作人员187人。

（五）经费竭蹶：截至二十二年九月底止，定县经常费为每年33550元，为各地之冠。龙山最少，每年仅2200元，全国共计为140338元。

（六）工作相类：截至二十二年9月底止，各地工作，无甚差别，均以治疗、防疫两项工作为主，其他工作较为简单。而各机关之设立原因，亦多相似者。综观各处报告，大都因时疫流行，当地人士乃感防疫设备之缺乏，组织机关向中央或地方政府请求资助，聘请医师、护士进行防疗工作，因而推广及治疗妇婴卫生等其他工作。

该报告之第二篇，乃由17处供给之材料整理汇编而成。本章为便读者明了我国现有乡村卫生事业之实际情形起见，即依组织分类，每类列举一例，以为参考。

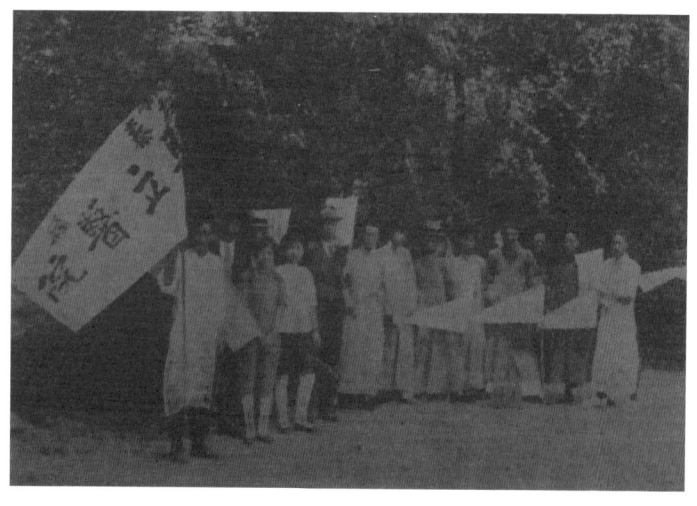

泰县县立医院巡回种痘队

中央举办之汤山卫生事务所

截至二十二年九月底止，我国乡村卫生机关之由中央办者，仅南京汤山卫生实验区一处。该区近来工作，续有发展，故情形与调查时已多不同之处。兹将当时所得之报告，分为成立经过、工作概况二项叙述如次。

（一）成立经过

汤山为距首都60里之小镇，位于首都之东，地有温泉，风景绝佳。中央近于该镇一带，作种种复兴农村之计划，惜民智闭塞，风气难开，而医药卫生设备更付阙如。是以每遇疫病发生，往往死亡无算。卫生署有鉴及此，爰于民国二十年1月14日，成立汤山卫生实验区事务所，暂借省立汤山农民教育馆房屋一间，作为办公处所。其目的一为研究我国乡村卫生实施方法，二为训练乡村卫生工作人才，三为唤起当地人民对于乡村卫生之观念。

汤山全区人口约2万以上，散居50余村。该事务所为实施便利计，先划京杭国道附近10村为实验区，按当时调查人口为3036人。其余村庄，划为推广区。开始时，即用借自汤山农民教育馆之一间房屋，设立诊疗室，由医师1人、护士2人办理之。嗣后工作渐繁，人员房屋两不敷用，乃一面向农民教育馆借地4亩，兴建新屋，共计平房4进，开凿水井，装置水管，需费约11000余元，6月底落成，7月底迁入。一面在人员方面增添主任1人、助产士1人、卫生稽查1人，合原有人员为6人。由是工作方面，除诊疗外，继续举办防疫、妇婴卫生、家庭访视、学校卫生、环境卫生、卫生宣传、生命统计等事项。8月后，为应地方之需要，在该所东南数里之仙涧桥设立分诊所，并设立学校诊疗所6处。规定时间，前往诊疗疾病。二十二年7月，扩充实验区至20村，重行调查户口，原有10村之人口已增至 3104 人，新增 10 村之人口尚未调查完毕，因无结果可言。同时因仙涧桥与事务所相去甚近，病人亦不多，无设立分诊所之必要。而黄梅桥民众与学校当局一再向事务所要求设立分诊所，因将仙涧桥之分诊所移至黄梅桥，一面另行组织巡回医疗队，巡回于仙涧桥、黄梅桥等处，随时为人诊疗疾病，以收兼顾之效。

（二）工作概况

环境卫生：该所为改良环境卫生计，联合社会上层分子、公安局、镇公所、区公所等，组织清洁委员会，主持一切有关清道清洁及取缔等事宜。后因扩大范围，于二十二年 8 月 25 日，由公安局召集区公所、镇公所、农民教育馆、汤山俱乐部、汤山小学，及实验区事务所等八机关组织。汤山卫生委员会分设 4 股：第一股掌理关于文牍、会计、庶务暨执行、建设及取缔等事项，由公安局担任。第二股掌理卫生设计、防疫宣传及监督等事项，由卫生事务所担任。第三股掌理监察事项。第四股掌理交际事项。经费由该镇清道捐及卫生事务所补助费项下拨用，不足时可临时筹募。制定取缔条例，计取缔理发业、茶肆、饮食物营业、不洁井塘水、不洁厕所等规则及汤山市场管理规则。并决定在最近期间，应举办卫生宣传、发业卫生训练班，将汤山镇理发匠，分班按期在卫生事务所内训练，召集镇上有关取缔事项之业户，开会讨论取缔事项，举办卫生稽查训练班，由公安局派警士 2 名至事务所受训练。该所在处置垃圾方面，特置垃圾箱 10 只，分置该镇各要口，劝令民众将垃圾倒入箱内，并雇用清道夫 2 名，每日扫除街道数次。关于食水问题，该所主张在各村掘深井 1 所，人工由乡民担任，材料由卫生署担任。现在已有两村试办，井已凿成，唯水质如何，须待全国经济委员会卫生实验处卫生工程系化验后决定，已送去正在化验中也。但徐家边、汤山两地泉水池水质尚佳，现拟设法改良利用。最近该所在汤山汽车站对面建造爪哇式男女公共厕所各1所，已于二十二年12月造成。至于浴堂方面，亦正在设法改良。

卫生教育：该所关于卫生教育方面，时常举行演讲、谈话、展览、表演等工作。计共演讲247次，谈话6069次，听众133078人。各种方法中，以标语为最有功效。该所一面特制蓝白字之铁质标语九叶钉于汤山汽车站，使来往旅客及候客注意；一面自汤山至候家塘，沿途书有固定墙壁标语14幅，此外复贴纸标语200余张，宣传种痘、防疟、救急、开窗及妇婴卫生方面之常识。

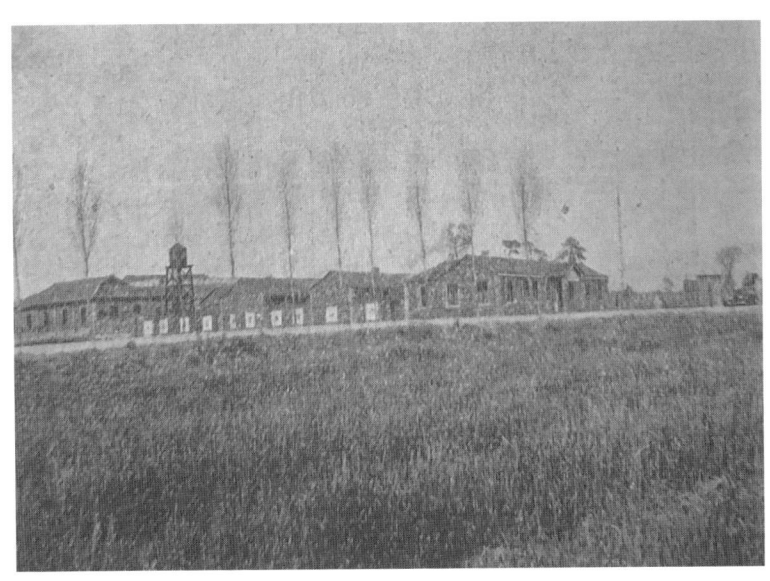

汤山卫生事务所侧景

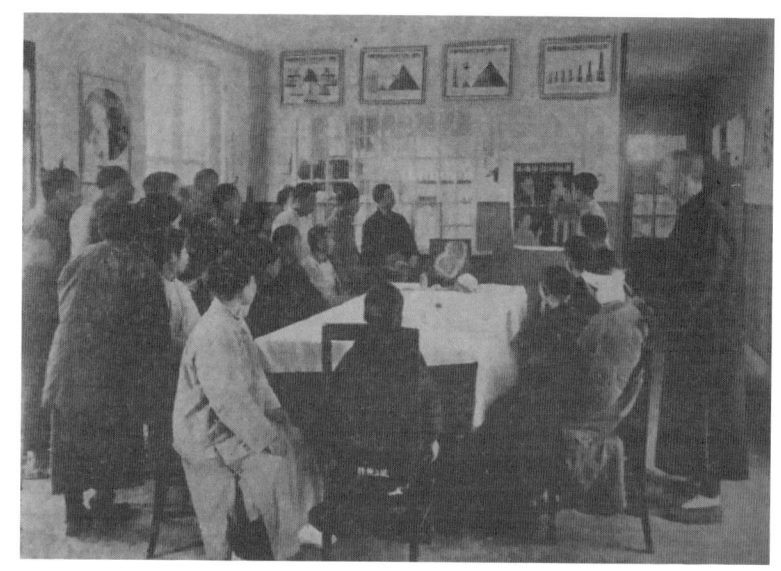

汤山卫生实验区卫生事务所之卫生演讲

生命统计：民国二十年，该所曾调查该区 14 村之人口职业及社会经济状况等，嗣后与金陵大学农业经济系合作，调查附近 32 村之生死人数、疾病种类等，按月皆有统计也。

医疗工作：该所门诊，除约收挂号费铜元数枚外，其他费用一概不收。统计二十二年全年共诊病人 18233 人、51631 次。以皮肤病、疟疾、肠胃病、目疾为最多。

防疫工作：天花、白喉、伤寒、霍乱之预防接种，业已举办，唯除牛痘外，其他预防注射，极难得民众信仰。二十一年春，发现流行性脑膜炎，该事务所特组防疫队，按日巡回各村，调查传染情形，推行预防注射，及施行隔离治疗。计自 1 月中发生，至 5 月停止，患者共 142 人，治愈者 81 人，死亡者 61 人。是年夏，霍乱继起，除宣传诊治及施行注射，并检查公共汽车上来往旅客，施行井水消毒、粪坑消毒等工作。同时附近之句容县设立临时防疫医院 1 所，得以合作防范，事态不致扩大。入秋后，疟疾流行，患者甚多，卫生署因派专员协助该所举办抗疟工作。调查结果，十龄以下之儿童 511 人中有 67 人患脾肿，其脾肿率为 13.11%。成年人 2345 人之血片中，检有疟原虫者 249 人。其中间日疟原虫 135 人，恶性疟原虫 62 人，三日疟原虫 51 人，混合形疟原虫 1 人，并将疟蚊之幼虫、成虫检查，证明均属中华安那斐雷蚊一种。此外于 2 月间，曾举办种痘运动，宣传与布种，双方并进。预备将全区儿童，予以接种，其预期人数为 5000，但至 6 月止，共种 2974 人。

妇婴卫生与家庭访视：该区因接生均由产婆行之，故产妇婴儿之死亡率甚高。该所因聘助产士 1 人，举办家庭访视、产前产后检查及免费接生等工作。自开办以来，截至二十二年 6 月止，共接生 72 次，产妇访视 366 次，婴儿访视 197 次，并随时指导关于家庭环境卫生、传染病处理、学龄前儿童卫生方面之智识，同时又举办母亲会、婴儿健康比赛会多次。该所为积极推进妇婴卫生计，现正与区内村镇长接洽，举办产婆训练班，作为过渡时期之改良办法。

学校卫生：区内有学校 8 所，学生约 450 人，二十年 7 月在 2 校中开办学校卫生，现已推广至 8 校。计先后作全部体格检查 506 次，局部体格检查 715 次，注射霍乱疫苗 518 次，种痘 895 次，诊疗 9480 次。该所近代数校购置学生自用茶柜 10 余座，每柜分 50 格，每格内置蓝磁茶杯 1 只，柜门上覆以绿纱，柜额书"我必须用我自己的茶杯饮茶"标语。12 月中，该所曾会同汤山中心小学，召集各级小学举行学校卫生讨论会，成立学校卫生委员会，规定每月开会 1 次。

市办之上海市江湾区卫生事务所

县或市独办之乡村卫生机关截至二十二年 9 月底止，仅有浙江省武康县及上海市之江湾区2处，兹为简便起见，即将江湾区卫生事务所之情形，依次叙述如次。

（一）地方情形

江湾以虬江得名，又名曲江。自淞沪铁道筑成后，水陆交通均便。而商业渐盛，马路渐多，几与上海热闹区域联成一气。镇长6里许，南北广1里许，坐落表马河走马塘北岸，全镇骑跨三图之多，原属宝山县辖境。民国三年1月归闸北市接收，今则属上海市辖境。江湾区为上海市17市区之一，界于市中心与特区之间，西北行6里至宝山县境之大场，东北与殷行及吴淞区相接，西南隅与闸北密迩，东西相距约12公里，南北广约20公里。自靶子场起，平坦之柏油路直达江湾，公共汽车每15分钟一班，自北站至江湾镇约25分钟。淞沪蒸汽火车，每小时一次，自宝山路至镇约15分钟到达，自晨5时起至翌晨1时止继续不断。昔年丰裕之户，大都经商于沪上，卜宅于江湾。出产以米、麦、菜、豆为主。民国十年调查，全区有22748户、100468人。一·二八后，据公安局调查，减至4600余户、27000余人。而稍有资财者皆迁居租界，留居江湾者什九系贫穷无力迁居者。居民十之七八务农，工商为次。商业亦远不如昔，现有大学3所，中学7所，高级职业学校1所，小学校11所。共计学生约6000。工厂10所，工人700左右。类皆资本微小之厂，如漆厂、皮厂等。乳棚4，著名之跑马场1，系万国体育会所创办，占地极广。此外有中国救济妇孺会江湾留养院1所，收容贫穷无告之妇孺约700余人。机关方面有国民党第七区党部、市政委员办事处、公安局五区5所、商会分事务所、保卫团、救火会、崇善堂、慈善会，以及农会等。尚有当地新闻纸2种，即《新江声》与《大江湾报》是。

江湾区为一乡村环境。荒野田间，露柩浮厝，触目皆是。

野犬充斥，每有噬人之患。农家粪地，秽气四布。镇上街道狭隘不平，垃圾满地，厕所林立，乡村卫生设备之缺乏可想而知。

（二）成立经过

江湾清道，向归警察办理，经费则以房捐充之。民国初元，曾有设立卫生公局之提议，以限于经费，未能实现。但以逼近租界，故对于防疫方面筹有专款，在宝山路宝兴里北首设有闸北防疫所，受辖于淞沪警察厅，所长一员，由厅委任。医生并无驻所之规定。每年自春季至秋间，遣派警役消毒捕鼠，并派员随时检查有无疫病，报告厅方，由厅方卫生科派警会同处理，将患者送中国公立医院治疗。每月经费400元，以省款拨用。民国十年，万国体育会医院在镇南建屋成立，施诊给药，唯不收时疫病人。其后地方绅士，鉴于每年时疫流行，死亡枕藉，乃就镇上武圣殿空屋，每于夏季，设立临时时疫医院3月。当以成绩良好，颇得地方人士之好感，乃更募资就卫生殿废基，建造江湾时疫医院房屋一幢。初开诊仍以夏季3个月为期。民国十六年，卫生局成立，即派员于该区内布种牛痘，注射霍乱预防针，并派遣兽医技士驻镇检验宰牲。一·二八之役，万国体育会医院被毁，江湾时疫医院亦以经费无保障，极难维持。同时卫生局有鉴于江湾在战区之内，贫病众多，乃指派诊疗车1辆驻镇，由医师、护士、挂号员3人驻车办公，诊疗病人，日有200余次。于是该区社会人士商与卫生局合作举办卫生事业，以增力量而收宏效，此卫生事务所成立以前之大概情形也。

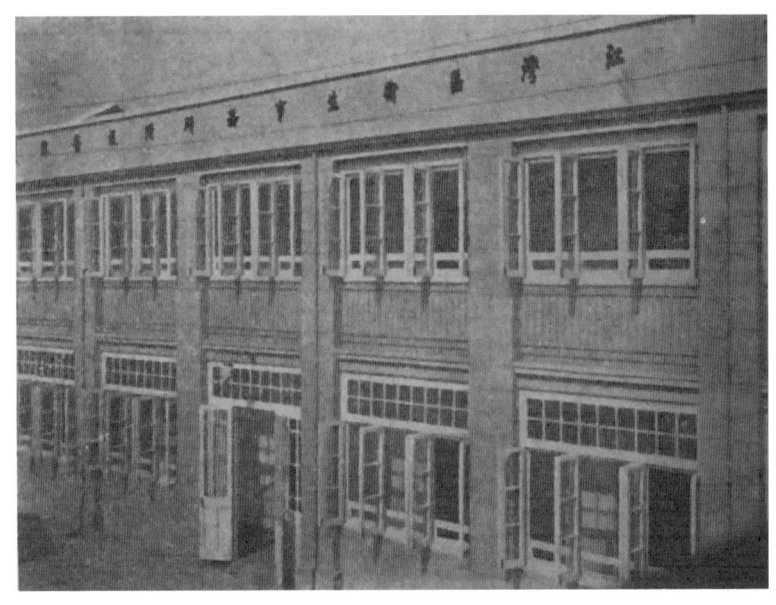

上海江湾区卫生事务所附设医院之外景

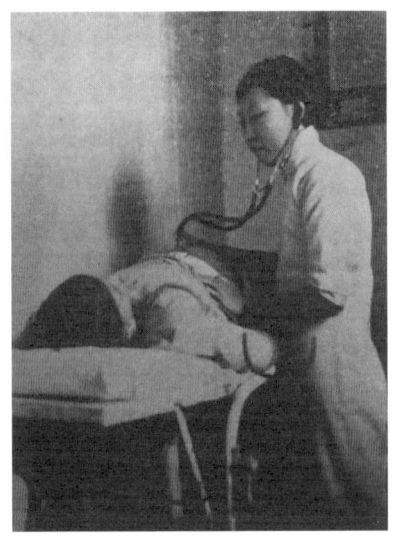

上海市江湾区卫生事务所产前检查工作

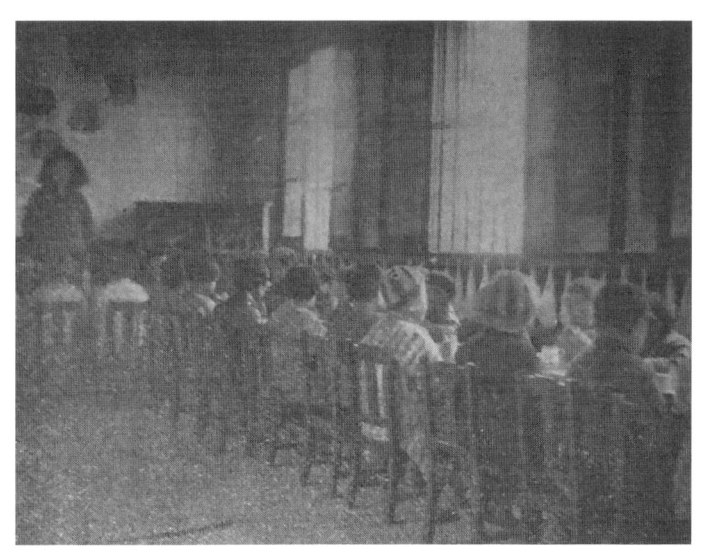

上海市江湾区卫生事务所训练幼稚园学生饮茶习惯

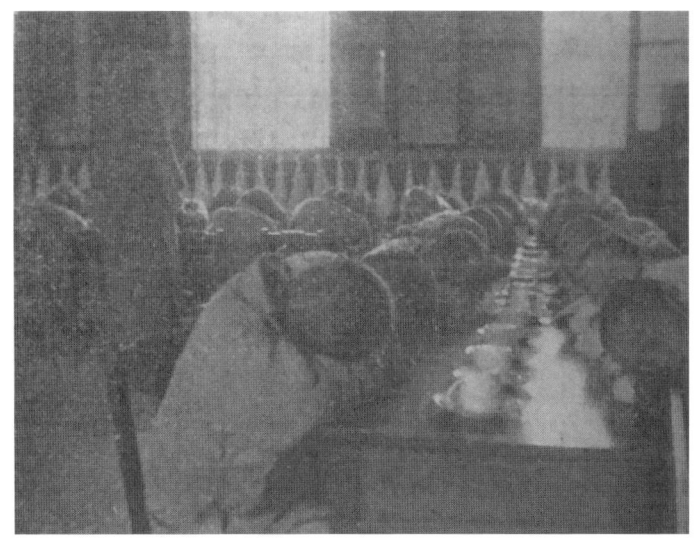

上海市江湾区卫生事务所训练幼稚园学生午睡习惯

（三）工作概况

江湾区负责人士，既竭诚与卫生局合作，乃将江湾医院归并成立卫生事务所，自二十二年11月1日起，交由卫生局接收，由局方委派人员主持其事，但经费方面，仍由地方协助一部分，以资合作。兹将江湾区卫生事务所成立后至搜集材料时止之工作情形，列表以便查考。

工作报告表廿二年11月份及12月份

项目	11月份	12月份
开诊次数	48次	47次
诊疗钟点	166点钟	162点钟
门诊人数	初诊1244人 复诊2164人	初诊826人 复诊226人
病症总数	3454例	3125例
本月第一次复诊病症	—	188例
急诊人数	15人	17人
住院人数	5人	10人
出院人数	1人	8人
手术次数	27次	40次
注射人数	40人	49人
种痘人数	初种：男81人，女84人 复种：男760人，女617人	初种：男8人，女10人 复种：男39人，女29人
孕妇挂号人数	18人	9人

（续表）

项目	11月份	12月份
产前检查次数	30次	29次
产后检查次数	13次	26次
初生儿访视次数	12次	23次
接生次数	在家3次	在家6次，住院1次
家庭访视（传染病）	1次	—
卫生演讲	4次	—
卫生运动	—	1次
卫生谈话	8次	—
牲畜检验	猪365头，羊132头，牛（宰前）22头	猪381头，羊117头，牛（宰前）10头
垃圾车数	83.5车	337.5车
垃圾填平处所	16处	6750立方尺
清道视察	27次	62次
调查事项	学校2所，工厂1所，井5口，厕所5所	学校20所，工厂9所，井46口，厕所11所，饮食店35所
试验事项	涂片2次，血片3次，大便4次，小便3次，梅毒3次，淋病3次	血片6次，白喉41次，梅毒、淋病3次
与市民商议事项	1次	—
出诊人数	—	2人

（四）经费预算

江湾区卫生事务所之经常费预算，截止二十二年底止，其数目如下表：

上海市卫生局江湾区卫生事务所暨附属医院经常预算表

收入	
市卫生局来	年　7000 元
地方协助	年　6000 元
以上年收　13000.00 元	

支出			
俸给费			
所长 1 人		月支 200 元	年支 2400 元
技士 1 人		月支 130 元	年支 1560 元
兽医技士 1 人		月支 100 元	年支 1200 元
技佐 1 人		月支 50 元	年支 780 元
办事员 1 人		月支 50 元	年支 600 元
雇员 2 人	每人月支 15 元	月支 30 元	年支 360 元
助产士 1 人		月支 40 元	年支 480 元
药剂生 1 人		月支 30 元	年支 360 元
外科助手 1 人		月支 20 元	年支 240 元
公共卫生护士 1 人		月支 50 元	年支 600 元
医院护士 2 人	1 人月支 25 元 1 人月支 17 元	月支 37 元[1]	年支 504 元

---

[1] 编者按：根据 2 名医院护士月支相加以及年支数额，此处应为 42 元。

(续表)

支出			
夫役 6 人	5 人月各支 13 元 1 人月支 9 元	月支 74 元	年支 888 元
清道夫 6 人	月各支 10.50 元	月支 63 元	年支 756 元
办公费			
医药费	月支	月支 140 元	年支 1680 元
文具印刷		月支 20 元	年支 240 元
邮电		月支 10 元	年支 120 元
灯火		月支 10 元	年支 120 元
茶水		月支 10 元	年支 120 元
薪炭		月支 30 元	年支 360 元
修缮		月支 20 元	年支 240 元
旅运费		月支 25 元	年支 300 元
清道用具		月支 10 元	年支 120 元
器具		月支 25 元	年支 300 元
图书		月支 5 元	年支 60 元
杂支		月支 34 元	年支 408 元
以上共支年 14596 元			
收支对比年差 1596 元			

县与中央合办之萧县县立医院

县市与中央合办之乡村卫生机关，其情形当与中央或县市独办者，不无相异之处。大抵为县市之财力人力不能独立举办，乃向中央请求资助指导者，故其动机与动力仍属县市，中央不过居于被动地位，并非先由中央指定某地为办理乡村卫生之市县。而除中央拨款派人外，复令县市亦划出一部分之财力弥补不足。截至二十二年9月底止，属于此类者为萧县、盐城、泰县、句容、江宁镇、吴兴6处。兹即以萧县县立医院之成立经过、组织内容、工作概况，分述如次。

（一）成立经过

萧县僻处江北，风气闭塞，关于医药卫生事项，向无建树可言。每遇疫厉，唯有任其蔓延，毫无防制之办法。故死亡相继，创巨痛深。前王县长公玙暨地方热心人士有鉴及此，佥有筹设县立医院之拟议。初意亦不过在防疫而已。二十二年4月，县政会议决议在地方预备费项下筹拨开办费3000元，委王展如为县立医院筹备主任，积极筹划，并派员莅京商请卫生署予以技术上之指导与协助。勘定县城内大同街农会旧址为院址，辟有手术室、配药室、诊疗室、换药室各1间，优等病室及普通病房各4间。是年8月3日医院成立，县政府加委王展如为院长，卫生署派吴守耀医师主持医疗及其他卫生工作，吴医师薪金之一部分由卫生署担任，于是该院由纯粹之防疫性质转而趋向于各项卫生事业之推进矣。

（二）组织内容

该院尚在草创时期，组织甚为简单。计院长1人，医师1人，会计1人，练习生1人，勤务3人而已。

（三）经费

该院经费极为竭蹶，计开办费3000元，由地方预备费项下拨给。经常费每月371元，由地方款产处拨给291元，卫生署协助80元。

（四）工作概况

该院工作计分5股。

（1）医务股：包括门诊、出诊、特诊、住院及巡回治疗等事项，每日就诊人数平均 20 人。

（2）戒烟股：戒除鸦片毒瘾及鉴别烟瘾等事项。

（3）防疫股：预防天花及一切传染病。

（4）妇婴卫生股：产妇婴儿卫生、产前产后之检查、护理及家庭访问等事项。

（5）卫生教育股：卫生演讲、个别谈话及卫生人员训练等事项。

市与学校合办之上海市高桥区卫生事务所

属于此一类者，截至二十二年 9 月底止，唯上海市之高桥、吴淞 2 处。高桥则上海市与国立上海医学院卫生科合办，吴淞则上海市与国立同济大学所合办，兹但举高桥一处以为代表。

（一）成立经过

高桥隶上海市区，位极东北。曲抱黄浦，高枕长江。形略象靴，溪流如织。面积 210 万里，人口约 38000，共分 207 村落。原设有市政委员，二十二年已奉令裁撤矣。公安局 3 区 4 所，另有保卫团组织。交通有市轮渡直达，设有公共汽车衔接，经高桥镇通至海滨浴场。此外则道路狭小，仅小车可通。民多务农，朴实耐苦，足代表吾国乡村社会。学校式教育尚称发达。公私立学校共 15 所，学生约 2500 余人。民国十九年，市卫生局始设立高桥乡村卫生模范区办事处。廿一年 6 月，国立上海医学院加入合作，规模始渐扩充。二十二年 11 月 1 日，改办事处为卫生事务所，以期名称之划一。即以国立上海医学院卫生科主任张维为所长，下设 4 课办事。第一课为总务课，第二课为普通卫生课，第三课为学校卫生课，第四课为防疫课。

（二）工作概况

生命统计：生命统计分人口、出生、死亡及传染病 4 项。

高桥镇内人口,该事务所于二十一年时已开始调查,唯当时之办法,仍间接采自公安局之报告。二十一年度出生报告亦由公安局办理,后虽改由该所直接管理,而流散难免,数字仍不可靠。二十二年之出生登记,为620,出生率将16,可见其并不真确。

死亡登记前亦由公安局办理,近亦改由该所直接管理。凡家有死亡,必须先向卫生局领取死亡证,然后向公安局领取出棺证。唯行之未久,尚少成绩。二十二年之登记数为351人,死亡率为9,亦不可靠。兹将二十二年度所得之死亡原因统计表列后。

传染病:传染病之报告,除由开业医师报告一部分外,一半多系该所护士在访视中所发现者。

环境卫生:环境卫生可约略分述如次。

甲、饮水消毒:区内水源除该所于十九年建设自流井一处外,余多取之于浜或井。各村水井不下200余处。在七、八月间,由于卫生稽查督率工役,巡回用漂粉消毒,每周1次。

乙、管理饮食店:自二十二年起,饮食店发换执照,完全由总局直接办理,该所但负稽查管理之责。区内共计有猪肉店211家,羊肉店、牛肉摊各2家,禽兽产品店3家,熟食店20家,茶馆16家。每星期派由兽医及卫生稽查逐家视察,指导改良。

二十一年度死亡原因分类表[1]

年龄组 死因	1岁以下 男	1岁以下 女	1—4岁 男	1—4岁 女	5—9岁 男	5—9岁 女	10—14岁 男	10—14岁 女	15—19岁 男	15—19岁 女	20—29岁 男	20—29岁 女	30—39岁 男	30—39岁 女	40—49岁 男	40—49岁 女	50—59岁 男	50—59岁 女	60—69岁 男	60—69岁 女	70岁以上 男	70岁以上 女	总计 男	总计 女	总计 合
肠热症及副肠热症				1							2	1	1		2								7	2	9
斑症伤寒			1													1								3	3
刺疾					1					1				1									1	2*	3
天花	1			1						1							1						12	3	3
鼠疫																									
霍乱			1					1		2	2		1	2	2	1	1	1					8	7	15
白喉				2		1																	2	1	3
流行性脑脊髓膜炎							1																1		1

① 编者按：表中男、女、总计数与各年龄组之和有些不吻合。

（续表）

年龄组 死因	1岁以下		1—4岁		5—9岁		10—14岁		15—19岁		20—29岁		30—39岁		40—49岁		50—59岁		60—69岁		70岁以上		总计		
	男	女	男	女	男	女	男	女	男	女	男	女	男	女	男	女	男	女	男	女	男	女	男	女	合
猩红热																									
麻症				1																				1	1
扬毒	3	1	1	3	1																		6	3	9
其他发热及发疹病			1	1	1	1		1	1		1		1		1		2	3	1				9	5	14
狂犬病						1										1								2	2
抽风症	3	1	5	5																			8	6	14
产褥病											1①	2								1				2	2
肺结核			1								3	2	2		3		1	1					9	4	13
其他结核病									1			2	1		1	2	1	1	1				4	6	10

① 编者按：产褥热为妇科疾病，该数据恐误。

（续表）

年龄组 死因	1岁以下		1—4岁		5—9岁		10—14岁		15—19岁		20—29岁		30—39岁		40—49岁		50—59岁		60—69岁		70岁以上		总计		
	男	女	男	女	男	女	男	女	男	女	男	女	男	女	男	女	男	女	男	女	男	女	男	女	合
呼吸系病	6	4	5	5		1								3	4	4	6	2	6			1	16	12	28
腹泻及肠炎		1			1	1				1	1				1	1	5	1					14	12	26
其他胃肠病	3		6		3	1	1	1		3	6	3	5	1	2			2					29	12	41
心肾病			1								3	1	2				4			2			15	5	20
初生产弱及早产	3	1																					3	1	4
老衰及中风														1			19	1		16	8	22	43	39	83
中毒及自杀													1										1		1
外伤									1	1		1	2			1			1	1	1	1	3	3	6
其他原因	3	1	5	2	1	2	2			1	3	3	2	2	3	1	3	1	26	1		1	23	14	37
原因不明			1										1		1								3	1	4
总计	20	9	29	20	7	7	3	3	4	7	23	16	18	12	22	11	45	12	26	22	9	25	206	145	351

丙、检查宰牲：十九年春，区内肉商集资建宰牲厂1所，所有区内牲畜集中屠宰，由兽医莅场作宰前宰后检验，病死、全部或局部有病者，分别充公送熬油厂熬油。兹将全年检验结果列表如次：

牲畜检验统计表

牲畜	检验数	全部有病者	局部有病者
猪	7200	4	154
羊	525	0	128

丁、取缔私宰：凡查获私宰者均处以2元至15元之罚金，交公安局执行。

戊、办理清道：清道事宜，现仅能在高桥镇上办理，乡村中犹非力之所及。共清道夫4人，垃圾桶16只。每日约出除垃圾1吨余，用填区内洼地，防蚊虫之生殖，收效甚宏。由卫生稽查兽医稽查督促。

己、处置粪秽：区内公厕窳败，坑缸林立，苍蝇滋生，行人掩鼻。自办事处成立后至二十二年止，计改建新式腐化池公厕6所，爪哇式公厕1所，双缺式私厕1所。取消坑缸百余只。二十二年一年内改良公厕2处，取消坑缸56只。

庚、捕杀野犬：区内畜犬者须至该所登记，领取执照，仅须缴纳市区登记费之半，即大洋5角。区内犬数不下数千。廿二年一年中登记者仅13家，未登记者一概以野犬论。每星期捕捉2次，拘候3天，无人认领，则以青酸钠杀之，掘穴掩埋，近则改送熬油厂处理。二十二年度，计捕犬36次，捕143头，领回者13头，余皆经处死。

辛、处理浮厝：区内浮厝充斥，不下万具，殊碍观瞻，业经拟具处理办法，一俟经费有着，即将实行。

壬、浴场卫生：高桥海滨浴场，虽属初办，游人如织，由该所派人稽查卫生状况，随时督促改良。

防疫工作：该所于各种传染病流行季节，即广施预防接种。二十二年度计种牛痘5674次，霍乱、伤寒疫苗接种6387次，白喉类毒素接种300次。除预防接种工作外，凡区内传染病多由护士访视、卫生稽查及病人请诊而发现。唯隔离一层，时感困难，大都仅能于家中行之，加以消毒而已。又该所为增加传染病报告之效率计，曾召集开业中医传授诊断传染病学识，并商讨有效之报告方法，颇见功效。此外尚有试验室1所，预备该所及营业医师申请检验简单检验物者。

诊疗工作：该区原设诊疗所一处于高桥镇，送诊施药，终年无间。然交通不便，难望普及。爰于二十二年度，添设分诊所3处于三官桥、江心沙及沙港。免去病人无限跋涉之劳，就诊者异常踊跃，候诊时恒由护士或医师作简要卫生演讲，临诊时，尤注重个人谈话。兹将本年各处就诊人数及次数表列如次。

各诊所就诊人数、次数比较表

诊所	诊治人数	诊治次数
本镇诊所	3977	9285
三官桥诊所	658	943
沙港诊所	769	1164
小沙诊所	193	262
共计	5597	11654

保健事业：区内除该所及济群医院医师7人外，尚有牙医1人，中医15人，均领有医士证书。其后又发现牙医、中医各1人无照开业，均经分别取缔。至旧式产婆，则一面加以取缔，

一面积极推行新法助产，俾其归于自然淘汰。药业除中药铺外，贩卖西药或成药者极少，乡人亦不惯购买。故西药在该区内极不普遍。该事务所对于接生方面，凡正常产由助产士接生，难产则由医师行之。但须接受产前指导及产后护理，2项均包括检查与访视，颇得民众信赖。全区报告之出生婴儿，由该所接生者，超全数30%。

产妇卫生工作人数、次数表

类别	人数	次数
产前检查	209	232
产前访视	294	1077
接生	178	178
产后检查	67	67
产后访视	148	1561

至于婴儿卫生，首基于接生之臧否，故该所对于科学接生竭力推行，略如上述。此外新生儿在产后护理期间，亦须受相当之访视。至若并未由该所接生之婴儿，该所根据出生报告，亦均予以同样之护理，每次皆以简单之护育方法指导其家长。复常举行妇婴保健会，予母亲以充分之养生及育婴教育。除此之外，乡村幼儿1岁至5岁为最缺乏教育之时期，往往三五成群，嬉游于街头巷尾，恶习相长，贻误终身。救济之道，端在斯时加以指导，树立身体与精神健康之基础。爰于各诊所及各学校附设幼儿健康会，又名学前儿童健康会。每星期1次，兄挈其弟，妹随其姊，于唱歌游戏中，寓健康教育之微意，潜移默化，收效綦宏。各校附设之幼儿健康会，大都由教职员自动主持。

保健事业中尚有最重要之学校卫生，该区内计有市立小学12，私立小学3，共有学生2500余人。自二十二年起，一律办理学校卫生。第一学期因人数缺乏，曾按本处人员费时之多寡，进程之缓急，略有分等。逼近寒假，开办学校健康教育训练班，各校皆派有校长教员听讲，共30余人，32小时竣事。从此各校负责有人，自翌年春季起，各校均自行办理学校卫生，该所仅处于辅导地位。

乡村中，本无所谓工厂卫生，唯高桥地近上海，情形不同，计区内有小工厂数家，工人多来自田间，故人数常因农事闲忙而增减，变动频繁，教学上多感困难。该所为试办起见，先以光华公司油栈一家实施工厂卫生，因其工人数目较为固定。共计有铁工、漆工、装听工约150人，运输工200人。护士薪金及药品材料之消耗，悉由公司负担。厂医则由该所派充。举凡检查体格、矫正缺点、预防传染、卫生教育、诊疗疾病，种种设施莫不具备。

又该区为普遍保健事业起见，复常利用家庭访视，将公共卫生送到民间，尚在实验时期，虽未敢断定其适用于全国农村，在高桥行之，尚有相当成绩，似为推进保健事业可贵之阶梯。二十二年之访视，除护士3人、助产士2人外，另有实习护士10余人共同担任之。

卫生教育：上述种种工作，莫非具体之卫生教育。此外尚有各种卫生宣传，可列入纯粹之卫生教育项内。二十二年度，计开卫生展览会及化装表演2次，参加者1000余人。恳亲会9次，参加者5900余人。清洁运动3次，张贴图画标语500余张。

私人团体举办之定县卫生机关

私人团体或学校举办之乡村卫生机关，截至二十二年9月底止，有清河、定县、西山、龙山、乌江、广州6处。其中以定县平民教育改进会所办之事业最为完备。兹即将定县之情形介绍读者。

（一）成立经过

定县中华平民教育促进会实验区认为中国基本病患为愚、穷、弱、私，欲救治此4种病患，必须打破瞎胡抄袭外人之心理，对于每个问题，必须由智识分子尽力试验，以求得由中国环境中创造中国人解决社会问题之方法，因在其他工作之外，遂有乡村卫生事业之实验，以求救治弱之一病。

（二）地方情形

定县人口稠密，每方英里内约有人口500余人，平均每家约有人口6人，70%以上之农民为自耕农，平均每户每年收入约合洋200元。水源缺乏，旱地甚多。湿地（有井可灌溉者）春季种麦，秋季种小米，每年可得2次收获。旱地则仅能生长白薯、花生或棉花，每年只有一季收获。同时因农具粗笨，每人只能耕种10亩左右。雇工虽贱，仍感经济上之困难，因粮食不能变钱，即能变钱，非贱价出卖不可。冬季又无副业。卫生事业以社会经济为条件，农民经济既如此困难，卫生设施，既不能超过农民负担能力之上，则定县卫生工作之举办，宜以调查农民每年能负担之医药费用为起点。

（三）工作概况

在定县方面，就调查所得，每家每年医药费用平均为1元5角余，一家平均约有6人，即平均每人之医药费用为大洋3角。此3角钱完全消用于旧医看病买药方面。我人介绍新医，包括科学卫生方法，若能分得旧医4000年历史基础上1/3之范围，已非易易。换言之，乡村卫生行政费在今日华北情形下，至多但能获得每家担负大洋5角。以5角保护一家6口之健康，其能达到之程度，可谓有限之至。故我人在华北举办乡村卫生，但能以最经济之组织，推行最简单之事业，此为吾人从事乡村卫生工作者应特别注意之一。

卫生基本问题为决定卫生计划范围之根据。一般以为举办生命统计为决定卫生计划范围之基本问题，殊不知：第一，政府无健全之组织，生命统计由政府得来之数目，绝不足以为我人认识问题之基础。第二，单独为生命统计设立特别组织，以资调查，所费甚巨，非今日农村社会所能负担。第三，生命统计大都关乎死亡原因方面之调查，于疾病原因往往不能顾及。定县方面，认为中国人口过多，死亡之多，并非极严重之现象，而病者过多，生产受其影响，在贫穷之中国乡村中，诚为必须避免之现象。是以普通之生命统计不能为我国今日乡村中认识问题之方法。故在定县方面，利用短期卫生调查、门诊记录与学生体格检查，以求得当地重要卫生问题之工具。且农村工作人员之忙闲带有时间性。在夏季农忙期间，农人无暇参与社会建设工作，故社会调查须力求简单，可节省经费。同时将门诊记录，每月分析1次，半年以后亦可略知地方最普通之疾病。此2项外，再将附近学校之小学生加以检查，借知身体缺点。以此3项作根据，可知地方卫生问题之症结所在。问题既已明了，再研究卫生科学对此各项问题有何解决方法，其方法简而易者，当可在经费许可范围内立即见诸实行。其超过经费范围以外，或方法过于繁复者，则联合其他机关共同解决之，或暂时置而不问，不能勉强试行，劳而无功。

近年办理卫生行政者，往往注重专门人才，以为生命统计非生命统计专家不能办理，学校卫生非学校卫生专家不能办理。殊不知我国社会，尤其乡村社会，一切事业但须以普通常识为指南。工作人员之分工合作，若发达过高，则不免为经济所限。

一方面能举办之事业甚少,专家虽有,英雄无用武之地。他方面专门人才取价过高,社会经济不能维持,事业本身寿命即不能维持长久。再者,卫生事业家常以为施行卫生工作,必须用具有世界公认程度之医师、护士,此为欧西各国经过许多变迁后演进所得之结论。在欧西固已毫无问题,而在我国情形下,则不可不另加考虑。其故有三:一、中国乡村卫生可能举办之事项既少而简,是否各项工作均须医生、护士方可办理?二、今日之医师、护士工资颇高,是否为农村经济所能负担?三、今日医师、护士之训练方法,皆由欧、美、日本抄袭而来,其结果是否合乎国内之需要?故定县方面以为举办乡村卫生,如能不用医师、护士,则不用。况如农村最普通之疾病如沙眼、头癣、各种眼病、中耳炎、急性胃肠传染病(如霍乱、伤寒、痢疾),试问今日医学校毕业者对于以上各病,是否经过最透彻之训练,具有充分之经验?既然强勉安置今日医学校之毕业生,结果价昂而物不美,何如能用普通人办理者,尽量利用之为宜。且城市产生之医生、护士,实不合于乡村之用。后者属于整个医学教育问题,不能在此讨论,而前者系目前事实,诚为吾人从事乡村卫生工作者所应特别注意之点二。

整个社会事业之进步,为民众改良生活之基础,片面发展,绝对不能促进整个社会事业之进步。故健全之社会,必须由经济、教育、卫生各方面同时并进,则可避免重复,效率增高。不特此也,吾人更须明了社会变迁之方法。社会变迁,犹如机器活动,必须有原动力。今日中国农村,一盘散沙,社会事业在此种情形下进行,当然极端困难。故定县方面认为,欲求推进乡村卫生之原动力,必须注意社会上之新组织,以为一切社会事业之后盾。此为吾人从事乡村卫生工作者所应特别注意之点三。

定县之卫生设施系统分为村、区、县三方面：

村：村人最普通之疾病为眼病（急性结膜炎与沙眼）、皮肤脓疮，其最盛行而易于防治之死亡原因为天花与肠胃病。为应付此种需要起见，特由村平民学校毕业同学会（村建设工作原动力之所在）选出会员1人，受2星期训练，即能：（一）施种牛痘。（二）改良水井建筑。（三）运用适用药箱。其内容如次：

（一）凡对于病症稍有疑惑时，即须用介绍书送病人到保健所。
（二）肚子痛与疟疾是保健所医师才能治疗的病，不可轻自用药。
（三）用药前必须将两手洗得干净，指甲亦须保持清洁。

症名	用药名称	应用器具名称
沙粒眼（由医师诊断）	枸橼酸铜膏	绷带
爆发眼	蛋白银水	纱布
眼泪多	硫酸锌	棉花球
耳底子	炭（碳）甘油	棉花棍
皮肤红肿（有或无小脓头者）	碘酒	胶带
皮肤脓疮	白降汞膏（用白开水洗后用）	压舌板
头癣及身癣	韦氏膏	玻璃棍
皮肤有毒	二锅头酒	滴管两个
伤风头痛	阿斯匹灵	剪刀
胃痛吐酸水	苏打	镊子

此人训练完毕，即回村为村人服务，不收药费，名为保健员。药箱价值3元，由村政府担任。药费与保健员年底酬金，每年约15元，在试验期中，暂由平民教育促进会支给，实验期

完毕，则由村政府担负。此种办法，在研究区内，已有20余村实行，其他各村，亦相继要求成立，惟在试验期间，未便过于推广。此种保健员，一为社会推动中心一份子，时刻受整个团体之督促；二因工作范围狭小，可使民众得实益而不受危险，故易维持长久；三因花钱甚少，未超过乡村经济能力范围，易于普及。

为将来卫生事业发展计，现时保健员又须兼管生死统计事务。村中范围狭小，一家有事，家家皆知，保健员既为村民，其行为不致引起民众之疑惑。在今日政治未上轨道以前，以保健员管生死统计，最为合理。现时定县保健员报告之数目，颇为精确，足为将来事业之参考。

区：定县一区足当南方一县之大，以一区之大，安置一公务医生，希望似非过奢。现定县在每区内设立保健所1处，保健所内有医生1人、护士1人、助理员1人，管理各村保健员所不能办理之事。例如民众缺乏民众观念与常识，除由平民学校千字课灌输卫生常识外，而其他各种卫生教育工作，往往超乎保健员所能担任之范围。由是必须借重保健所之医生、护士，在社会、学校两方面进行，故卫生教育为保健所重要工作之一。又如乡人患病，往往至病重时始求医诊疗，于是病势超乎各村保健员所能治疗之程度，必须有合格医师之诊断与治疗，故治疗疾病亦为保健所重要工作之一。再如预防各种传染病，除牛痘手续较简单外，其余如霍乱、狂犬病等之预防注射，必需消毒手续，确非一般保健员所能胜任，必需医师、护士施行之，于是预防注射亦为保健所重要工作之一。除此之外，保健员所能担任之工作，如种痘等虽经训练，不能认为绝对可靠，仍须有保健所之严密监督与继续指导，故督率保健员亦为保健所重要工作之一。由是观之，保健所之功用有四：（一）实施卫生教育。（二）治疗较重之疾病。（三）施行预防注射。（四）督率全区保健员之卫生工作。

县：除每区有保健所一所外，定县城内设有管理全县卫生事业之保健院。其目的与功用有五：（一）保健所设备简单，医生在乡村行医，环境上有许多困难，不能治疗病势较重之病人，在40万人口中，似乎应有医治较重病人之设备。因此保健院内有病床30具，为较重病人养治之用。（二）每逢疫病如天花、霍乱流行时，必须县组织有最高卫生机关，联络全县行政人员及地方人士，统筹管理。故保健院内有专门卫生行政人员，举办防治全县疫病之工作。（三）保健所医生终日忙于日常之工作，无暇创造卫生教育材料。而今日我国之乡村卫生教育，尚无适当之材料，放在定县方面，不能不在保健院内划拨一部分财力，从事于研究并创造卫生教育材料与方法。（四）药品方面，全县必须有统一之管理，则既可免去浪费，又可防免应用不良药品之危险。（五）今日我国医学毕业生，学识经验，皆甚缺乏，对于农村卫生问题，更难独立应付。在未负责管理保健所前，必须受短期训练。至于护士、助理员等，都市中训练者索价太昂，在定县自行训练，必须具有较保健所规模完备之设备，始能训练。故为训练人员起见，必须有保健院之组织。

总之，定县利用平民学校毕业同学会为推动一切社会事业之原动力，由同学会产生各种基本工作人员。在卫生方面，即为村保健员。保健员除帮助修理水井。统计全村生死数目外，每年平均可种牛痘100人，治疗轻微病症约1000次左右。然则以15元之经费，能办理如许工作，平均每次种痘或治疗，仅合大洋1分左右。如以其他方法进行此种工作，其结果未必比保健员所得者为佳，而经费方面必不能达到如此节省程度。保健所每年可治疗新旧病人5000左右，矫正小学生沙眼、头癣等缺点约 5000 次，夏季霍乱注射 1000 人左右，卫生演讲听众 10000 人以上，而所费经费，每年不过 1400 元，每单位工作所费不过约 5 分，亦属极经济之办法。保健院除训练工作外，每年可治疗住院病人 600 人，行大小手术约千次，检查痰、尿、血等 8000 件，以及供给保健所应用物品及教育工具等，共计每年所费约 14000 元左右。如假定每年花费于住院病人之费用占全数之半，六百病人共用 7000 元，平均每一住院病人约住 10 日，则每人每日用费（医药、护士、饮食、衣服、记录等均在内）约仅 1 元。

结论：定县以县、区、村社会组织之不同，而建设院、所、员三层卫生组织，希望在最近期中，能试验得一价最廉而效最高之卫生行政系统，与未来之社会、经济、教育事业携手并进也。兹将定县保健制度费用一览、保健制度之预期结果、定县医药缺乏之概况、保健制度之功用、保健制度之组织，及定县卫生工作实验之组织及人员一览，分别附录，以资参考。

定县保健制度费用一览

保健员	每个 15 元	全县 6750 元
保健所	每个 1200 元	全县 14400 元
保健院	每个 14400 元	全县 14400 元
共计		全县 35550 元
平均每人每年负担 9 分，每家每年负担 4 角 5 分		

定县保健制度之预期结果

保健制度实行以前	472 村内 220 村不具备任何医药设备	全县死亡人数每年约 12000 人，其中 3500 人在死亡前不得任何医药保障	全县每年医药费用达 120000 元

（续表）

保健制度实行以后	每村皆有保健员	无论富贵贫贱皆能取得近代科学医药之设施	每年仅需 35000 元，较前每年节省 85000 元

定县医药缺乏之概况

质	量	价
用旧医者 66.9% 用新医者 4.3% 不能得医者 28.8%	全县村数 472 有医药设备村数 252 无任何医药设备村数 220	每家平均每年担负 1.52 元 每人平均每年担负 0.3 元 全县每年支出 120000 元

保健制度之功用

县	区	村
保健院 卫生行政／县立教育／县立医院／县检验室／防止流行疫病／学校卫生／护士及助理员之训练／助产人员之训练	保健所 监督保健员／卫生教育／预防注射／逐日治疗	保健员 报告生亡／水井改良／普及种痘／救急治疗

保健制度之组织

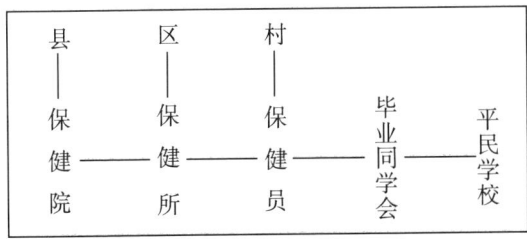

定县卫生工作实验之组织及人员一览

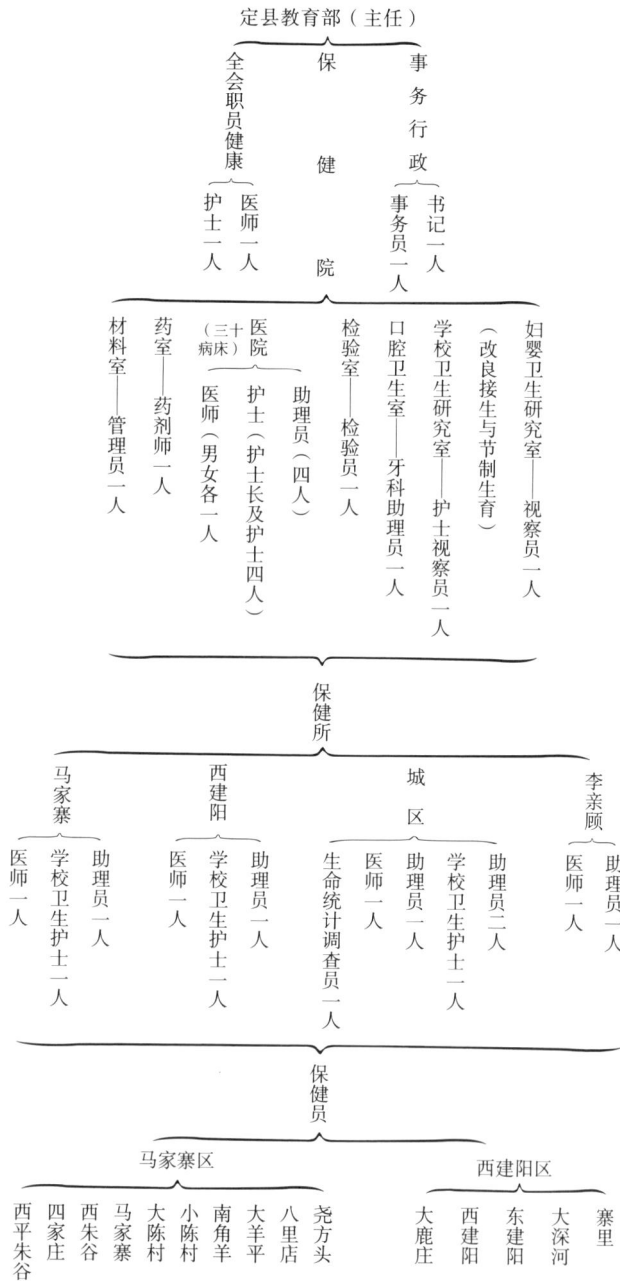

由上所述，可知截至民国二十二年9月底止，我国之乡村卫生事业，可谓极不发达。虽然，最近因国内政治上轨道，乡村卫生事业亦续有发展，故西北及广西、湖南等省相继有乡村卫生机关之成立。兹将在二十二年9月底以后举办之乡村卫生事业，择其重要者附录于下，以为读者之参考。

自中央决定开发西北后，全国经济委员会卫生实验处即派卫生专员前往陕西、甘肃、青海、宁夏等省协同组织卫生机关，故目前甘肃、宁夏、青海3省已先后成立卫生实验处，进行一切卫生工作，不遗余力。

陕西：陕西因原有防疫医务机关，如省立医院及防疫处，故中央并未另设卫生实验处，仅派各项专门人才驻陕办理各种工作。省方对于卫生方面尚无举办之工作，故中央方面，现拟于陕省设置卫生委员会，以期会同各机关促进全省卫生设施。全国经济委员会卫生实验处在陕所办之工作，关于学校卫生方面组有健康教育委员会，为推进全省卫生教育之中心，业已开始工作二三月。如洗澡、灭虱等设备，均颇完全，几为全国所未有。关于助产教育，正在建造省立助产学校校舍，约一二月内可完工，即可开学招生。其于县卫生工作方面，则于华县、三原、榆林等3县，各设卫生院一处，树立风声，以为各县倡导。此3县中，以榆林一县，其地位最为重要。因榆林地处陕北，与晋省毗连，每年鼠疫流行，大多由此处蔓延入陕，故必有县卫生院之设立，以期多加力量，防止疫势之内窜。此3县之卫生院，均已于二十三年9月1日正式成立。其他全省之卫生事业，正在积极进行中。

甘肃：甘肃省卫生实验处业已成立，并已次第开办助产学校。兰州卫生所、省立医院亦已开诊，各县卫生院正在接洽设立中。此外，内政部卫生署在兰州设有西北防疫处，兼制人用及兽用之各种血清疫苗，以备防疫之用。因西北等省人民，多持牧畜为生，近年来瘟羊炭疽等症，流行甚炽。农村经济与人口之损失，均甚重大。全国经济委员会卫生实验处近来有鉴及此，特调派兽医专家 6 人，赴甘肃从事调查及防疫工作，以兰州为防疫中心，并商与全国经济委员会农业处在西北所办畜牧工作，协同进行，期收合作之效。现西北防疫处正在兴建房屋，添加设备，约于二十四年春季可以完成，故事业前途，极可乐观也。

宁夏、青海：宁夏、青海之情形，较为隔膜。惟据青海卫生实验处处长王禹昌报告，该处业已正式成立，由京运往之器械药品亦已到达，各项工作即可开始。宁夏卫生实验处处长亦已到省，应用器械药品，均由包头转运运到，故该处不日即可成立矣。

广西：广西省向无卫生行政可言，自省政府决定建设新广西计划后，各项事业，乃呈蓬勃气象。卫生行政遂列为重要行政之一。民国二十二年，广西省委兼民厅长雷殷提议拟划全省各县为三大卫生区，以重人民卫生案，当经议决划苍梧等 20 县为 1 区，人口约 4380981 人，扩充梧州省立医院，并促成玉林等五属医院隶属之，分别掌管全区卫生事宜。划邕宁等 39 县为 1 区，人口约 2674805 人，在南宁设置省立医院 1 所，并改善百色、龙州二附属医院隶属之，分别掌管全区卫生事宜。划桂林等 35 县为 1 区，人口约 3212205 人，在桂林设置省立医院 1 所，并改善柳州、宜山二医院隶属之，分别掌管该区卫生事宜。该案通过后，全省卫生行政从此开始。惟邕宁区之省立医院，因模规较大，一时不克完成，大概须延至二十四年度竣工。桂林区之省立医院已由省方委派原任省立医院医师郭士襄前往筹备，当于二十三年秋季落成。各区省立医院未能完成以前，所有各该区之卫生工作,由省府分别指定地段由梧州医院委员前往担任。苍梧区之省立梧州医院成立于民国十四年,因迭遭政变,设备遗散,此次陆续补充,重复旧观。务使苍梧区之卫生事业,先告一段落。二十三年春季,该医院派遣巡回医队三大队,分至各县、镇、乡、村施行普遍种痘,急性传染病预防,普通治疗,卫生演讲,并筹设县立医院、乡村保健所,地方疾病之调查与统计等工作。至于县立医院与保健所之工作人员,则由省立梧州医院派遣,薪水亦由省医院支给,以减轻各县负担,而利卫生事业之促进。其他关于医事教育方面,由省府明令设立者,有助产学校1所,入学资格初中毕业,由县官费考送,2年毕业,毕业后回本县服务。现有学生一班共40人,俟将来实习材料增加,拟再增加名额。此外有护士学校1所,入学资格为高小毕业,3年毕业后,或留省医院服务,或自由择业。一切用费由公家供给,现有学生30名。另有救护学校1所,由梧州省立医院内工作人员热心捐资创办。入学资格,初中毕业,完全自费。此项人才之造成,完全为将来县立医院及保健所之用,现有学生20余人。关于研究方面,除扩充现有检验室外,已奉省令筹设制药厂1所(即卫生试验所)。除制造各种疫苗血清外,兼制药剂,二十三年度完成。关于卫生文字宣传及社会运动方面,业已出版《广西卫生旬刊》1册,行销海内,每期约4000份左右,寄至外省者有300余份。儿童健康比赛规定每年1次,在秋季举行,去年比赛结果,以患寄生虫疾病之儿童占大多数。其他如疾病访问所、卫生图书阅览室、卫生展览会等事项,均在陆续进行举办中。

除前述外,尚有带临时性质之巡回卫生工作。今年"赣、粤、闽、湘、鄂剿匪军两路总司令部"以江西永新、莲花一带,湖南酃茶、攸平、浏醴诸县瘟疫流行,死亡枕藉,遂由湖南省赈务会拨款组织巡回卫生工作队，巡回各地，从事防疫治疗等工作。

平江巡回卫生工作队：该队有护士1人、工役1人，每至一处，即设诊所于区公所，专诊疟、痢二症，并举行防疫注射。此外则巡视乡村，举行其他工作。同时由区公所书面通知乡村人民前来诊治。规定在嘉义、长寿、泊川3镇重要疫区，各工作1星期。全队诊视病人，共疟疾1079人，痢疾56人，破伤2人，火伤14人，大便闭结7人，总计1185[①]人。

浏阳巡回卫生工作队：该队有护士1人，工役1人。先在县城假商会地点，每日上午8时起至12时施诊，各处张贴标语广告吸引民众。下午为监狱病犯治病。有时举行露天演讲。凡10日后，乃出发至乡村中。均由区公所贴布告通知乡民前来诊视，其范围亦仅限疟、痢二症。每区诊视日期，视疫势及药品数量而定。共诊视第一、第二、第三、第四4区疟疾2961人，痢疾164人，肠胃杂症144人，总数3269人。

醴陵、攸县巡回卫生工作队：该队由湘雅医院组织，有助医2人，护士1人，工役2人。至醴陵后，即分出一分队至攸县工作。每队复分驻2处：一在县城专打预防针与治疗疟、痢二症。一则巡回乡村，其工作为：（一）注射霍乱、伤寒混合苗。（二）治疟。（三）治痢。全队共诊痢疾1033人，疟疾362人，腹泻8人，皮肤病8人，心脏病1人，预防注射1689人，总数3098[②]人。

茶陵巡回卫生工作队：有护士1人，工役2人，设诊所于县城，由县政府布告居民前来诊视，时间为上午8时至12时、下午1时至5时。印刷品数百份，分贴城厢内外。每日派人检

---

① 编者按：据数据相加总计应为1158人。
② 编者按：据数据相加总计应为3101人。

查街市，施行消毒，并每日下午挨户注射防疫针，惜愿受注射者甚少。2星期后移往东乡第四区腰坡，设诊所于刘公亭，利用该地赶场之风俗，散发印刷品，组织临时诊所，演讲卫生常识。再5日后，赴高陇，设诊所于小学校内，全队共诊疟疾1209人，痢疾434人，其他疾病550人，预防注射1088人，总数3281人。

酃县巡回卫生工作队：该队由长沙仁术医院组织，计医师1人，护士1人，药品材料约10余箱，驻城内北区邓氏试馆内。分门诊、治疗、巡回等工作。一面印制卫生传单，分区散发，张贴卫生标语。一面向民众宣传防疫要点，并请县政府协同合作。同时会同各乡乡董分赴各乡诊治。凡偏僻地方，均由各乡董调查染疫人民，造具名册，酌量配就药品，交各乡董发给病人服用，宣传品亦由乡董分发。共诊疟疾604人，感冒226人，痢疾127人，肠胃炎259人，其他159人，预防注射199人，总数1574人。

第五章　我国乡村卫生应行如何办理之探讨

举办我国乡村卫生应注意之特点

由前数章，可知我国乡村卫生之重要，并知我国现有乡村卫生事业之组织，决不能担负推进我国乡村卫生之使命。故我国乡村卫生应行如何办理之探讨，实为目前亟须解决之问题。作者虽不能狃于一己之见，而颇欲以个人之见解，提供关心学者参考。

在论述如何办理之方案以前，我人必先明了我国乡村社会之特点有六：（一）土地辽阔，交通不便。（二）人口众多，民众智识浅陋，迷信极盛。（三）急性、慢性传染病十分普遍。（四）经济状况极为恶劣。（五）科学医学人才极为缺乏。夫一国所需要之医学人才，其数目多寡，因各国之情形而有不同，固不可一概而论。医学发达之国家，如奥大利①之维也纳城，平均每500人可有医师1人，其乡村中则每2000人可有医师1人。英、美各国大约平均每千人中可有医师1人。我国社会情形，当不能与先进国相提并论，然无论如何，假定每10000人中应有医师1人，则全国4万万人应有医师4万。但据最近卫生署统计，全国合格医师尚不满4000人。又国联卫生专家华培尔君（Faber）调查我国全国医学校每年平均但能毕业约150人，是266年后方可毕业4万医师。且学校初办时之数年，尚不能有毕业生，而毕业医师之死亡者，亦不在内。由是观之，我国科学医学人才若是其缺乏，若以今日之医学教育制度训练

---

① 编者按：即奥地利。

人才,则即此最低限度之数目,犹须长久时期后方可达到。可见欲办理我国乡村卫生,不能沿用现在国内之制度以训练人才,即现在国内之制度不能满足我国乡村卫生之需要。况我国目下之缺点,不仅为医师数目多寡问题,即此数千医师,因谋个人生活起见,大半犹集中于都市,于乡村人民之医药保障,更无充分获得之可能。况复此种集中于都市之医师,亦但知为人治疗疾病,收费甚为昂贵,鲜有注意及从事于保健工作者,结果亦不过少数特权阶级得以享受。(六)医院数目亦极缺乏,且大部在都市中,乡村中除少数教会所举办者外,几不可得。

我人既知我国社会情形有上述六特点,可见在研究上万不能忽略此重要之特殊情形而言应行如何办理我国乡村卫生之办法。

我国办理乡村卫生应采公医制度

我人乃可得一结论,即办理我国之乡村卫生,必须以有组织而能得最大效力之卫生设施为前提,务使此种设施能以最小之经济,普遍至全国乡村。其所费经济,必不使超出本地人民所能负担之力量。此种事业,其首要工作,厥唯训练充分之人才,依各省县之需要,分发于各乡村。

古代之个人职业,迄至今日,多半已变为社会之事业。如古代私人收徒授业,由其学徒各自支送薪水,作为酬劳,与社会毫无关系。殆至近今,教育一变而为纯粹之国家事业,而其组织成一整个体系,有条不紊。教员之资格,亦有规定,其聘任权属诸国家机关,另由政府支给薪水,以维持其生活。又如有史以前之人类,保卫生命,抵御外侮,乃为个人之行动,与他人绝不相关。然自国家制度成立后,人类之自卫,乃为最有组织之国家事业,有统一之指挥,有规定之训练,军官士兵一变而为由国家给养之公务人员。医学在我国,向为神秘祖传之职业，固不论矣。即在欧西，因在中古时代，受宗教之束缚，其进步亦较其他事业为后，自文艺复兴后，乃始脱离桎梏，转变为近代之事业。然至今欧西各国医学，大多仍带有浓厚之个人色彩，大部分之医师，仍以营业为目的，致大都市中医师充斥，而需要医学人才之乡村反令缺如。此种畸形现象，尤以我国为甚。医生如此，医院亦然。长此以往，我国乡村卫生前途，曷堪设想。夫教育国防之必须为国家事业者，因其有关全国人民之幸福，必须由国家办理，以有系统之组织，然后可以用最小经济，获最大效果，决不能任令各个人，漫无秩序以从事之。教育国防既须若是，乡村卫生何独不然？故作者之意见，如欲办理我国乡村卫生，其先决问题，必须采取公医制度。近今欧美学者如美国之文思劳君（Winslow）、英国之牛思鸿君（Newsholme）均以公医制度为最有效最普遍之办法，我国学者亦多承认此种办法为解决我国卫生问题之唯一出路。

卫生行政之目的，如第一章所述，有积极、消极二方面。消极方面，为减少疾病死亡及精神上之痛苦，因而得以减少经济上之损失。积极方面，为促进健康，延长寿命，提高工作效率，增加精神上之愉快，因而得以获得经济上之利益。然欲达到此目的，必须以全国人民，无分贫贱富贵，悉置于医药保障之下然后可。而欲求医药保障之得以普遍，非打破以前个人行医之风气，采用公医制度不可。不仅注意于治疗方面，必须重视预防之工作，然后不仅可收消极之效果，并可达到积极之目的。

我国乡村卫生应有之组织

我国全国地方除少数都市外，可谓全属乡村社会。故我国之乡村卫生行政，应自中央起至乡村止，成一整个之系统。中央设有卫生部，总理全国卫生行政，每省设省卫生院（或名卫生厅、卫生处均可），县设县卫生院，区设卫生所，各村或数村设卫生助理员。

中央卫生部举办之事项：（一）组织及监督各省之卫生行政，必要时予以经济及人才上之协助。（二）处理有关二省以上之卫生事业，如处理数省之河道清洁问题。（三）处理有关国际之卫生事宜，如海港检疫、参加有关卫生方面之国际集会等。（四）举办各省不能单独举办之工作，如生物制品标准之规定及其制造、最高卫病之生学院①之设立。此种学院之任务有二：（甲）训练高级卫生人才。（乙）研究全国重要卫生问题，如调查各省传染流行，实验各种卫生实施方案、拟订全国卫生行政纲要等。

省卫生院之工作：（一）拟订全省卫生行政方案。（二）成立并监督各县之卫生行政，必要时予以经济及人才上之资助。（三）设立省立卫生学院以为训练各项卫生工作人员之用。（四）举办一完备之省立医院，处理困难之疾病，包括肺痨、麻风等。（五）举办省立卫生试验所。省立卫生学院、省立医院、卫生试验所，地点应集中一处，以收联络合作之效。

县卫生院之工作：（一）成立及监督各区卫生行政。（二）举办县立医院。（三）举办县立卫生试验所。（四）训练下级之卫生工作人员。

区卫生所之工作：（一）参照地方情形举办第三章所述之卫生工作。（二）附设诊疗所或规模较小之医院。（三）最好能聘当地关心卫生事业之人士，组织卫生委员会，其任务为设计、编造预算及监察等事项。卫生所得设医师一人或数人，护士、助产士、卫生稽查及各村助理员若干人，其组织可参考上海市江湾区卫生事务所之现行办法。

---

① 编者按：原文如此，疑为"最高级之卫生学院"。

各村卫生助理员之任务：（一）简单之生命统计。（二）预防注射。（三）种痘。（四）救急工作。（五）最简单之治疗。（六）最简单之环境卫生。

如依上述之组织，举办我国乡村卫生事业可以完备，而经费可以极省。一村中之简单工作，可由卫生助理员办理，较繁者有区卫生所办理，更繁者有县卫生院担任，如此类推，而省而至于中央，由简而繁，次序井然。例如治疗，卫生助理员仅可治疗极简单之疾病（如小破伤）；其不能治疗之病，可送区卫生所或简单之区医院收治；重要之病症，如复杂之外科手术等，则由县卫生院处理之；最复杂者，若爱克斯光、镭之治疗，以及更困难之外科手术等，均可由省医院行之。

乡村卫生工作人员之训练

办理卫生事业，工作人员之数目及训练，均为重要问题。依照前述之组织，工作人员可分为由省卫生院训练者，如医师、护士、助产士、卫生稽查、卫生试验员等，及由县或区训练之卫生助理员，与乡村学校教职员之卫生训练班二类。工作人员中以医师之训练最为重要，于后另行讨论。兹先略述其他各种工作人员之训练办法。唯此一问题，国内学者对此意见亦不一致。盖非经长期之实地试验，难有确定之办法。此处仅就个人经验，作为研究者之贡献而已。

作者认为训练护士之入学资格，应初中毕业，训练3年，可少理论方面之功课，而多注意于实习。且除治疗外，应授以公共卫生方面之智识，最少须有3个月之时间。助产士亦应有初中毕业资格，2年毕业。卫生稽查，必须初中毕业，训练1年。卫生试验员应有小学或初中毕业资格，受1年以上之训练。卫生助理员，最好以当地乡村小学教职员或曾受小学教育之村长担任之，在暑期内予以3个月之训练。

我国现有医学校之毕业生，不能担负办理乡村卫生之责任，或则资格甚高，生活习于逸豫，或则程度虽低，目的唯在营业，或则在学校中所受之教育，偏重于治疗，对于卫生常识及观念极为薄弱。故欲办理我国乡村卫生，不能依赖现有之医学校毕业生，必须另行训练专门之工作人员。在省卫生院训练之课程，应预防与治疗并重，使学生不独能治疗疾病，且能明了卫生工作之情形，将来非独能为病人治疗疾病，且能办理卫生行政。房屋之建筑与设备不必如一般医学校之讲究，但求适用。收费宜低，最好能全数豁免，或由县保送，毕业后依照规定之待遇条件发回本县服务。以我国目前之教育经济状况而论，入学资格不能过高，高中毕业已可，暂定5年毕业，将来再行延长。课程方面，当有详细之规定，惟据作者个人意见，第一学期应注重于基本科学之灌施，如物理、化学、生物等，继之以1年6个月之医学根本科学，如解剖学、病理学是。然后注力于临床医学2年6个月，演讲不必多，应注重于临床教学，使学生得到有用之经验。最后一学期则授以公共卫生行政及预防医学。此种训练，当不能谓为高深，如欲另行造就高深之科学人才，则可另由中央设立最高学校训练之。

乡村卫生经费之筹集

经费数目，因地不同，惟据一般之经验，每人每年须担负3角至5角，卫生事业方能收有成效。依据上述训练工作人员之办法，薪水开支可稍节省，训练本身亦不糜费，故每人能担负3角至5角之费用已可。但我国财政紊乱，公帑支拙，各地能达到上述数目者为数甚少，必须拟有整个方案，设法筹划。夫卫生事业同为国家要政之一，政府方面，宜统盘筹划，以他处能节省之经费，补此不足。如各县慈善团体等并不遵照科学医学举办之卫生事业，尽可收归公办，即可省去一部分经费。

不然者，亦可用募捐或征税之方法，实行社会保险或如征收有害健康之消费税，若烟酒税、赌具税及增加酒席捐等，所谓寓禁于征是也。总之，务须使卫生事业，得有相当之经费，以逐渐达到理想之目的。

综上所述，各省训练人才，发回各县工作，全国如是，医学人才之分配，极为均匀，而人民所受之医药保障，亦以普遍。关于医学设备之经费，皆可因支配之得当，免去浪费。现在国内医学卫生专家，对于此种组织，均认为解决我国乡村卫生问题唯一之办法。现在此种组织，国内各地已有实行者，如定县及广西之卫生行政，均甚相似。最近湖南省卫生实验处所拟之发展各县卫生工作计划，颇多与本章所述各点相同之处，因附录之，以殿文尾。

湖南卫生实验处发展各县卫生工作计划

（一）各县卫生工作系统

湖南全省共有75县，依照举办全省公共卫生计划大纲，每县应设县卫生院1所。各县卫生院之组织规程，已由省政府委员会通过公布。依照规程，各县卫生院，应直隶于各县政府，掌理各该县之预防保健及治疗事宜。院长及医师，必须正式医师。

县属每区设卫生所1所，直隶于县卫生院，掌理各该区之预防保健及治疗事宜。所长必须正式医师。

每一卫生所之下，设卫生助理员若干人，以各该区之小学校校长或教员兼任之。乡村之中，小学校之分布，较为均匀，故工作亦较易普及。在寒暑假期间，由各区卫生所召集各小学校长或教员，予以1个月之相当训练。毕业后，仍回各校担任原有职务，但另由县卫生院予以卫生助理员名义，并予以每月3元至5元之薪金。除原有教职外，应再担任下列数项工作：

（一）简单之生命统计。（二）救急处置。（三）预防注射。（四）种痘。（五）最简单之治疗，以最普通之四五种病为限。

凡卫生助理员所不能处理之病人或事件，则送区卫生所处理之。凡区卫生所不能处理之病人或事件，则送至县卫生院处理之。

各县卫生工作系统如下图。

县卫生工作系统图

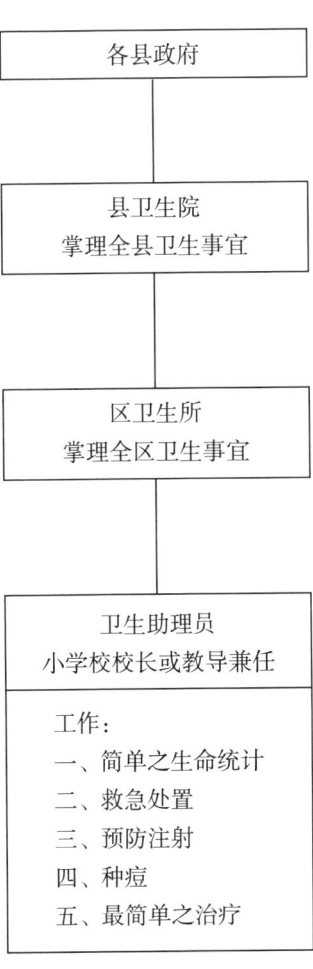

（二）分组举办

湖南全省应共有75个县卫生院，若同时成立，经费既无法筹措，而人才尤不敷分配，势非分组举办不可。

兹拟将湖南全省75县，斟酌其等第，分为8组。以一等县而有教会医院者置于最先，无教会医院之一等县次之，二等县又次之，三等县又次之。

第一组：长沙、湘潭、醴陵、邵阳、岳阳、平江、澧县、常德、衡阳、零陵。

第二组：湘阴、浏阳、湘乡、益阳、宁乡、安化、沅陵、衡山、新化。

第三组：武冈、桃源、耒阳、攸县、茶陵、临湘、临澧、东安、道县、郴县。

第四组：汉寿、沅江、慈利、石门、常宁、祁阳、宁远、永兴、桂阳、溆浦。

第五组：新宁、城步、华容、南县、安乡、大庸、安仁、酃县。

第六组：永明、江华、新田、宜章、资兴、桂东、汝城、临武。

第七组：蓝山、嘉禾、泸溪、辰溪、芷江、黔阳、绥宁、永顺。

第八组：麻阳、靖县、会同、通道、保靖、龙山、桑植、古丈、乾城、凤凰、永绥、晃县。

（三）人才之训练及县卫生院之成立

凡举办一种事业，人才问题，比经济问题尤为重要。每县卫生工作所需要之人才，计有3种：（一）医师。（二）助产士。（三）卫生助理员。假定每县卫生院需用医师5人，每县卫生所10所，每所需医师1人，即每县共需医师15人。湖南以 75 县计，共需医师 1125 人。助产士及卫生助理员需要之数目尤多。除卫生助理员将来拟由县卫生院自行训练外，其余所需之医师及助产士，势非分年不能养成。

依照举办全省公共卫生计划大纲，训练医学院为本省训练人才之机关。拟自民国二十四年 7 月起，由第一组各县，每县考送高中毕业生 2 名，送入该校肄业。6 年毕业后，回到该县服务。已成立县卫生院者，即回到该院服务。未成立县卫生院者，回到该县后，成立县卫生院。凡有教会医院之县份，应尽先与教会医院合作，改组为县卫生院。此种考送之学生，每名每年学、膳、书籍等费，定为 150 元。同时另由县政府送助产学校学生 2 名，每名每年学、膳、书籍费 80 元。此 2 项均应完全由县政府负担。每县共考送 4 名，即系每县每年应担任 460 元。第一组各县实行后，再按年次第推及其余各组。此项经费，即作为该县第一期之卫生经费。

自第 4 年起，每县应加送学生 4 名。故自第 4 年起，每县每年应担任 920 元。此项经费，即作为该县第二期之卫生经费。

自第 7 年起，每县每年除应担任训练人才经费外（一等县每年 920 元，二、三等县每年 460 元），并应筹定一定款项，为县卫生院经费（一等县每年至少 4800 元，二等县每年至少 3600 元，三等县每年至少 2400 元）。如已经成立有县卫生院之县份，其县政府担任之经费，尚未达到上列之最少限度时，应自本年度起补足。此项经费，即作为该县第三期之卫生经费。

自第 10 年起，以 10 年为期，每县每年之卫生经费，应逐渐增加至以人口为标准为止，每人口 1 名，每年至少须有卫生经费 3 分至 5 分（一等县每名每年至少 5 分，二等县每名每年至少 4 分，三等县每名每年至少 3 分）。此项经费，即作为该县第四期之卫生经费。

（四）各县卫生工作发展程序

依照上拟计划，将各县卫生工作发展程序及应担任之卫生经费，列表于下。

各县卫生工作发展程序及应担任之卫生经费表

县别	第一期卫生经费每年460元	第二期卫生经费每年920元	第三期卫生经费一等县每年至少5720元；二等县每年至少4060元；三等县每年至少2860元	第四期卫生经费（按照人口为标准）一等县每人每年5分；二等县每人每年4分；三等县每人每年3分
第一组	民国廿四年7月起	民国廿七年7月起	民国三十年7月起	民国卅三年7月起
第二组	民国廿五年7月起	民国廿八年7月起	民国卅一年7月起	民国卅四年7月起
第三组	民国廿六年7月起	民国廿九年7月起	民国卅二年7月起	民国卅五年7月起
第四组	民国廿七年7月起	民国三十年7月起	民国卅三年7月起	民国卅六年7月起
第五组	民国廿八年7月起	民国卅一年7月起	民国卅四年7月起	民国卅七年7月起
第六组	民国廿九年7月起	民国卅二年7月起	民国卅五年7月起	民国卅八年7月起

（续表）

县别	第一期卫生经费每年460元	第二期卫生经费每年920元	第三期卫生经费一等县每年至少5720元；二等县每年至少4060元；三等县每年至少2860元	第四期卫生经费（按照人口为标准）一等县每人每年5分；二等县每人每年4分；三等县每人每年3分
第七组	民国三十年7月起	民国卅三年7月起	民国卅六年7月起	民国卅九年7月起
第八组	民国卅一年7月起	民国卅四年7月起	民国卅七年7月起	民国四十年7月起

附　湖南各县卫生院组织章程

第一条　本章程依据湖南卫生实验处暂行组织规程第十四条制定之。

第二条　县卫生院掌理各该县全县卫生事宜，隶属于各该县县政府。但关于技术事项，应受湖南卫生实验处之指挥监督。

第三条　县卫生院如有特殊情形者，得设院董会，审议一切重要事项，并补助业务之发展。其章程另定之。

第四条　县卫生院设院长1人，综理全院事务，由湖南省民政厅委任之。

第五条　县卫生院设下列各股：

（一）总务股。

（二）保健股。

（三）防疫检验股。

（四）医疗股。

（五）卫生教育股。

第六条　总务股掌理总务及全县生命统计事宜。

第七条　保健股掌理全县保健事宜。

第八条　防疫检验股掌理全县防疫及卫生检验事宜。

第九条　医疗股掌理全县医疗救济事宜。

第十条　卫生教育股掌理全县社会及学校卫生教育，并训练各项卫生工作人员事宜。

第十一条　县卫生院设置主任5人，护士长1人，医师若干人，护士若干人，卫生员若干人，卫生助理员若干人，办事员若干人，分理应办事务。

第十二条　县卫生院得于该县各区每区组设卫生所一所，其组织章程另定之。

第十三条　县卫生院处置重要事项，应呈各该县政府核定行之，其普通事项得以县卫生院名义行之。

第十四条　本章程如有未尽事项，得随时提请湖南省政府委员会修改之。

第十五条　本章程经湖南省政府委员会议决公布施行。

中外医学史概论

李廷安 著

序

撰医学史难，撰中外贯通之医学史更难。而能以数万言撰一贯通中外之医学史，使专家资以比较，不嫌其浅，恒人取而研究，不嫌其深者，则尤最难能可贵者也。

李廷安博士以其在中大医学院之讲义，编为《中外医学史概论》，适余以事赴蓉，把晤之余，承示斯稿，受而读之，虽百忙不忍释手，迄午夜而毕读。以余对医学之无根底，竟借此而对中外医学之进展获一鸟瞰之印象。因思类余之未窥医学门径而欲具医学常识者，无虑万千人，得此书读之，数小时小成，而反复诵读，将益饶兴趣。至于医学生及从事医业者，与其搜索无量数之参考书志，而犹待融会贯通者，则何如手此一编，先窥其梗概，再进而博览专攻之为愈。是书所以有此效用者，殆由著者之广博知识与丰富经验，故能深入而浅出欤！

著者坚嘱为序其端，谨述所见如上。

民国三十三年九月一日

王云五

序言

　　余近年执教于中央大学医学院，讲授公共卫生学时，该校关于医学史一门，认为异常重要，而苦于无适当人员担任，故邀余兼任之。惟余对医学史一科，向少研究，本不敢滥竽充数，但以戚寿南院长之一再相嘱，未能过拂，于是参考中外医学史文献，摘要编列为讲义，以为讲演之用，随手摘来，不觉成册。

　　友好辈见余所编简明而扼要，且能提纲挈领，将历史之演变层迭引出，可给阅读者一种明确之轮廓，进而知所推演我国医学将来之趋势。且国内医学史籍，能中外并论者，尚不多见，故纷纷嘱余付梓，以为有志医学史者之参考。学术界荒芜如此，乃不揣粗鄙，举以问世，不敢以云医学史之文献，聊为在校医学生及一般爱好医学史者之参考而已。

　　是书之成，多赖郑介安先生之襄助，于此敬致谢忱。

作者谨识

绪言

医学史者,即过去医学上之各种记载。研究之,可以知医学之过去现在,并依此进而推测将来也。人类生存于地球上,约有 50 万至 100 万年之历史。人类生存虽如此之悠久,然有文字之记载者,则仅五六千年,医学方面亦然,前此则无从精考矣。

我人知自有人类,本即应有疾病。换言之,亦即应有医学。以古代之人类,其生活远较我人为艰苦,日与猛兽、风雨及仇敌相奋斗,而过其茹毛饮血之生活。一旦受伤之后,在兽类尚知用口舌吮舐以救治,人类当亦有以物缚之、盖之等法。是则此种缚盖之法,实可称之为最早之医学也。

然当时此种医治方法,亦可谓人类保护生存之本能。究竟其后如何发展,实即我人现在所应讨论之医学史也。兹为清晰计,分为外国与本国两编,分别讨论之。

第一编　外国医学史

第一节　最早之医学时期

最早期之医学，多属迷信鬼神。在历史上常发现前人之头颅有洞状痕迹，且有深浅及生长不同，似系由环状开颅术而成。推敲其原因，各有论说，或谓因脑充血，或谓因癫痫病。在当时巫者认为颅内有鬼神作祟，故开颅以去鬼。但以开颅之后，颅内压力减低，病状减轻，遂收治愈之效。然巫者心理则见不及，无非迷信鬼神而已。故在古代无论中外，对于疾病认为有神则敬之，有鬼则赶之。此种遗风，迄今犹见之于科学落后之民族中也。

历史家对于古代疾病，认为鬼怪作祟，而由神以医治之传说，记载颇多。兹为分述如下：

巴比伦（Babylonia）有神名 Ea，其子 Marduk，为智慧之神，能运用日月星辰以管理众人之健康。又埃及之神名 Ptah，为创造万物之主，其子名 Em-Hetep，能治万病。在 Memphis 地方立庙奉祀之。治病专用符咒、妖术、祷告等法，医学与宗教完全合而为一。但在公元前 3500—2500 年间，埃及亦有医学书籍。*Papyrus Ebers* 一书，即系公元前 1550 年所著成，为当代医学之集成，含有解剖、疾病、医疗器械、药品、眼科、妇科等学。此外，尚有用香料以保存尸体之法。其最完善者，为先将尸体脑内容由鼻孔取出，其次于左上腹切开而取出内脏，然后各充填以香料，再将尸体用胶质包裹，盖可保存久远。但用何种香料及详细手术如何，则不得而知也。

古埃及对于公共卫生，亦有相当注意，曾规定个人及公众之清洁条例，以资管理。

希伯来（Hebrews）之医学，亦于《圣经》内常有记载，是时对于食物卫生、妇女经期卫生、产妇卫生、麻风之隔离、性病之防治等，均有详细之规定。容后再为申述。

印度在四五千年前亦即有医学之记载，医神名 Dhanwantari，其徒名 Susruta，为古代最著名之医生，被认为医神之子。著作甚多，对于外科手术、外科器械、药物、各种间歇热病，皆有专论。

希腊文化本系多神论者，其医神名 Apollo，其子名 Aesculapius 者，世称圣手。传说所有之病，经伊一望即愈，其后冥主 Pluto 觉地狱之鬼过少，上控于大帝 Zeus，而将伊用雷击死。后人立神以纪念之。各庙建筑极卫生，病人求治时，先沐浴清洁后进庙，由法师治之。常有治愈者，故求治者争先恐后。此种治愈之原因，大概由于卫生及心理治疗之故。庙之最有名者在意大利之 Cos 地方，门徒甚多，Hippocrates 亦求学于此也。

中国则后有专论，大概神农（2838—2608 B. C.）、黄帝（2698—2598 B. C.）则为其肇始者，然亦不出迷信色彩。

是故古代之医学，完全是迷信时期，亦可称之为鬼神时期。各国方法虽不同，然原则上均为敬神驱鬼耳。本项期间约自人类有生以来，直至公元前 300 年为止。

第二节 Hippocrates 及 Claudius Galen 时期

Hippocrates（460—377 B. C.）为一代之医圣，初在 Cos 地方之 Aesculapius 庙中学习医学，以不满其所学，游学各地，成为极有经验之临床家。其所记之临症症状，如骨折脱开、传染病等，均极详尽。并归纳当时所有之医学智识，成为有系统之研究，而为新旧医学交替之枢纽。上节所述之鬼神时代，至此始告脱离，而渐入用科学的系统方法，以研究疾病之原因及治疗诸问题也。

Hippocrates 氏，对于病理方面之特殊见解，有人体有土、木、水、火四元素，干、湿、冷、热四质，及黄胆、黑胆、血及黏液四体液，相互不能保持平衡，即可致病之说。对于病人营养，亦作科学化之研究，如"老人须用之营养物少于青年人""冬季应有丰富之食物，夏季则可节约所食"等语。

Hippocrates 对于医师道德贡献亦大，定有格言甚多，其誓词至今犹为人所采用。

Galen（131—201）为继 Hippocrates 而起者。斯时希腊已灭亡，而罗马帝国崛起。Galen 氏亦曾留学海外，学说甚富，其著作影响欧洲医学至 1000 余年之久，Hippocrates 之学说亦赖以光大之。

Galen 氏之学说，亦认为人体有四液，为血、痰水、黑胆、黄胆等 4 种。此四者配合不平衡即生病，如黑胆多易怒，黄胆多则愁，血多则凶猛，痰水太多则水肿寒冷之说。

此外 Galen 氏以为人体尚有 3 种元素，即灵魂、体液、实质 3 种，而人体灵魂，则由三部分而来。即有生长力者（Vegatative）来自肝脏，易生气者（icacible）来自心脏，有理性者（Rational）来自脑髓等说。

Galen 氏异常聪明，其观察力至佳。相传一次有 Servius Paulus 之妻，久病不愈，各医束手。Galen 氏为诊脉时，与伊闲谈，偶话至伶人名 Pylades 者，病人之脉搏加速，语以其他则否，因而测知病人之病系由恋 Pylades 而起也。

Galen 在当时虽为一有名之医生，但以后中古时代之医学，不能进步，氏实不能辞其咎。盖因伊无远大眼光，而好自夸大武断，每一问题，皆自寻解答，并自以为是。至一般人士则慑于伊之声誉，而深信不疑，以致造成中古时期之黑暗状况，且其遗毒几影响至 17 世纪。所谓"现代医学肇始于 Hippocrates，而 Galen 氏则关闭之"之一语，诚非过甚其词也。

当时罗马尚有可以注意者，即环境卫生之发展，如街道清洁而整齐、下水道之修造、饮水之清洁、垃圾之处理等，预建公共卫生之基础，而肇今日卫生设施之先声。

第三节　中古之医学

罗马皇朝倾覆之后，医学又操之于宗教家之手。人人各注重于灵魂，而忽视肉体。同时以 Galen 氏之遗教束缚吾人之思想，医学进步甚少，且几有回复既往迷信时期之现象。至第 7 世纪末，亚拉伯人崛起，控制整个欧洲，并建立其亚拉伯文化，翻译希腊及罗马医学，并采用 Galen 氏遗教，开欧洲临床医学前进之先声。斯时 Rhazes（869—932）曾首次讨论麻疹与天花，其尤著名之医生 Avicenna（980—1037）于 1000 年时曾出版一医书，有解剖、生理、内科、外科、产科、精神病、药物等学，并发明烧灼法（Cautery）及以沸油治创口之法。

同时意大利有一医学校成立，其名为 School of Salerno。斯时欧洲皇族名将，常来就诊。该校人才辈出，曾编有《卫生学》一本，名 Regimen Sanitas Salernitanum，于 1480 年第一次出版，先后重版凡数百次。惜于 1811 年时该校为拿破仑所封闭。除此以外，尚有法国在 1137 年亦成立医学校于 Montpellier，招生授课。13 世纪初，法王 Frederrick II 曾规定医师必先在 School of Salerno 中，经过相当考试，始准行医，而为医师管理之始。

至于医院方面，12 世纪之初，英国伦敦有第一个医院，名 St. Bartholome ws Hospital，始告成立。医生方面，第一个女医生名 Tretula de Ruggeri，在 1050 年间，曾著有妇科专书。法国有外科医生名 Gui de Chauliac，著有一书名 Chirurgie De Magna，于 1363 年出版，曾译成六国文字，可称为外科始祖，并曾为教皇 Popes Clement VI、Innocent VI 及 Urban V at Avignon 等医生。在 14 世纪中，外科有 John Arderne，内科有 John Gaddeston 在英国均负盛誉，惜无著作以留后世。

此外在 Venice 有植物园，专种草药。1292 年时英国 York 地方有第一个药房出现，1350 年伦敦亦有药肆营业。

其次我人应申述者，在此时期，欧洲有黑死病（Black Death，即鼠疫）之流行，欧洲人民半数罹难。当时仍迷信鬼神，在街道抬神像巡行以祈求者，同时有心人士则成立一公共卫生委员会，专门研究鼠疫之防治，至 15 世纪始有详细之管理办法。

15 世纪末叶，欧洲复有一新的疫病（即梅毒）流行。首于 1495 年在 Naples 流行。或谓此病由哥伦布去新大陆时，士兵携回欧洲之西班牙，法人因攻西班牙时而传于 Naples。此病后于欧洲流行颇广，此时 Girolamo Frascastor（1481—1553）曾于 1530 年专著一编诗词名为 Syphilidis sive Morbi Gallici，以讨论此病，Syphilis 一字即由此而出。然此病究竟在 1495 以前，欧洲有无存在，尚不得确知也。至 16 世纪初，已有用水银治疗梅毒之方法。

总之，中古时期之医学，自 201 年至 1400 年之千余年间，系在黑暗时代，无可足述。至文艺复兴之后，始逐渐进步也。

第四节　医学革命之领袖

15 世纪起，欧洲各名流学者，由守旧之思想一跃而为维新之革命，深以为中古时期之学说未尽可靠，而有自行观察研究之必要，此即所谓文艺复兴（Renaissance，1453—1600）是也。惟此种文艺复兴之原因何在，亦殊值得注意。盖方 15 世纪，欧洲政治在在落后，战争频仍，疾病流行（如鼠疫），人民贫苦饥饿，道德日下，此种环境正所谓物极必反，自然趋向改善维新。是时 Lord Bacan（1561—1621）提倡实验哲学，因指南针之发现而交通便利，因印刷机之发明而学术易于传播，Galileo（1564—1642）发明落体定律、温度计、望远镜，Sir Isaac Newton（1642—1727）发现地球引力定律，Boyle 发现气体定律，学术界蔚为可观，一切之思想自然进步矣。

医学本为学术之一种，自不能例外。在文艺复兴之早期，其中有功于医学之改革者，如 Thomas Linacre，将 Galen 氏原著译成拉丁文（以前拉丁文译本，系由亚拉伯文转译），Francios Rabelias 及 Hippocrates 之格言，直译为拉丁文；Eucharius Röslin 氏著成产科书一本，名 *Rösengar ten*。然此不过介绍医学，至于推广及研究 Hippocrates 及 Galen 之遗说耳。其真正对于医学改革上有贡献者，有下列 3 人。

第一个改革家名 Paracelsus，系瑞士人，生于 1453 年，卒于 1541 年，出生地点在瑞士之 Einsiedeln，性聪慧而粗暴。曾周游各国，与理发匠、浴室老板、高加索之无赖子、缝衣匠、产婆等为友。极能辨是非，明好恶，以此自信力益增，而极力反对 Galen 氏之学说。先前曾为人诊病，后在 Brasel 地方为教授。方首次上课时，即当堂将 Galen 氏及 Avicenna 氏之著作，用火焚毁，并谓："在圣约翰之火中所有错误均随空气及烟而去，应毁灭者均已毁灭，不再束缚吾人，其真确而应永存者，则火仍不能毁灭之也。"

Paracelsus 介绍各种矿产药物于医学中，如汞、硫、砒、铅、铁等，而反对 Galen 氏之草药学说，并不惜死以反对当时之一切恶劣环境，造成医学改革之先锋。

第二个改革家名 Andreas Vesalius（1514—1564），出生于 Brussels，系第一个真正解剖学者。以在 16 世纪以前，并无真正之人体解剖学，Galen 氏所得之解剖知识，系由小动物解剖而来，亚拉伯之解剖知识亦极谬误，于文艺复兴时期，美术家 Leonardo da Vinci 研究人体解剖，作人体美术绘图 750 张，对于解剖学供（贡）献比 Vaselius 为早，不幸久未刊印供（贡）献于世，只于 20 年前才全部印出发表，故对于科学解剖学上毫无影响。Vesalius 氏深为反对古说，而不敢盲从，于是时时偷掘尸体，或将被处死刑之人发掘，而实地解剖，编成一书名 *Fabrica Human，Corpori*。附具精细图表，为世界上第一部完备之解剖书籍。

Vesalius 对于 Galen 氏书籍极表不满，一次怒将其书焚毁，同时其发表之学说，深为时人所反对，于是逃往 Emporor Charles V 处为医生，将其原在 Padua 大学之教授位置，交由伊学生 Fallopius 接充。其后 Fallopius 来信告知有若干新的知识发现，如 Fallopian tube 等，于是再度引起伊研究之兴趣。惟斯时伊以退隐已久，未能再来任教，不久于赴耶路撒冷进香途中，以刺激过度而死。或谓伊以解剖一死因不明之大官，以发现解剖后心脏尚在搏动，于被控放逐至耶鲁撒冷后以死者。

解剖学自 Vesalius 创造以后，研究斯道者接踵而起，所以身体各部组织，几阐述无遗。近今 150 年以来，专门斯学者不乏其人，惟几无重要之新发明也。在 16、17 两世纪继 Vesalius 之后在解剖学上，有所贡献者：Fallopius（1523—1562）系 Vesalius 之门生，发现输卵管。Eustachius（约 1552）发现耳咽管。Varolius（1543—1575）发现桥脑。Vidius（死于 1569）发现翼管神经。De Graaf（1641—1673）发现卵巢中之囊状卵泡。Willis（1622—1675）发现脑之动脉环。Glissow（1597—1677）发现肝脏纤维囊。Brunner（1653—1727）发现肠中之指肠腺。Stensen（1638—1686）发现由腮腺通至口之腮腺导管。Winslow

（1669—1760）发现腹膜中纲膜孔。除此之外，Meckel、Lieberkühn、Scarpa、Muro 等氏，皆有所贡献。

第三个革命家，名 Ambroise Paré（1510—1590）。个性与上述 2 人不同，生性滑稽而幽默，极令人可爱。19 岁时为学徒，即成一军队外科医生。当时对于外伤，仍用亚拉伯烙铁烧灼之法，或沸油灌入创口以期止血。Pare 氏认为如此手术，徒增痛苦，并不能促创口之速愈，于是发现用结扎法以止血，并改善外科用具，以便施行手术。

当斯时之外科医生，有 2 种：一种为长褂外科医生，仅贡献意见及处理药膏，至外科手术，则由第二种之短褂医生行之。Paré 即将此种制度取消，明确规定长褂者为外科医生。此种改革维持至 200 年后，John Hunter 更为放大光明，使外科成为一种实在之科学（John Hunter 为英国外科专家）。

上述三大改革家，并不能代表当时之一切，不过为文艺复兴时期医学方面三个实行之改革家耳。以当时对于诊病方面，为检视小便，利用符咒，引用观掌术（Palmistry），外科在于理发匠之手，流浪医生亦极充斥，故医学仍未可谓之有进步也。

第五节　17 世纪之医学

我人现自医学史乘上观察，极难分析新医学究应自何时计算开始。就一般言，自应以文艺复兴之后起算，即由 17 世纪初叶起。但距今亦不过 340 年之历史，如以新医学应由巴斯德（Pasteur）时代起算，则距今不过 70 年之历史。其期间诚极短也。

方文艺复兴之后，科学方面，仍在少数科学家研究之中，至 17 世纪时后，科学研究始流行而普遍。所可惜者，当时仍多似是而非之科学家，混迹其间，致有科学之名而无科学之实耳。

在医学方面亦然，迷信及妖术至为普遍。例如当 William

Harvey 时，英法尚多患淋巴腺结核（Scrofula）者，谓由皇帝一拍即愈。又传说若干疾病，系由星辰作祟，见人说话异常，而即以妖怪目之。在美国东部 Salem 有一位牧师名 Cotton Mather 者，倡说妖怪已在美国东部发现，理宜捕杀，以免灾祸，由是一般无辜人民，被指是妖怪，而死于此者甚多。至于治疗方面，毫无进展，患肺炎而用放血疗法，药店中甚多莫名其妙之药物。故在本世纪中，所发现者，多数为基础科学方面，亦可称本世纪为新医学之早期。此种情形比较与我国今日所见者大同小异。

在基础科学，我人可得而注意者，首为循环系统之发现。此种循环系统之发现者，为 William Harvey（1578—1657）。在当时一般观念，认为肝脏系血流之中心，消化管内之营养物，均徐徐流入肝脏，至肝脏中化为天然的精灵（Natural Spirit），然后再由肝中以波浪式方法，流入身体各部分。一至脑中，此种精灵即变为动物的精灵（animal spirit）。此项动物的精灵，由神经流至神经末梢，再由各神经末梢回流至静脉，然后回入肝中。至对于心脏，则以为系使血液温暖，肺脏则系扇风而使血液变冷者。Harvey 氏首证明其不确，第一点证明心脏收缩时，血液便因受其压力而驱出。第二点证明心脏收缩时，将血液驱出而流入动脉中，并证明动脉中血液必流入静脉，再回流至心脏。其实验方法，系将人之前肢紧缚，至静脉不能流通为止，在被缚处以下，则该肢徐徐肿胀，被缚处以上，则静脉管空虚，由此证明此项肿胀系血液无法回流至心脏之故。第三点证明血液如此来复，必定成循环状态，曾先计算一动物之血液重量，而将动脉切开，见心脏每一搏动，均有血液喷出，如非循环，则人体决无如许血液可供喷射。第四点说明动脉与静脉连系之处，必有一种微细管相交通。此种微细管至以后显微镜发明后，始由 Marcells Malpighi 氏证明。

Harvey 氏于 1628 年发表一文，名 De Motu Cordis，阐明所有之研究。Harvey 氏除对循环系统有所贡献外，并以数学方法来研究生理现象，厥功殊伟。故 Harvey 氏不仅一大生理学家，且亦为一大科学家。

在 Harvey 氏发现循环理论之前，尚有 Michael Servetus（1509—1553）者，为西班牙人，亦说明血液由右心室经过肺脏而入左心房之作用，反对宗教甚烈。曾著一书，名 The Seven Book on Mistaken Conception of the Trinity。于 1553 年 10 月 27 日在日内瓦被基督教新教领袖 John Calvin 氏所捕，加以反对宗教罪，以树皮烧死。至于肺脏之作用，当时尚有 John Mayow（1643—1679）者，反对肺脏专为扇冷血液，或专为呼吸。其真确之效用，系使血液暴露于空气，而使之变色。与现在之氧化作用理论相似。

显微镜之发现，在医学上亦极重要。于 1590 年，荷兰人 Hans Janssen 首造跳蚤放大镜（flea glasses），最初发明简单之显微镜者，名 Athanasius Kircher（1601—1680），曾用以证明所认为若干传染病系由小动物感染所致之小动物。并当鼠疫流行时，伊宣称已发现其病原，惜所见者系鼠之血球被误认耳。其后英人 Robert Hooke（1635—1703），在 1665 年第一次用放大镜发现植物之细胞组织。荷兰人 Jan Swammerdam（1637—1689）发现红血球。Auton Van Leeuwen Hook（1637—1723）亦系荷兰人，曾为市政厅看门及卖布者，对于显微镜极感兴趣，随时以镜检视各项物体。曾发现原虫及细菌等，并各绘其图样。后与其徒 Johann Hamm 发现精虫。此后意大利人 Marcello Malpighi（1628—1694）为一显微镜家，曾利用显微镜研究肺脏、肾脏、脾脏及皮肤等之组织。在脾脏发现 Malpighi 氏小体，旋证明 Harvey 氏之微细管理论，为组织学之鼻祖。

Bernardino Ramazzini 于 1678 年为意大利之医生。于 1700 年曾著工业病一书，提出 50 种职业病，并说明致病之原因，可分为二种：一由毒物如金属及其他毒物，一由工人工作时姿势不佳所致，并发现若干解毒剂。

在秘鲁（Peru）地方，于 1638 年，有西班牙总督之妻名 Ana 者，一次患疟疾，由侍医 Juan de Vego 诊治，试用土产之金鸡纳树皮，名 Peruvian bark 之粉以治之，结果治愈。Ana 于是将此树皮进贡至欧洲，是为使用金鸡纳霜之始。

此外尚应特别注意者，即英国之 Thomas Sydanham（1624—1689），亦为本世纪之杰出人才。Sydanham 个性倔强，不信他人之学说，而全凭一己之观察与经验，成为一实际之临床医生，对于痛风、猩红热、希司特利、疟疾、痢疾、霍乱，均有特殊之见解。对于治疗亦极简单而有效，如以金鸡纳树皮（Cinhona）以治疟疾，铁剂以治贫血，冷饮以治热病等。故后人誉之为英国之 Hippocrates。

在 17 世纪末年，有 John Grount 氏，专门研究生命统计学，1662 年有所著述，说明气候与健康之关系，为生命统计学之始祖。

第六节 18 世纪之医学

在 17 世纪时，一般科学方面尚多非正确之理论。至 18 世纪时，则完全改观，诸如物理、化学等几乎完全成立为有系统之科学基础。其间名人如 Joseph Louis Lagrange（1736—1813，法国物理家）、Henry Cavendish（1731—1810，英国之物理化学家）、Piere Simon Laplace（1749—1827，法国之天文家）、Karl Wilhelm Scheele（1742—1786，瑞典之化学家）、Autoine Laurent Laviosier（1743—1794，法国之化学者）、Luigi Galvani（1737—1798，意大利物理学家）、Alessandro Volta（意大利物理学家）、

James Watt（1736—1819，英国之工程师）、Robert Fulton（1765—1818，美国之工程师）、Robert Stephenson（1772—1850，英国之工程师）、Gabriel Daniel Fahrenheit（1686—1736，德国物理学家）及 Benjamin Franklin（1707—1790，美国之电发明者）等相继而出，但对于医学上并未发生影响，致本世纪之医学，仍毫无系统及显著之进展。

在本世纪中最大之临床家，为荷兰人，名 Hermannus Boerheave（1668—1728）。当时各国内科医生，前往实习者颇多。所可惜者，伊之经验虽多，但未能促进医学之进步耳。

此外，Giovanni Morgagni（1682—1741）首先阐明临床症状与身体内容情形之关系，提倡病理解剖，但与当时医学亦未能发生影响。Stephen Hale（1677—1761）以一牧师，而用玻璃管在马之动脉内，测知血压。并以当时政府征收窗户税（Window tax），致所有窗户异常狭小，Hale 发明一交换空气机器以利通风。William Smellie（1697—1763）发明女子骨盆测量器。Leopold Quenbrugger（1722—1809）本系一饮店小主人，常见伊父以指扣酒坛而知内容酒量多少，以此发现胸部扣诊法。但当时亦无人应用，直至 Corvisart 氏（拿破伦之御医）始为采用之。

除上述名人外，本世纪尚有极有名望之医生 2 人。一名 John Hunter（1728—1793），为英国人，对于外科方面，贡献甚多。当时外科地位，虽自 Paré 氏之后已为提高，但其重要性仍次于内科。且一般人视之为一技巧，如腿有坏疽，外科医生负锯去之责而已。自 Hunter 氏极力研究，引用解剖生理病理等学，使外科亦成为一种独立科学，而与内科分庭抗礼。但当时以种种条件限制，Hunter 氏之外科，亦仅四肢与皮肤表面耳。Hunter 曾试将深部颈动脉结扎，不久即发现侧枝，动脉血行仍完好如初。数月后即依原理，在 6 星期内而治愈一膝腘部动脉瘤患者。Hunter 氏亦好研究，曾接种一淋病患者之分泌物于自己尿道之内，以作试验。不幸该患者并患有梅毒，致 Hunter 兼患梅毒，结果竟因生病而死。

Edward Jenner（1749—1823）在英国之 Gloucestershire 行医，纯粹一乡村医生，后为一种痘之发现者。种痘以防天花，本非自 Jenner 氏始，中国宋仁宗间（早 Jenner 氏约 700 年），已有种人痘以防天花之法。印度、波斯等处亦早有此举。自 18 世纪初，由 Lady Mary Wortley Montagu 将此法传至欧洲，但死亡率甚大，几占接种者之 3%。Jenner 氏颇思有以改进。某次传闻曾患有牛天花（cow pox）者，不再得天花病一语，伊即将此意告知伊师 John Hunter，当力劝其试行。于是同一挤牛乳之女童名 Sarah Nelmes，其手指已患有牛痘者，取出其浆，为一 8 岁之童名 James Phipps 者接种，不久再为此童种以人痘，则不再感染。于 1798 年出一书名《牛痘病源因果之探讨》(*Inquiry into the Cause & Effect of Variolae Vaccinae*) 发表其理论。天花一症在 18 世纪内几有 6000 万之死亡，Jenner 氏之发现为功不小也。

Phillippe Pinel（1745—1826）为本世纪首创精神病，不应视为囚犯，而应与予良好之治疗者。此种人道主义对于 19 世纪影响甚大。曾于 1798 年 5 月 24 日，不顾政府人民之劝告，在疯人院中将精神病患者之锁链全部解除。曾出一书名《精神病之治疗哲学论》(*Traite Medico Philosophique Sur l'alientation Mentale*)，为精神病学之始祖。

John Howard 系一郡长，而非医生，人极负责，而勇于任事。曾以患病，受房东女主人尽力护理，愈而感其友谊，虽女主人年龄较大 25 岁，仍相结婚。伊见于各地监狱之不公平、污秽、疾病流行，而极图改善之。曾亲自犯法入狱，以明真相。

后在 Russian Kherson 地方以拯救一女斑疹伤寒患者，竟传染而死。英人称之曰："生为基督之使徒，死为殉教者。"实为监狱卫生之始。

Thomas Robert Malthus 家境极好，以见人类生育过多之苦，而于 1798 年创造人口论，肇下世纪节制生育之先声。

概言之，18 世纪之医学，亦未昌明。若干医生，虽声名甚著，但于学术上无多贡献。同时庸医则甚充斥，如 William Read 本系裁缝，而英皇后及大历史家 Gibbon 均请伊诊治眼病。伦敦有 James Graham 者，利用美国 Franklin 电磁说，制一大床，称之为"上天的床"（Celestial Bed），谓可以治病，每睡一夜，需 1 镑之多。又发明一种长生不老之药，每服需费 1000 镑，服之可至少活 150 岁，但伊仅 50 岁而死。又维也纳有 Franz Anton Mesmer 者，谓可使人及树木催眠，但维也纳人认识其骗技，于是迁往巴黎，造一极精致之屋，内有健康之种，吸引病人前往医治，其中尤多女性，极尽为非作恶之能事。

第七节　19 世纪之医学

在本世纪之中有下列各项现象，可以特别注意：第一是人道主义之崛起，而引起各项慈善运动，如上节所述之 Pinel 即于 18 世纪之末 19 世纪之初提倡精神病者之解放运动。其后美人 Dorothea Lynde Dix 在 1840 年至 1850 年之间，继起倡导，先后成立精神病院至 30 所以上。19 世纪之末叶，有万国红十字会基于人道主义之原则而成立。Florence Nightingale 者，亦于 19 世纪之中叶，改善护士工作。其二为组织精神之发扬，若干科学如物理、化学、生物学，皆与医学教育、医学研究，相互配合。此外如上述红十字会、护士组织亦于医学进步影响殊大。第三为医学界本身上有若干重要之研究领导者出现。

凡此种种，均为本世纪医学上有显著革新之重要因素。方

19 世纪之初，医学方面，仍与上世纪相似，而毫无进展。个人方面虽有成功者，如法国之著名医生 Francsis Joseph Victor Braussais（1772—1838）及外科专家 Guilliaume Dupuytren（1777—1835），但于学术上则无所贡献。

其初 40 年之中，对于医学学术上可值得一提者，有 Antonio Scarpa（1747—1832，威尼斯人），首次叙述动脉硬化（arterio-Sclersis）学者。James Parkinson（1755—1824，英国人），说明震颤麻痹（Paralysis agitans）。Pierre Bretonneau（1771—1860，法国人），阐述白喉病。William Gernard（1809—1872，美国人），说明斑疹伤寒与肠热病。Robert Adams（1797—1875），研究心脏障碍。Richard Bright（1789—1858，英国人），阐述肾脏炎及黄色肝萎缩症。Sir Dominic Corrigan（1802—1880，英国人），说明大动脉闭锁不全症。Abraham Colles（1773—1843，英国人），说明先天梅毒传染途径。Ephriam McDowell（1771—1830），第一次行卵巢割除术。Sir Charles Bell（1774—1842，英国人），发现神经根之机能。William Beaumount（1785—1853，美国人），研究胃之生理及胃液之消化作用，对于胃之生理学贡献甚大。Pierre Louis（1787—1872，法国人），运用统计学证明放血不能治愈肺炎。Theodor Schwann（1810—1882，德国人），于 1839 年证明一切生物之单位为细胞。

此外尚有 Renné Laennec（1781—1826，法国人），患有肺结核，故对于肺结核之病理阐述甚详，并用硬纸筒以诊察病人之肺部。由是而发明听胸器。Carl Basedow（1799—1854），说明凸眼性甲状腺肿 Exophthal Micgoitre。William Stoke 说明心脏障碍。Thomas Addison（1793—1860，英国人），阐述恶性贫血。Rudolf Virchow（1821—1902），开始研究细胞病理学等。

于此 40 年间，我人尚应补述者，为社会上一种变化，而予医学之影响甚大。此即《尸体解剖条例》之订定也。方 18 世纪之末，美国纽约城民众曾为此事而群起暴动，后以军队之力量镇压医院及医师方得安全。1827 年至 1829 年间，英国苏格兰地方有 William Burke 及 William Hare 2 人，暗杀男女多人，将尸体售与 Dr. Knox 以作为解剖之用。世人称之为"解剖暗杀案"（Anatomy Murder）。自《尸体解剖条例》实施之后，即予医学之研究方便不少也。

自 1840 年之后，医学之进展甚速，名人辈出。我人为叙述方便计，应以 10 年为期也。

1840—1850 之 10 年间，首应叙述者为 Claude Bernard（1813—1878），本系法国之诗人，兼歌剧作者，但后为一大生理学家，于 1843 年开始研究肝脏之糖化机能（Glycogenic function）。Earnest H. Weber（1795—1878）及其弟 Edward F. Weber（1806—1871）研究迷走神经冲动与心脏作用之关系。

在此 10 年间，尚有美国人第一次对医学上有贡献，此即外科上麻醉术之发明。用麻醉术以减少痛苦，古人早有此项理想。外科学者常用催眠剂、鸦片、火酒等以期达到此项目的，惜无一完善者，不意在此期间，竟于 4 年之内、3 个不同地点，同时发明，亦云异矣。

Crowford Willianson Long（1815—1878），于 1842 年曾用醚（Ether）于小手术中，但未公开传布。至 1843 年美国之牙医师 Harace Wells（1815—1848）以传闻一氧化氮，又名笑气（Nitrous oxide），可使人麻醉，于是试用于拔齿术，结果甚佳，当介绍此法与美国麻省普通病院（Massachusettes General Hospital）之外科医生，但于再行拔齿术中，则未成功。其后又一牙医师，名 Thomas Green Morton 者（1819—1868），方求学于哈佛大学，亦思发明一麻醉剂。伊师 Carles Jackson 劝用醚，于 1846 年 10 月 16 日在 Massachusettes General Hospital 中，行外科手术时，试用之，结果极为成功，于是法即哄传迩遐也。同时英人 James Young Simpson（1811—1870）在苏格兰试用醚，认为尚欠完善，当试用哥罗仿（Chloroform）以减少产妇之痛苦，效果亦大佳。惟当时一般牧师，引《旧约圣经》中生孩应有痛苦之说以反对之。但 Simpson 氏并不灰心，继续使用，并引亚当切除肋骨以生夏娃之时，上帝亦赐以安眠以反驳之。麻醉术至是成功，而外科只赖以进步也。

同时有 Olivor Wendell Holmes（1809—1894）首次说明产褥热系传染而致，并可得而防治之。其后 Ignatz Philipp Semmelweiss（1818—1865）证明此说。Semmelweiss 系匈亚利人，在维也纳之普通医院（Allgemeines Krankenhaus in Vienna）作产科助理医师。斯时该院产科产妇之接生，半由医学生接生，半由产婆接生，但两部分之死亡率，由产婆接生者低于由医学生接生者。同时伊友 Kolletschka 系一解剖学教授，因解剖一产褥热病之尸体，致手指受伤，而患与产褥热同样病状之疾病以死亡。Semmelweiss 因此发生疑问，于是规定凡医学生接生时，双方必先用漂白粉消毒，自此之后，产妇死亡率由 9.92% 降至 1.27%。Semmelweiss 此种见解，实预肇其后 Koch 及 Pasteur 血液传染及 Lister 消毒法之始。惜为时过早，一般人尚未明了，其后 Semmelweiss 竟以此被人猜忌攻击，回至故乡 Budapest，成为精神病者，以致死亡。现在 Budapest 尚有一石像以纪念之也。

此外，Florence Nightingale（1820—1910）亦于斯时以鉴于当代英国之护士，出身贫贱，且遭人轻视，亟思有以改善，以提高职业妇女之地位。时适政府有克里米之战，伤病官兵无人处理，Nightingale 自请前往服务，世人感伊此种见义勇为之精神，英后亦将其诞辰贺金若干金镑，专办护士之组织，而促进护士之地位。

自 1850 至 1860 年间，有 Charles Edward Brown‑Sequard（1817—1894），描述偏侧麻痹。Octave Landry 叙述上行麻痹。Thomas Addison 研究副肾腺。Albrecht von Graefe 说明网膜栓塞病状。Carl Crede（1819—1902，德人）发明刺激子宫压出胎盘之法，30 年后，又介绍用硝酸银以防初生儿眼炎之法。Eugene Bouchet（1818—1892，法人）发明小儿白喉病喉头插管通气法。Manual Garcia（1805—1906），系西班牙之歌咏教授，于伦敦教学时，发明喉头镜。Hermann von Helmholtz（1821—1894）系德国之物理学家，发明检眼镜（Ophthalmoscope），并说明眼之调节机能。

当时在药物方面，发现古柯碱（Cocaine）及毒扁豆碱（Physostigmin），但古柯碱之局部麻醉，至 30 年后，始被人应用。苯胺染料（Aniline dyes）亦然，至美国当时已使用皮下注射器矣。

自 1860 至 1870 之 10 年间，有 Charles Darwin（1809—1882），公布《天演论》之学说。Rudolf Virchow（1821—1902）为 19 世纪医学上之杰出人才，出生于德国之 Pomerania，工作于普鲁士政府，旋为柏林之病理学教授，为病理学及细胞病理学之创导者。

Joseph Lister（1827—1912）亦系本期之杰出人才，在 Glasgow 大学为外科教授。当时外科病人，几乎无一创伤者，不有传染，或继之以败血症及坏疽。Lister 鉴于单纯骨折并不化脓，而混合骨折则必有脓形成，深信此系由空气中有某种物质所致。同时 Pasteur 氏之发酵说已传布各地。Lister 据此几经试验，于是证明传染之原因，系由双手而非空气，发明消毒及无菌之原则，外科学得以飞速进展。其后之外科家，如 Theoder Billroth（1829—1904，德国人）、Earnest von Berg mann（1836—1907，俄国人）、William Halsted（1852—1922，美国人），均有声于时，对于外科技术贡献甚多。

此外，当时尚有 Julius Cohnheim 说明炎症之白血球作用及脓液之形成。Max von Pettenkofer（1818—1901）及 Carl von Voit，研究新陈代谢之基础。Carl Wunderlich 创用体温计，并记述体温与疾病之关系。Gregor Mendel（1822—1884）发现遗传定律。Charles Edward Brown-Léquard（1817—1894）系法国人，研究内分泌作用，并提倡脏器疗法。瑞士人 Henri Dunant（1828—1910），依据人道主义而成立万国红十字会于日内瓦。

自 1870 至 1880 之 10 年间，为医学进化上最盛之时期，尤以细菌方面为然。

首应叙述者为 Louis Pasteur（1822—1895），法国之化学家，在学校读书时，成绩平常，毕业文凭上且特别注明化学成绩欠佳等字。其后从一名师，受伊鼓励，首先发明酒石酸之左旋右旋原理（在酒中之酒石酸，左旋者与右旋者之分量相等，所以不起左旋右旋作用），因被聘为 Strassburg 化学教授。当法国酒业失败，Pasteur 氏即专门研究发酵作用，又继续研究丝蚕病（Pebrin）、鸡霍乱、炭疽病、狂犬病等，证明腐败之原因由于细菌，而倡用巴斯德消毒法（Pasteurization）。其后又证明传染性疾病系细菌以此例传至彼例之个体传染，发明预防疫苗及狂犬病预防法等。

Robert Koch（1843—1910），系细菌学之始祖，原为普鲁士之乡村医生，极喜以显微镜研究各物，自细菌之说发现后，更为注意，首先研究炭疽菌而了解其生活史，及可以使牛羊及人致病。至 1882 年又研究结核病之病原，而将结核菌分离培养，并发明细菌之染色法，固体培养基之纯粹培养。

　　Koch 氏发现结核菌在 1882 年，实际上我人可划为 1880 至 1890 之 10 年期内矣。自 Pasteur 及 Koch 发现细菌之后，细菌学蔚为大观，其间先后发现之重要细菌，如霍乱菌、肠热病菌、白喉菌、破伤风菌、脑膜炎菌等等。人类既知有细菌之存在，于是为保护生存而牛乳有巴斯德消毒法，环境卫生有下水道等改良，以减少人类之死亡率

　　自 Jenner 氏在 1 世纪前发明种痘以防天花，至今已 140 年左右，免疫学始以 Pasteur 发明疫苗之原理而益扩展。向认为无法防治之狂犬病，今有特效之预防法。又如肠热病因鉴于炭疽病、鸡霍乱之疫苗价值，而引起以后之免疫法及 Widal 反应之发现等也。

　　19 世纪最后 10 年，医学方面成就亦甚多，如 Emil von Behring（1854—1917），系 Koch 氏研究所之研究者，与北里（Kitasato）发现细菌毒素及抗毒菌，尚于 1890 年制成白喉抗毒素。破伤风抗毒素亦继之制造成功。其他对于细菌个别预防方法，如上述之 Carl Crede，至此发现初生儿用硝酸银点眼以防眼炎，Alie Metchinikoff 发现梅毒预防法等均极重要。

　　于 1880 至 1890 年间，一般学者深信疾病之原因不仅细菌，尚有其他病原可致传染。生理学者此时对于动物方面已获有若干知识，但在人体犹不得知。斯时 Alphonse Laveran（1845—1922，巴黎人）曾发明疟疾原虫，但不知如何防止。至 19 世纪末，Rovadl Ress 证明此病系由 Anopheles 蚊传染。Sir Patrick Mauson（1844—1922）至厦门行医，证明黑蚊（Aedes）可传染班克罗夫丝状蚴虫。Theobald Smith 亦证明扁虫为牛羊疫之中间宿主。Carlos Finlay（1833—1915）在古巴指出黄热病由蚊虫传染，但因未用人作试验，尚无最后之实证。Walter Reed

（1855—1902，美国人）于 1900 年用人作试验品，证明此病由黄热蚊（Stegomyia fasciata）所传染。David Bruse（1855—1931，英国人）发现昏睡性脑炎为 Tsetsefly 传染。Charles Nicolle（1866—?，法国人）证明斑疹伤寒及鼠疫由虱及鼠蚤所传染。

600 年前，我人以疫疠之传染由于上苍之主宰，300 年前则以为由于气候变化及恶浊之空气所致，今则完全明了，且进而可以防制之矣。

此外，19 世纪末叶，尚有 Emil Fisher（1833—1915）研究糖之分子式，及氨基酸（amino acid）之分析，为 20 世纪医化学之始。Paul Ehrlich（1859—1915）从染料中提炼特质，研究化学的治病法，开化学疗法之始。Marie（1867—?）及 Pierre Curies（1859—1906）发明镭锭。Wilhelm Konrad Röentgen（1845—1922）发明 X 光，均与医学上有密切之关系也。

第八节　20 世纪之医学

自 19 世纪下半期起，医学方面呈加速之进展，至 20 世纪之 40 年，更蔚为大成。兹将本世纪 40 年中，各项进步情形，归纳为四点叙述之：

第一为花柳病之管理。梅毒一症迄 19 世纪之末，仍未发现其病原体，故治疗方法亦付缺如。至 1905 年，Fritz Schaudin（1871—1906，德国人）发明其病原体。1906 年，August von Wassermann（1866—1925）发明乏色曼氏反应（Wassermann Reaction）以试验梅素。同年，Metchinikoff 发明梅毒之特殊预防法。1910 年，Paul Ehrlich 氏发明用 606、914 等砒素剂以治梅毒。近年来花柳病在丹麦国几已管理完善，据 1934 年之报告，全国死于花柳病者仅 8 人。使 15 世纪末年认为新的黑死病之花柳病，今成为绝对可以管理之疾病也。

其二为内分泌之研究及脏器疗法之发明。上古之时，人类亦知应用脏器疗法，例如，传说吃狮心可以强壮，吃人心可以壮胆，与今日用肝膏以治恶性贫血，用甲状腺膏以治黏液性水肿，用胰岛素以治糖尿病，可谓先后媲美。惟古人但知有此传说，而不知其原理耳。

内分泌学及脏器疗法肇始于 Claude Bernard 及 Brown Sequard，上文业已叙述。其最初研究者为甲状腺，当时仅知甲状腺有异常时，即可引起疾病，外科学者用手术摘除甲状腺，可引起黏液水肿，如将甲状腺之组织移植于体内，黏液水肿即可治疗，于是甲状腺遂使用于克汀病（Cretiuism）及黏液性水肿。此种原因仅知甲状腺内含有碘质之故，但犹不知其内有其他内分泌也。自 1902 年，英人 Sir William Bayliss（1860—1924）及 Ernest Starling（1866—1911）证明胰液之分泌并非由神经所主宰，而系由吸收肠粘液某种物质所致，于内分泌之概念确立，以后逐渐明了其各种内分泌之机能。至脏器疗法，有由 Frederick Grant Bantnig（1891—?）及其同学 Charles Herbet Best（1893—?）于 1922 年使用胰岛素以治糖尿病，不久以前 George Hoyt Whipple（1878—?）、George Richards Minot（1885—?）及 William Parry Murphy（1892—?）用肝膏，William Castle（1897—?）用胃膏以治恶性贫血，亦渐成系就。瞻念前途，正无限量。

其三为维生素及营养之研究。维生素所缺乏之病症，在 17 世纪已于英国海船上发现坏血症，当时海军军医 James Lind（1716—1794）及 Captain Cook 即知为缺乏某种物质所致，而用柠檬、橘子及绿叶菜以治之。此外用鱼肝油以治软骨病，亦知之已久。但当时不过知其然，而不知所以然。自目前各种维生素先后阐明，始渐明了也。营养研究，亦为 20 世纪新兴科学，美国政府且年拨巨款，指派专家从事研究，此种维生素与营养研究予我人之幸福极大。

第四为社会医学之提倡。既往医学与教育相似，侧重于私人个别的，社会人士对于医学并认为下贱之学术。此种风气保持至20世纪初，以致医药享受不能平等，医生成为资本家之附庸。如按北平市、南京市死亡统计，未得任何医药机会而死者，约占百分之三四十以上。美国每年每人平均有美金5元之医药费，但仍有一部分人士未得适当之治疗。此种不合理现象，颇得医学卫生各界之认识，即医药之设施应为政府之责任，将向来在私人手中及毫无组织之医药事业，变为有系统有组织之设施。换言之，将医学社会化、平等化、组织化，而成为社会医学（Socialization of Medicine），以保护民众健康，防止死亡，增加幸福。若干国家均已沿此途径改善，尤以第一次欧战后，苏联进步尤速也。

我人总合以上所述，医学由神秘不可思议时期，进化至科学化时期，先后垂数千年，但其中比较进展甚速者仅最近之三四百年耳。此盖以文艺复兴之后，各项科学，均先后发明，相互配合有以致之。然其初仍不过从治疗医学着手，至近40年始趋积极，而以预防医学为主要目的也。瞻念前途，深感希望于无穷。

第二编　中国医学史

中国医学史可分为四个时期以讨论之：（1）最早之医学时期（公元前 2698 年至前 207 年）；（2）医学之隆盛时期（公元前 206 年至公元 960 年）；（3）医学之辩论时期（公元 961 年至 1800 年）；（4）近世医学时期（公元 1801 年至目前）。

第一表　中国历代时历与医学时期关系表

朝代	年代	时期
神农	公元前 2838—2698	最早之医学时期
黄帝	公元前 2698—2593	
唐	公元前 2341—2337	
虞	公元前 2321—？	
夏	公元前 2207—1766	
商	公元前 1765—1122	
周	公元前 1121—249	
战国	公元前 248—222	
秦	公元前 221—207	医学之隆盛时期
汉	公元前 206—公元 220	
三国	公元 221—264	
晋	公元 265—2419	
南北朝	公元 420—589	
隋	公元 589—618	
唐	公元 619—907	
五代	公元 907—960	
宋	公元 960—1276	医学之辩论时期
金	公元 1115—1233	
元	公元 1206—1368	
明	公元 1368—1662	
清	公元 1662—1911	近代医学时期
民国	公元 1912—	

第一节　最早之医学时期

中国之最早医学时期，应自有史乘以来，至秦朝末年为止，即上述公元前2698年，以至前207年。在此时期之医学，并无重大之价值，大半为上古遗传之传说耳。

我国民族，大约经过50万年之后，始有伏羲氏建立中国最早之医学，或谓始于神农，或谓始于黄帝。大概当时民智未启，居处无定，未识耕种畜牧之法，遇物即取以充饥，其中或含有催吐、促泻及其他效能者，至神农时已渐为人民所认识，并用催吐植物以治心窝苦闷之疾，用促泻草木以治腹胀便闭等病，是以《史记》《纲鉴》曾谓："神农尝百草，始有医药。"《淮南子·修务训》亦称："神农乃始教民尝百草之味，当时一日而遇七十毒，由此医方兴焉。"故世传神农为中国之药神，各地常建药王庙以祀之。至今每逢废历之初一及十五两日，药业犹焚香敬拜，减收是日所收药资也。黄帝为重要之医祖，传说与首相岐伯合撰《内经》一书，并由各方采取秘方秘术，以治民疾。世称医生之有名者曰"歧黄"，盖即指黄帝与歧伯而言也。

古代之名医，除神农、黄帝而外，传说尚有僦贷季（岐伯之师，善方脉）、岐伯（黄帝之首相，尝草药，治百病，助黄帝撰《内经》）、雷公（黄帝之徒，传说《内经》之一部系伊所著）、俞跗（外科专家，传能剖洗胃肠）、马师皇（为著名之兽医，传说有龙往见请治，马师皇给以甘草汁而愈，其后常有龙往就诊。一日乘龙飞奔，不知所往）、伊尹（商汤之首相，初用汤药）等。

在先秦以前，学术思想多带迷信色彩，一切行事动作，听命于神，而疾病之来源亦为鬼神作祟。所以先有巫之出现，而后医巫混合。巫医治病之法，即为祈祷逐魔，《内经》"古之治病，可祝由已也"，《尚书·金滕篇》"本为武王有疾，周公祈祷愿以身代之",《论语》"子疾病,子路请祷",《说文》"巫彭初作医",《世文》"巫咸为帝尧之医",《逸周书·大聚》"乡立巫医,具百药以备疾灾",均可证明巫医之存在。古代医字本作医,上截之"医"指一筐弓矢,"殳"指刀炙,而下截之"巫",即指以巫驱邪。及至周朝,巫与医始行分离,而"醫"字写法以酉代巫,即指用酒药以代巫治病之义。

古代亦有生理卫生之学,多本于《内经》之《素问》《枢》两书。如解剖方面,《灵枢经》称:"八尺之士,皮肉在此,外可度量,循切而得之,其死可解剖而视之,其脏之坚肥,腑之大小,谷之多少,脉之长短,血之清浊,气之多少,十二经之多血少气,与其少血多气,与其皆少血气,皆有大数。"关于脏腑方面,《素问·五脏篇》:"诸脉皆属于目,诸髓皆属于脑,诸筋皆属于节,诸血皆属于心,诸气皆属于肺。全身有经脉(动脉)十二,络脉(静脉)三百六十五。十二脉之外,尚有奇经八脉,就是阳维、阴维、阳跷、阴跷、冲脉、任脉、督脉、带脉,各脉皆有起讫。"又如《灵枢·逆顺肥瘦篇》:"手之三阴,从脏走手;手之三阳,从手走头。脚之三阳,从头走脚;脚之三阴,从脚走腹。"《素问·阴阳应象大论》,以五方、五行、五味、五脏、五色、五音等互相联合。《左传·昭公九年》医和称:"天有阴阳风雨晦明六气,降为五味,发为五色,徵为五声。"又《周官·疡医》"凡药以酸养骨,以辛养筋,以咸养脉,以苦养气"等语。

古人对个人卫生及公共卫生,亦有相当注意,《素问·上古天真论》:"上古之人,其知道者,法于阴阳,和于术数,饮食有节,起居有常,不妄作劳,故能形与神俱,而尽终其天年,度百岁乃去。今时之人不然也,以酒为浆,以妄为常,醉以入房,以欲竭其精,以耗散而衰也。"对于时候与个人卫生,亦有注及，如《素问·四气调神大论》，提倡春夏则夜卧早起，秋则早卧早起，冬则早卧晚起。关于饮食卫生，《食医》有称："凡和春多酸，夏多苦，秋多辛，冬多咸。"至于原理，孔子曾谓"礼不娶同姓"，即指"男女同姓，其生不蕃"，此为生物界之公律。古人亦已承认。《礼记·月令》有："雷将发声，有不戒其容止者，生子不备，必有凶灾。"又，"大任之孕文王，视听言动，必出于正"。当时政府对于社会卫生，亦极重视者有二，一为冰藏，一为火焚也。

至于古代医事制度，在周代以前，无从稽考。降至周朝，颇称完善，医政处有医师上士2人、下士2人、记录2人、书记2人、徒20人，以掌医之政令。并设饮食、内科、外科、兽医四部。其中饮食部，地位甚高，殊堪注意，其组织可表列如下：

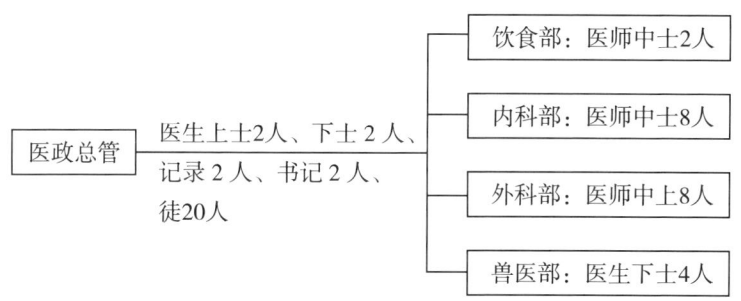

当时三卿大夫之疾病，由医师诊治，平民之疾病，则由下级医师诊治，食医调和王之饮食为主，疡医专治肿疡创伤。医员服务一年终了，考查成绩优劣，以资奖罚。

自周以后，降及春秋之世，当时最落名之良医，莫如医缓、医和，皆在秦国业医。其时有扁鹊，姓秦名越人，郑国人，曾历游诸国，受术于长桑君，最后亦往秦国，善于诊脉。其医术有二要点：一为禁方，一为关于爱克司光之神语，《史记》称系长桑君所授。扁鹊曾饮药三十日，能尽见五脏之症结，声誉隆甚。传说秦国太医李醯，自知技不如扁鹊，忌而遣人杀之。

春秋战国之世，齐与鲁为文化中心，神仙之说，亦产于此际。《封禅书》曾谓燕国人宋无忌、止伯侨、羡门子高等皆修仙道，能将灵魂从体内解脱而出。且深信渤海有三座神山，名为蓬莱、方丈、瀛洲，山上仙阙尽以金银铸成，其中仙人往返，有一种长生不死之药。秦始皇亦深信此说，首遣韩终往求不死之药，续派徐市造大船，带童男女500人，耗资巨万以求之。在以后汉顺帝时（公元126—145年）张道陵，修改老子所著之《道德经》，为荒谬无稽之学说，用符咒治病逐魔。此种神仙之信仰，影响于医学者极大，如后晋、隋医学混有道家学说，实即肇始于此也。

两汉继大乱之后，社会生活从极度纷乱，归于平静。学者为谋保持平静生活，提倡阴阳五行之说，使繁复之宇宙万物，化为简单。盖以阴阳统辖天地、昼夜、男女等自然现象，以及尊、卑、动、静、刚、柔等抽象观念。以木、火、金、水、土5种物质及其作用，统辖时令、方向、神灵、音律、服色、食物、臭味、道德等。阴阳起于《周易》，五行起于《洪范》。而《周易》本为筮古之繇辞，较之甲骨卜为后，当为商朝以后所发明，《洪范·上》之五行，传说为上天赐给夏禹，但多可疑。此种思想，自战国时肇始之后，至汉代为全盛时期，因此又如道家学说而混入医学之中也。

最早之医学书籍，其中重要者如：

（1）《神农本草经》：此项本草经为古代之药典，并非神农氏所著，而为西汉末年所伪造者。本草经分药物为上、中、下三品：上品120种，久服可以轻身益气，不老延年；中品120种，可以抗疾病，补虚弱；下品125种，可以除寒热邪气，破积聚。合共365种，上品为君，中品为臣，下品为佐使。

(2)《黄帝内经素问》：《素问》据全元起称："素者，本也。问者，黄帝问岐伯也。"可是此系黄帝与岐伯关于医学问答之记录。但"素问"二字亦有其他解释。总之，此书起源已不易考证，有主张黄帝时所作，有主张周、秦时所作，亦有主张战国时所著者。按其地方名称文字及其他考证，此书大约为周、秦时所著，惟内容较为古博，大概为数人所合著者也。《内经》系合《素问》《灵枢》两书而成，内有关于病源、星辰、影响、脉理、解剖、卫生、治疗、针法等论，乃旧医必读之医籍。

(3)《黄帝八十一难经》：此书大约为秦越人（即扁鹊）所著。一至二十二难论脉，二十三至二十九难论经络，三十至四十七难论脏腑，四十八至六十一难论病，六十二至六十八难论穴道，六十九至八十一难论针法。以此《内经》与《难经》古称相为表里者也。

第二节　医学之隆盛时期

自西汉初（公元前 206 年），至五代末年（公元 960 年），先后 1160 年，为中国医学之隆盛时期。在此期内，医学人才迭出，注意于直接观察，惟于汉唐之际，印度医学随佛教以输入，同时汉代道教盛行，用符咒以治病，使医学上加入若干迷信色彩。此外以交通关系，波斯、西域、亚拉伯、大秦等医学，亦先后输入中国，而予医学以甚多之影响也。

历代名医，在汉代以仓公、张机、华佗 3 人为最有名。仓公姓淳于，名意，汉人，生于郑，与扁鹊同国，拜公乘阳庆为师。公乘阳庆则学于扁鹊者。仓公为人治病，注重脉理与经验，历述所治，故扁鹊与仓公可谓实验派之始祖。但因不常为人治病，而受人怨恨，于汉文帝时，被诬为有罪，其少女缇萦上书求救，幸免于死。

其二为张机，字仲景，南郡涅阳人。汉灵帝时举孝廉，以廉能著名。建安中即公元 196 年，官至长沙太守，颇有治迹。为人通博群书，学医于同郡张伯祖，尽得其传。张仲景医学精通，后世推崇为医中之圣。其著名之著作，为《伤寒论》与《金匮》两书，集两汉以前医学之大成，为中国医学方书之鼻祖。其《伤寒论》自序曾谓："当今居世之士，曾不留神医学，精究方术，上以疗君亲之疾，下以救贫贱之厄，中以保身长全，以养其身。而但竞逐荣势，企踵权豪，孜孜汲汲，惟名利是务，崇饰其末，而弃其本，欲华其外，而悴其内。皮之不存，毛将焉附？"

此即张仲景医师道德表现，盖因其宗族有 200 余口，死者三分之二，伤寒居其七，于是引据《素问·阴阳大论》，发表内科学说，以为春气温和，夏气暑热，秋气清凉，冬气凛冽，乃四时之正气。如春气应暖而反大寒，夏时应热而反大凉，秋时应凉而反大热，冬时应寒而反大温，则非其时而有其气，可以引起时疫。又以冬时严寒，万类深藏，君子固密，所以不伤于寒。有触冒之者，即患伤寒等理论。

其三为华陀，字元化，沛国谯人也。约生于公元 190 年。兼通数经，晓养性之术，提倡身体锻炼，作五禽之戏，年且百岁，而貌有壮容，时人以为仙。精于方药，处剂不过数种，针灸不过数处。若病发于内，针药所不能及者，乃令先以酒服麻沸汤，既醉无所觉，因刳破腹背，抽割聚积。若在肠胃，则截湔洗，除去疾秽，既而缝合，敷以神膏，四五日创愈，一月之间皆平复。为中国外科鼻祖，与内科圣手张仲景比美也。

晋代名医以王叔和、皇甫谧、葛洪 3 人为主。王叔和其最善长者，为脉理，撰《脉经》10 卷，记载 24 种脉，为中国发明脉学之嚆矢。皇甫谧撰有《甲乙经》12 卷。至葛洪，字稚川，丹阳人，自号抱朴子。广览群书，上由诸子百家之言，而下至杂文，诵记万卷。好神仙导引之法，炼丹以期遐年。著有《神仙传集》《肘后备急方》《金匮药方》等书。年八十余，人言尸解仙去。

隋朝之最有名医生，为巢元方。隋炀帝大业年间，为太医博士，撰《诸病源候论》50卷，为隋代千古不朽之作。

唐代名医，有孙思邈，著《千金方》。王冰撰《素问注解》。王焘作《外台秘要》。（王焘，性至孝，为徐州司马，母有疾，弥年不解带，视絮汤剂，数从高医游，尽得其传。）

自汉以迄五代，外国中古医学对于中国医学影响甚大，上文业已叙述。其中最重要者，为印度、波斯、西域、亚拉伯及大秦等。

印度医学，在汉明帝时输入，当公元63年，汉明帝派18人往印度求佛学，携回佛经佛像及摄摩腾、竺法兰2人，于是印度医学随佛教而输入中国。东汉末年，已译有印度医书，至唐太宗时，令印度方士那罗迩婆娑制造长生不老之药，高宗命卢伽逸多征求四方药材。当时且有印度医家在中国开业者。晋、南北朝、隋、唐之医书，均含有印度医学色彩，如陶弘景所撰之《百一方》，百一之名词，即基于佛教一百一病之说。又唐孙思邈《千金方》有说，凡四气、四德、四神安和。一气不调，百一病生，四神同作，四百四病同时俱发，此皆佛教学说输入医学之佐证。佛教医学病有6种：（一）四大不调。（二）饮食不调。（三）座禅不调。（四）业病。（五）魔鬼。（六）鬼病。魔鬼及鬼病，以神咒治之。业病及座禅，以忏悔罪障之力治之。四大不调、饮食不调二病，由医师治之。四大者系指地、火、水、风，四大各百一病，合成四百四病。可见印度医学影响我国医学之大也。

其二为波斯、西域医药之输入。汉建元二年（公元前138

年），武帝命张骞出使月氏，涉地匈奴，在西域、波斯甚久。苜宿、葡萄、胡桃、胡瓜（黄瓜）、胡蒜、胡麻、胡豆（豌豆）、柘榴、红花、茉莉、蓖麻、无花果、橄榄、水仙、西瓜等药，即于此时输入。

其三为亚拉伯医药之影响。方是时，亚拉伯医学，非常发达，在 8 世纪之初叶，至 15 世纪末叶，即唐之中世，至明之中世，亚拉伯人与中国通商非常活跃，因此有蔷薇水、白龙脑、千年枣、镔铁、犀角、乳香、龙涎香、丁香、木香、安息香、硼砂等药输入中国。

其四为大秦医药之输入。在公元 97 年，汉班超、甘英出使大秦国（东罗马）。此时大秦文明极盛，医学为欧洲重要中心，中国外科智识由此输入。及至隋、唐时代，遣使来朝，献方物及药品等。穿颅术、万病感应剂（一种阿片调合剂）、底也伽，由是输入中国。

由是观之，自汉代以后之中国医学，实际上已有外来医学混入矣。

第三节　医学之辩论时期

我国医学，晋、隋混入道家之学说。如葛洪《肘后方》有神仙不老之说。隋巢元方之《诸病源候论》，守阴阳五行之说，而杂以道家之事。唐孙思邈之《千金方》，乃由阴阳五行及道家学说，又参加以佛学者。至宋代则又转入性理之说。本期所谓辩论时期，即自宋初年（公元 960 年）而至明季者（公元 1800 年)①，医学渐变为专门化，而医学思想亦有重大的变迁及辩论也。

关于医学专门化之发达，即各种科学如药物学、病理学、治疗学、内科学、外科学、产妇科学、小儿科学、卫生科学、

---

① 编者按：1800 年为清嘉庆五年，言"明季者"恐误。

皆有专著，兹举数例以证明之：

（1）刘翰、马志等编《唐本草》，为此时医学之大成。

（2）唐慎微撰《经史类证备用本草》，为一代名著。

（3）陈言撰《三因极一病证方》，分病源为三，一内因、二外因、三不内外因，与近世病理学颇为相近，是为宋代病理学之发明。

（4）王衮撰《博济良方》。

（5）王贶撰《全生指迷方》。

（6）严用和撰《济生方》。

（7）吴彦夔撰《传信适用方》。

（8）董汲撰《旅舍备要方》。

（9）沈括、苏轼撰《良方》，以及敕撰《圣济总录》，为宋代治疗学之要著。

（10）庞安常、朱肱、许叔微辈，对于伤寒各有贡献。

（11）董汲作《脚气治法总要》，为脚气病之第一次论文。

（12）东轩居士撰《卫济宝书》。

（13）李迅撰《集验背疽方》，为宋代之外科文献。

（14）陈自明撰《妇人大全方》。

（15）某氏撰《产育宝庆方》。

（16）唐代《颅囟经》为钱乙所学，因此发明很大，而钱乙为小儿科之圣。

（17）陈直著《养老奉亲书》。

（18）邹铉著《寿亲养老新书》。

均为中国医学上之重要著作也。

宋以后，至金元时代，医学思想受高度之变迁。而以刘守真、张子和、李东垣、朱丹溪4人为最著名，即世称之金元四大派也。

刘完素,字守真,河间人。笃信古方,喜用凉药,撰《运气要旨论》、《素问药证》、《伤寒直格》、《宣明论》5 卷、《素问机原病式》1 卷。好用凉剂,以降心火益肾水,为寒凉派。

张从正,字子和,睢州考城人。精医学,其法宗守真,用药主寒凉,古医书有汗、吐、下三法,从正用之最精,著有《儒门事亲》一书。其所著书,对于下法,更为注重,以为治病,重在驱邪,邪去则正安,所以子和成为攻下派。

李杲,字明之,自号东垣老人,镇定人。以资雄乡里,师张元素(洁古),捐千金从而学之,尽得其传。洁古有古今异轨之说,不用古方,东垣师承其说,以脾土为主,盖以土为万物之母。著有《脾胃论》,发明补中益气、升阳散火之法,成为补土派。

朱震亨,字彦修,婺之义乌人,学者尊之为丹溪先生。觉操古方以治今病,其势不能尽合,乃研究刘、张、李之学说,推衍其义,创阳常有余而阴常不足之学说。注重滋阴,成为滋阴派。撰有《格致余论》《局方发挥》,及《金匮钩元》。

四派之中,各自其说,而各有发明。据称刘守真、张子和生长北方,北方人饮食厚浊,夏则吞冰,冬则围火,非用寒凉或攻下不能治愈疾病,所以守真主寒凉,而子和主攻下。李东垣亦北方人,惟为富家子弟,其交友多贵价,嗜欲好乐,补脾升阳,自然合理。朱丹溪为南方人,身体比较柔弱,好食者多,所以用清补滋阴之品,颇能见效也。

第四节 近世之医学时期

我国近代之医学时期,可算自 19 世纪初年(1801 年)而至今日。在此期内,中国医学除自身之进步外,复因欧西医学之输入,而有惊奇之变迁与进展。因此新旧医学竞争剧烈,使逐渐进入一个科学医学之径途。此外最近 20 年内,公共卫生,尤为政府所提倡,其发达之速,几有一日千里之势也。兹将历代情形简叙如下。

方明清之季，我国名医不少，其最著者，如葛乾孙，字可久，长洲人。其父应雷曾著《医家会同》2卷。刘守真、张洁古两氏之学说，亦由其父应雷传至南方。乾孙之治疗法，与近世心理疗法相似。著有《医学启蒙论》《十二经络》《十药神书》等行世。

吕复，字元膺，鄞人。广读医书，对于前代名医医书，均有批评。著有《内经或问》《灵枢经脉笺》《养生杂言》等。

王履，字安道，昆山人。从金华朱彦修学医，尽得其术，作《伤寒立法考》。

戴思恭，字原礼，浦江人。受学于朱丹溪，以医道名于世。

李时珍，字东璧，蕲州人。读书不治经生业，独好医书。鉴于神农所传《本草》，仅365种，梁陶弘景所增数亦如之，唐苏恭增114种，宋刘翰又增120种，至掌禹锡、唐慎微辈，先后补增合1558种，时称大备，但名称多杂，深以为病，于是阅书800余家，历30年，三易其稿，而成《本草纲目》一书，增药374种，将各种名称、出产、形色、气味、主治、附方，详细叙述，本草之学始集大成。

王肯堂，字宇泰，明万历十七年进士。肯堂本身无嗜好，独好著书，所著《证治准绳》120卷，与李时珍《本草纲目》比美。

张路玉，名璐，长洲人，宗于明代温补派。

叶天士，名桂，吴县人。擅长于温热与幼科。

吴谦，清廷令伊与张路玉、喻嘉言3人编《御纂金鉴》，为医学必读之书。原稿实为吴谦一人所作也。

喻嘉言，名昌，南昌人。后寓常熟，以医著名。

王清任，字勋臣，原籍直隶玉田，清代嘉庆、道光年间人，精于医学，往来京师，为名公巨卿所推崇，乃解剖学之革命家。

著有《医林改错》，自序称："因游滦州之稻地镇，得以亲见人之脏腑与古人所绘图说不同，因别绘改正脏腑图共24件，并著为论，以说明形质构造，而正古人之纰谬。"此著系以30个斩首者及42年经验作为根据，不幸其改错者，错误亦多耳。

日本人于晋、隋时代，已有在我国留学者携带医书返国。明代日本人来中国学医，返国著有声誉者，有竹田昌庆、坂净运、月湖、吉田宗桂、金持重桂、和气明亲、田代三喜等。

以上所述为吾国医学自身之发展，至西洋医学之输入，本在公元1600年前已有之。如元时富克兰依赛亚（Frank Isaiah），以方言家、天文家及医生仕于元，业于1272年在北平开设医院。1294年罗马教徒芒得考维奴约翰（John of Montecvino）在北平传教行医。1624年及1659年，Father Jean Terrenz 及 Father Michael Boym 先后来华。Father Jean Torrenz 著有《人身概说》一书，为中国第一部科学医学著述。至嘉庆十年（1805年），英国东印度公司皮尔逊（Dr. Alexander Pearson），在广州传种痘法于海官，海官即成名医，30年间为人种痘达100万人。1820年，Dr. T. R. Livingston 及 Dr. R. Morrison 在澳门设立一小医院。1828年，Dr. R. Colledge 来华在广州设眼科医院，此皆为西人在我国设立医院之最早者，而 Dr. R. Colledge① 之功绩尤大，引起后来教会医师来华日众。其中如 Dr. William Lockhart 于1843年在上海创山东路之医院，1861年有人至北平创协和医院。Dr. Berjamin Hobson 在广州设立医院，并广事著作，影响甚大。自此之后，更如雨后春笋，如汕头之英国长老会医院、奉化苏格兰联合自由会之医院、杭州大英医院、汉口英国医院、上海伦敦传教会医院、美国圣公会医院、济南齐鲁医院、成都四圣祠

---

① 编者按：中译名"郭雷枢"。

医院等，均规模甚大，活人无数。至西文医书，亦自此渐有中文译本也。

我国人士去国外学医者，以黄宽为最早。黄宽，广东香山人，随美人布朗至美国，留学4年，复至英国爱丁堡大学习医，历7年以第三名卒业。至1857年返粤行医，极著盛誉，至1879年逝世也。

此时日本已维新，医学方面，尤有显著之进步，其医学亦复输入中国。丁福保翻译日本医学书籍甚多，于此亦多贡献也。

吾国医学既往之进步情形，已可见大概。兹再将最近科学医学之发展情形，作一概括之述。

在清宣统二年（1910年）12月，东三省鼠疫盛行，政府派天津军医学校会办伍连德防疫，此实为我国科学医学及公共卫生发韧。民国六年（1917年），绥远、山西2省鼠疫流行，七阅月内死亡16000人，内政部令筹中央防疫处，至民国八年成立（后改隶卫生署），系掌理各种生物制品之检查、鉴定、研究及制造，工作甚佳也。

至卫生行政机构，在民国元年有内务部卫生司，总理全国卫生行政事宜，但有名而无实。国府奠都南京之后，即于十七年（1928年）成立卫生部，部长薛笃弼，次长刘瑞恒及胡毓威。后薛部长因事辞职，由刘瑞恒继任，至二十七年（时部已改为署），由颜福庆、金宝善先后继任之。卫生部于二十年四月（1931年）改卫生署，隶内政部，下设总务、医政、保健三科。二十五年（1936）卫生署改隶行政院，二十七年初复改隶内政部，至二十九年又直隶行政院。现分总务、医政、保健、防疫4处。对于全国各级卫生机构，则规定省设卫生处，直属省政府，县设卫生院，区设卫生分院，乡镇设卫生所，保设卫生员。各特别市设卫生局，直隶市政府。各大海港及国境重要地区，均设海陆检疫所也。

此外，全国经济委员会于二十一年9月，设置中央卫生实验处，为全国最高卫生技术机关。至三十年4月1日，又重令与卫生署公共卫生人员训练所合并，改称中央卫生实验院，直隶于卫生署。分流行病预防实验所、营养研究所二所，医事组织组、化学药物组、卫生推广组、妇婴卫生组、卫生工程组、护理组、实验医理组、卫生资料组等8组，从事研究、设计、试验等工作。并附设卫生专门人员、卫生干部人员训练所，以造就各种人才。

总结10余年来，为广州市、上海市、北平市、重庆市之卫生局已先后成立，浙江、广东、福建、江西、湖南、云南、四川、陕西、甘肃等省卫生局亦陆续组织。基层卫生组织，亦相继设置，全国卫生事业已树立坚固之基础也。

复次，吾国之医事教育，在此三四十年之中亦有成立。北平协和学校系清光绪三十二年开办，广东公医学校于清宣统二年开办，奉天医学专门学校系民国元年开办。吴淞同济医工学校由德人于清光绪三十三年开办，至民国六年由华董接收。近日医学校全国共计33处，内国立5处、军医学校2处、省立7处、私立19处（内属教会设立者占13处）。各校学生总数3000余人，教员人数800余人（中专任者500余，兼任者200余），经费总数共870余万，但其中外人所设之三大医学校，竟占620万元。其他药学、护士、牙医、助产士等学校亦先后设立。至医药团体，如中华医学会、中华民国医药学会、全国医师联合会、中国护士会、中国生理学会、中国微生物学会、中国病理学会、中国眼科学会、中国防痨协会、中华民国药学会、中华公共卫生护士学会、中国卫生教育社、心理卫生学会等，亦相继成立焉。

第二表　中国医学进化表

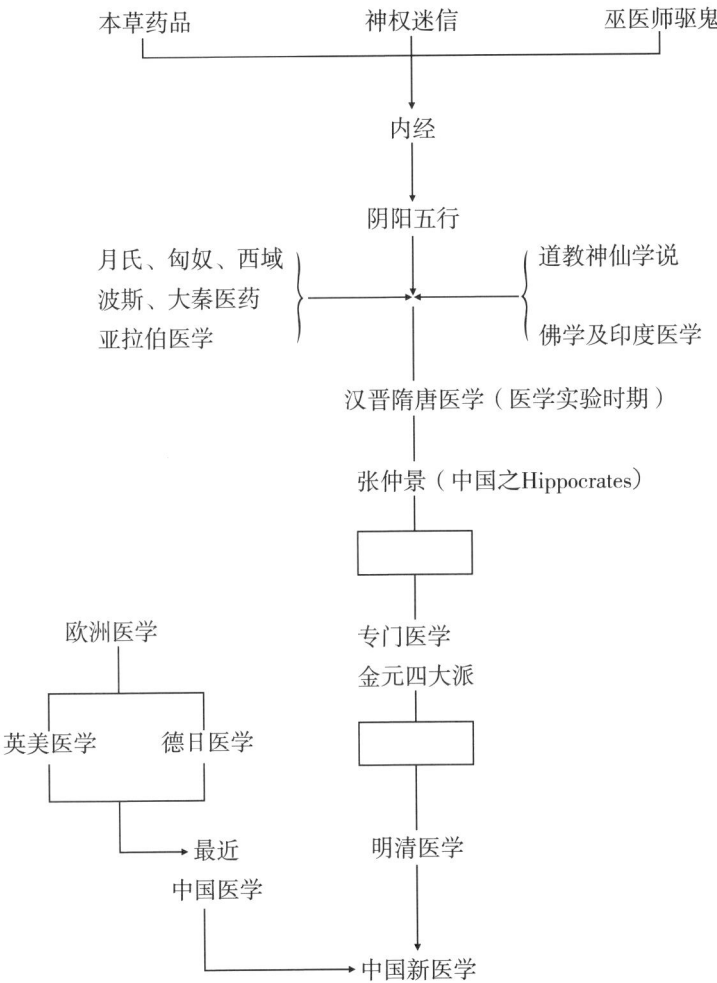

第三编　中外医学之异同及对我国新医学之展望

人类之有医学，距今不过五六千年耳。在外国最古远之医学，如埃及、印度、巴比伦、希伯莱、希腊，均于公元前二三千年已有医学之记载，但都不脱迷信之色彩。至 Hippocrates 始注重于实际之经验，观察病症之经过，作有系统之研究。Galen 继其学说，惜以夸大独断，缺乏研究精神。其后宗教神权思想盛行，亚拉伯医学崛起，一般人士受此影响，同时慑于 Galen 氏遗教，至造成中古之黑暗时期，逾 1000 年之久。其间虽有少数医学书籍，及意大利成立有 School of Salerno，作育医学人才，但于学术仍无进展。至 15 世纪文艺复兴，实验哲学盛行，学术界乃群起研究，物理、化学、生物学等渐成有系统之科学，但医学方面犹无甚大之进步。其间三大改革家，如 Paracelsus Vesalius 及 Paré 亦仅在医学观念立一改革之基础耳。降至 17 世纪，Harvey 首创血液循环理论，Leenwenhook 制造显微镜，医学上遂逐渐转变。18 世纪中进步仍甚迂缓，至 19 世纪始，以其他各项科学突飞猛进之影响，医学亦呈加速进步。尤以下半世纪之贡献特多。诸凡细菌学、免疫学、寄生虫学、病理学，以及临床方面，无不步入新的阶段，而蔚为近代医学之大观。本世纪开始后，进步亦多，且其趋势由治疗医学进而为预防医学，由个人医学进而为社会医学，群谋人类之幸福，促进世界之进步，尤为其特色也。

我国医药之发达，为时甚早，公元前 2838 至前 2598 年间，即神农、黄帝之际，民间已引用草药以治病。神农之《本草》，黄帝之《内经·素问》，均为悠久之医药书籍。周代复有完备之医药组织，古代医文之盛，实令人缅念不置也。自两汉而后，以及隋、唐、五代，医学上尤名医辈出，著作如林，对于吾国旧医学学术上贡献至大。其中尤以汉时之张仲景，为一代医宗，思想学问均有其特到之见地。惜汉承秦后，受战国时所遗留迷信神仙之风，以及当时道教、佛教之思想，阴阳五行之理论，致整个医学，专重于理论上之发挥，而缺乏实际研究之精神。同时印度、月氏、匈奴、西域、波斯、大秦等国之医药，复以交通关系，而先后输入，与我国固有之医药相与混合，融会而成为中国旧医药之整个理论，以迄于今。其后虽有若干名医学者，不断研究探讨，惟皆不脱此槽臼耳。

近百年来，欧美医学，复以交通关系输入，于是医事教育、医事设施、医事组织陆续成立。10余年来，公共卫生设施，进步尤速，可称之为我国公共卫生之黄金时代。此种新旧医学之嬗变，特将中外医学进化，列表比较之（见第三表）①。

---

① 编者按：该表中"中国之部"与"外国之部"分别排序，中国之朝代与西方纪年并非准确的对应关系，仅作为相近时代的大致参考。另外该表有个别与史实不符之处，校勘如下：张仲景《伤寒论》成书于3世纪初、李时珍《本草纲目》成书于16世纪、王清任《医林改错》成书于19世纪。

第三表　中外医学进化对照表

中　國　之　部		外　國　之　部	
醫學進化概況	朝　　代	年　　代	醫學進化概況
		紀前4000	埃及醫學及保屍術
神農黃帝先後發明醫藥	神農黃帝… 唐虞……	……3000	
	夏…… 商……	……2000	埃及有醫書名 Smith Papynus.
周代有完備之醫事制度有名醫扁鵲	周……	……1000	Hippocrates 主張實際觀察並創四液四質四元素說
	秦……	……0	羅馬醫學
名醫張仲景著傷寒論及金匱 道教盛行陰陽五行之說爲學術中心思想影響醫學之進步			
印度西域波斯大秦醫學輸入中國	漢……	紀元 100	Galen 氏醫學與中古時期之影響甚大 羅馬環境衛生設備甚佳
		……200	
名醫華陀爲外科之始	三國……		
王叔和著脈經 葛洪著肘後急救方等	晉……	……300	

(续表)

中　國　之　部		外　國　之　部	
醫　學　進　化　概　況	朝　　　代	年　　　代	醫　學　進　化　概　況
		……400	
	南北朝…	……500	
巢元方著諸病源候論	隋……	……600	亞拉伯醫學
亞拉伯醫學輸入中國	隋……	……700	
		……800	
臨床方面著作甚多	五代……	……900	
		……1000	Avicinna 著一醫書 School of Salerno 醫學校成立
	宋……（金）	……1100	僧教有第一個醫院
金元四大派——各派理論近乎哲學缺乏實驗之精神		……1200	英國第一所藥房出現
	元……	……1300	
		……1400	文藝復興醫界上有三大改革家卽 Paracelsus, Vesaleus 及 Paré 三人反對 Galen 氏遺敎
	明……	……1500	Vesaleus 爲解剖學之始祖同時迷信仍盛 Paré 改善外科方法

(续表)

中　國　之　部		外　國　之　部	
醫學進化概況	朝　　代	年　代	醫學進化概況
		……1600	Harvey 發現血液循環 Leewenhook 發明顯微鏡 Syndeham 對於臨症及治療有所貢獻
李時珍著本草 王清任著醫林改錯	清……	……1700	Morgagni 提倡病理解剖 Hunter 對於外科貢獻甚大 Jenner 發明種牛痘術
Pearson 傳種痘法於廣州海關 Livingston 及 Morrison 在澳門設醫院 北平有協和醫學校吳淞有同濟醫工學校 東三省鼠疫流行開始防疫		……1800	臨床方面發明甚多 麻醉劑發明 Virchow 研究組織病理 Lister 發明外科消毒法 Brown-Séquand 發現內分泌 Pettenkoffer 發現新陳代謝 Pasteur 及 Koch 發現細菌及免疫 Manson 及 Smith 發現昆蟲傳播病 Röentgen 發現X射線
成立中央防疫處	民國……	……1900	Ehrlich 發明 606 號藥 化學療法日見昌明
成立衛生署推行全國衛生設施 醫事教育醫事組織日益發達			預防方法日益進步 內分泌營養及維生素研究甚多 公共衛生及社會醫學發展甚速

中外医学进化之对照情形既如上述，尚有两个问题，值得吾人之探讨者：

一、中外医学之异同

（1）古代人民重迷信，病则敬神以祷之，驱鬼以正之，故中外古代为医巫兼行之迷信医学。中古时代，西洋有宗教之黑暗时代，中国当时之医学，亦先后受佛教与道教思想之影响，长生不老之术，符咒乞神驱鬼之技，又与医混合。迄文艺复兴，新旧医学争斗之时，亦即中国金元四大派争论最烈之时也。是中外医学进展之程序约略相同。

（2）中国医学教育始源于北魏时太医助教之设立，时在公元五六百年间，而西洋医学教育在 10 世纪始有 School of Salerno，故中国医学教育始源早也。但为学徒制，不及西洋之日渐发达。中国之近代医学教育，则开始于 1861 年，故所以落后也。

（3）中外医学，于上古及中古时期，进步甚慢，鲜有伟大之发展。自文艺复兴以后，科学医学之基础确定，日有惊人之进步。中国自接受此新科学后，数十年来，与根深蒂固之中国旧医学，争持未已，且新医学之本身复有派别之分，故今日中国新医学，尚在辩论时期。近代医学之进步则缓于外国，且有望尘莫及之概。

（4）外国医学以科学为根据，以实验之结果作为理论上之根据。中国传统思想，长于文学玄理，无科学根据，而多所谬误。

（5）外国医学，富有进取及牺牲精神，几经苦斗，乃得达到今日之成就，而中国医学史上除神农尝百草之传说外，缺乏牺牲之精神，故外国近代医学为进步的、革命的，而中国仍为保守的。

（6）外国医学日趋于预防方面及社会化，我国则仍系注重于治疗而为个人职业化。

二、对我国新医学之展望

综观前述中外医学进展之情形，吾人深知必须加速努力建设科学化之中国新医学。自从西洋科学医学输入我国，数十年来，建树有限，我国医学界宜速自反省，力谋挽救之。

一国固有其特具性之固有文化，保存其固有文化，庶不失其民族之特有精神。然而仅知故步自封，毫无创造，则不堪与人竞争。在科学精神之立场，自不应只知保守，而不接收外来文化以补本身之不足。我国人素存保守，但亦有过于轻易接受新思想者，因此对固有而陈腐者不愿抛弃，对新兴者则毫不怀疑，全加接收，而成混沌不清之局面，滞于不进不退之情形下。西洋医学输入我国后，持保守论者，以保存国粹为名，力事排斥，近且设立国医学院，名为改良国医，实则谋与新医学壁垒对立。而接受新医者以中医无科学根据，否认其存在，相互攻击，不遗余力，致走极端，形成僵局。此实为新医学在我国无长足进步之一重大原因。夫西医有科学之根据，实无攻击之余地。而中医有数千年历史，不能不有部分之价值，吾人应用科学方法，加以研究，合者存之，误者去之，将新旧医学，形成混一，创造我国之新医学。

新医学至中国后，又有英、美、德、日派系之分，互争长短，不相融洽，致减少新医学在国内发展之力量。实言之，此非西医原有之畛域，而为我新医界各自歧视，而有隔膜。故为谋新医学之迅速扩展，工具应加统一，力量才能集中，是必使西医中文化。日本接受西医后，其进步速于吾人者，即以此故。

我国医师多系悬壶问世，以谋一己之生活，对医学之社会性，毫无注重。问世医生，滥竽其中，不学无术者，亦不乏其人，且为生活之舒适，不顾医德，机取巧诈，在在皆是，予人民以恶劣之影响，益增新医学推进上之障碍。故今后医学教育，应着重医德之养成。

因新医学起源西洋，我国缺乏教材，又少设施。新医人才，数十年来，皆仰给于留学生，于是新理论或发现，辗转传入，至少须落后10年。即幸而获得，亦不能实验考证之，精究改进之，徒然因此养成尊外卑己、事事依赖之心理。纵不言危机，亦终有望尘莫及之感。故欲迎头赶上，国家应即力求医学设施之完备，奖励国内研究，方期与西洋医学并驾齐驱。

其次，医学之在我国，向为神秘之祖传职业，在欧西各国大多仍带浓厚之个人色彩，仍以营业为目的，致大都市医师充斥，而乡村广大社会反付缺如。此种畸形现象，在我国为尤甚。医学有关全国人民之幸福，必须由国家办理，以有系统之组织，然后可用最小经济，获最大效果，决不能漫无秩序以从事。近年来政府当局所采用之公医制度，即为解决此唯一办法。然以推行未久，成效尚少。今后必能逐渐进步，以臻于完善之境也。

此外，预防重于治疗，亦为今后必然之趋势。诚以星星之火，可以燎原，防患于未然，不仅可减少死亡，亦且提高人类健康，增加我人幸福。故今后医学之进展，势必沿此途猛进也。

我人从医学史的观点来推测我国未来医学之动向，已如上述际此医学学术尚毫无根底之目前，应如何把握医学之历史使命，建立学术基础，配合文化经济水准，作迎头赶上之工作，实属刻不容缓也。

参考书籍

甲、外国之部

1. Pishbein M., *Frintier of Medicine*, Williams &Milkins Co.

2. Wong R. C. and Wu L. T., *History of Chinese Medicine*, Tientsin Press.

3. Newsholme A., *The Story of Modern Preventive Medicine*, Williams and Wilkins Co.

4. Dawson B., *The Story of Medicine. A Short Synopsis*, H. K. Lewis & Co., London, 1931.

5. Glendening L., *The Romance of Medicine*, The Garden City Publishing Co. New York, 1933.

6. Haggard H. W., *Mystery Magic Medicine*, Doubleday Daran & Co., Garden City, New York.

7. Robinson V., *The Story of Medicine*, Tudor Publishing Co., New York.

乙、中国之部

1. 陈邦贤：《中国医学史》，商务印书馆出版。

2. Wong R. C. and Wu L. T., *History of Chinese Medicine*, Tientsin Press.

附录：编者已刊研究李廷安的专著与论文

专著：

李永宸：《李廷安年谱长编》，北京：科学出版社，2019年。

论文：

1. 李永宸：《卫生事务所是公共卫生理论与近代中国国情相结合的产物》，《中华医史杂志》2016年第3期。

Health Station, a product of combining the ideas of public health with the modern Chinese National Conditions, *Chinese Journal of Medical History*, 2016, 46 (3).

2. 李永宸：《李廷安与上海市吴淞区卫生事务所》，《南京中医药大学学报（社会科学版）》2016年第3期。

LI Ting'an and Health Care Office of Wusong District in Shanghai, *Journal of Nanjing University of Traditional Chinese Medicine (Social Sciences)*, 2016, 17 (3).

3. 李永宸：《民国时期放洋考察研究——以公共卫生专家李廷安为例》，《南京医科大学学报（社会科学版）》2016年第2期。

Study on inspection abroad during Republic of China——As an example of public health expert LI Tingan, *Journal of Nanjing Medical University (Social Sciences)*, 2016, 16 (2).

4. 李永宸：《李廷安劳工卫生思想的内容与实践》，《南京医科大学学报（社会科学版）》2016年第6期。

Content and practice of Li Tingan's thought of Labor health, *Journal of Nanjing Medical University (Social Sciences)*, 2016, 16 (6).

5. 李永宸：《李廷安对军事医学的贡献（1932—1943）》，《中华医史杂志》2017 年第 1 期。

Study on Li Tingan's contribution to military medicine during 1932-1943, *Chinese Journal of Medical History*, 2017, 47（1）.

6. 李永宸：《公共卫生先驱李廷安的中医情缘及其对岭南地区医学发展的贡献》，《广州中医药大学学报》2017 年第 6 期。

Li Tingan' feelings and relationships on Traditional Chinese Medicine and his contribution to medical development of Lingnan district, *Journal of Guangzhou University of Traditional Chinese Medicine*, 2017, 34（6）.

7. 李永宸：《李廷安传染病防治实践与思想研究》，《南京中医药大学学报（社会科学版）》2017 年第 1 期。

Prevention Practice of Infectious Diseases by LI Ting'an and His Thought Research, *Journal of Nanjing University of Traditional Chinese Medicine（Social Sciences）*, 2017, 18（1）.

8. 李永宸：《李廷安妇幼卫生思想研究》，《南京中医药大学学报（社会科学版）》2019 年第 2 期。

Study on the thought of women's and children's health of LI Ting'an, *Journal of Nanjing University of Traditional Chinese Medicine（Social Sciences）*, 2019, 20（2）.

9. 李永宸：《李廷安学校卫生思想》，《中国学校卫生》2019 年第 6 期。

LI Ting'an's Thought of School Health, *Chinese Journal of School Health*, 2019, 40（6）.

10. 李永宸：《李廷安乡村卫生思想研究》，《南京医科大学学报（社会科学版）》2019 年第 5 期。

Study on Li Ting-an's thought of rural public health, *Journal of Nanjing Medical University（Social Sciences）*, 2019, 19（5）.

11. 李永宸:《李廷安卫生教育思想与实践》,《医学教育研究与实践》2019年第6期。

Thoughts and Practice of Health Education of Li Tingan, *Medical Education Research and Practice*, 2019, 27（6）.

12. 何钰怡、李永宸（通讯作者）:《〈学校卫生学〉与〈学校卫生概要〉比较》,《中国学校卫生》2020年第1期。

A comparative study between School Hygiene and School Hygiene Summary, *Chinese Journal of School Health*, 2020, 41（1）.

跋一

尊敬的李永宸教授,您好!

喜闻您的新书《李廷安医学三书》将于今秋出版,十分欣慰,祝贺您!

我没见过我英年早逝的祖父李廷安,我对祖父的感知来自我的父亲李宝健,其中有三件事给我很深的印象。一是抗战时在成都我父因童言无忌得罪了前来祖父家中的政府官员后我祖父告诉我父亲只要讲真话就不必害怕;二是二战前我祖父身为上海卫生局局长时带了一个脚底受伤的黄包车夫回家并亲自动手为他处理伤口;三是上世纪20年代末我祖父在一年半内获得哈佛公共卫生博士学位。

那时我的祖父对我来说如同一个遥远的传说,是您的著作《李廷安年谱长编》(2019年科学出版社出版)让我认识了作为医疗卫生体系行政官员和公共卫生学者的祖父。而李廷安在领导医疗卫生体系的成就之高往往使他在公共卫生领域的学术成就如水下之冰山一般隐而不见,您的新作《李廷安医学三书》将进一步弥补这方面的遗憾。我祖父尚存于世的小儿子李宝良感谢您,我感谢您,李廷安孙辈中其余的五人李捷、李援、李星、李坤和李扬感谢您!

唐代药王孙思邈在《备急千金要方·诊候》中已提到医生的三个境界:"古之善为医者,上医医国,中医医人,下医医病。"医病虽是医生的职责,却非易事;医人与人文关爱有关,更难做到;医国指的是创造积极的社会效应,难上加难。我的祖父李廷安一生致力于此,他在京、沪、穗、蓉的工作帮助提高了当地人民的健康卫生水平。您也同样致力于此。作为一位医生兼教授,在出诊和授课双肩挑的重压下,您用近10年的业余时间写成约65万字的《李廷安年谱长编》,填补了中国公共卫生史和广东医学史的缺遗。它也使得中山大学孙逸仙纪念医院得知二战后的李廷安院长通过大力引入人才和筹备资金重建岭南医学中心的详情,从而在2013年建立的孙逸仙纪念医院教育资金会里于逸仙教育系列奖教金中设立李廷安奖教金,鼓励通过在医院管理、人才引育等方面成绩显著而推进医院高质量发展的中层干部,以延续和传承李廷安"志在民生"的思想。

我的祖父逝于1948年,中华人民共和国成立后他的名字仅流传于他的老同事和他的亲友们口中。十多年前当我得知您计划用类似于文件"考古"的方式"挖掘"出一位逝于半世纪前的人的事迹时,我曾怀疑过您能否办成这种耗费大量时间精力却与求名于朝或求利于市都无关之事。事实证明您即是一位求智于孤又是一位多学科的综合学者,只有您这样的人能凭个人兴趣和才智成为李廷安的研究学者,您赢得了我的尊重。

请允许我真挚地预祝您的新作《李廷安医学三书》顺利出版。

您忠诚的朋友,李青敬上
2024年4月5日

跋二

笔者1997至2005年从事《岭南瘟疫史》（广东人民出版社出版）研究过程中，就已经关注到李廷安了。2010年开始，着手李廷安史料的搜集工作，历经近十载，完成《李廷安年谱长编》，于2019年由科学出版社出版。是役也，深感李廷安的奉献精神及其在我国公共卫生领域所做的贡献，将激励后人、泽被后世。李廷安在卫生行政、妇幼卫生、学校卫生、劳工卫生、乡村卫生、传染病防治、军事医学等方面，丰富发展了近代公共卫生事业。李廷安逝世后，《中华医学杂志（英文版）》评价李廷安为"公共卫生领域先驱者中的真正一人"，"他的成就是客观存在的，也是很难为任何其他的人所代替的"。李廷安生前发表中英文论著100余篇，出版著作《学校卫生概要》《中国乡村卫生问题》《中外医学史概论》3部。因体例与篇幅所限，"年谱"涵括不了3部著作的内容。《学校卫生概要》《中国乡村卫生问题》是李廷安办理中国学校卫生、乡村卫生的经验总结，是近代公共卫生理论与中国社会实践相结合的产物。《中外医学史概论》则是李廷安研究中外医学史的心得，通过比较中外医学的异同，指出了中国医学发展滞后的原因，并提出了发展方向。《李廷安医学三书》的出版，将方便教育学、历史学、公共卫生与预防医学的研究人员、高等院校相关专业师生阅读研究，尤其适合从事教育史、专门史、预防医学史研究的人员使用。

《李廷安医学三书》是广州中医药大学人文社科基金重点资助项目。李廷安生平事业的史料搜集与解读上，得到了李廷安次子中山大学原副校长李宝健教授、三子李宝良先生、李廷安孙女李青的帮助；华南师范大学董运来老师、广州中医药大学朱传磊博士对本工作提供资料帮助，特此表示感谢！

李永宸谨记
于 2023 年暑期